本草新编

[清]陈士铎 著
史雅红 点校

吉林科学技术出版社

图书在版编目（CIP）数据

本草新编 /（清）陈士铎著 ；史雅红点校. -- 长春 ：吉林科学技术出版社，2025. 3. -- ISBN 978-7-5744-1998-8

Ⅰ. R281.3

中国国家版本馆 CIP 数据核字第 2025EN0757 号

本草新编

BENCAO XINBIAN

著　　者　[清] 陈士铎
点　　校　史雅红
出 版 人　宛　霞
责任编辑　张延明
助理编辑　王聪会　练闽琼
辑录整理　柴　源　高毓泽
制　　版　北京文峰天下图书有限公司
幅面尺寸　145 mm × 210 mm
开　　本　32
字　　数　253 千字
印　　张　9.75
印　　数　1 ～ 3 000 册
版　　次　2025 年 3 月第 1 版
印　　次　2025 年 3 月第 1 次印刷

出　　版　吉林科学技术出版社
发　　行　吉林科学技术出版社
地　　址　长春市净月区福祉大路 5788 号出版集团 A 座
邮　　编　130118
发行部电话 / 传真　0431-81629529　81629530　81629531
81629532　81629533　81629534
储运部电话　0431-86059116
编辑部电话　0431-81629380
印　　刷　北京兰星球彩色印刷有限公司

书　　号　ISBN 978-7-5744-1998-8
定　　价　68.00 元

校注说明

《本草新编》又名《本草秘录》，为清代名医陈士铎所著，成书于1687年。全书共分五卷，卷首载凡例十六则、劝医六则、七方论、十剂论等，卷一至五以药名为纲，列举了二百七十二味药物，对每一味药物均先述功效于前，继发尚论于后。其对药物性味、归经、功效、主治的论述，见解独特，发前人所未发，实用价值很高。

一、校注底本与校本选择

本次校注以康熙刻本、清抄甲本为底本，以《本草新编》（中国中医药出版社）为校本。这些版本在文字准确性、内容完整性等方面各有优劣，我们通过对多个版本的对比校勘，力求还原《本草新编》的原貌。

二、校注原则

• 尊重原著：以原著为依据，尽量保留原书的文字风格和内容结构，避免过度修改。

• 纠正错误：对原书中明显的文字错误、脱漏、衍文等进行校正，并在注释中说明。

• 统一规范：对原书中人名、药名、术语等进行统一规范，如将“元参”统一为“玄参”。

• 对一些不适合现在使用的药物进行删除或注释，如穿山甲这些属于国家保护动物的药品，我们做了注释说明。

三、校注方法

• 版本对比：通过对比不同版本的文字差异，选择最接近原著的表述，并对不同版本的优劣进行分析。

• 文献考证：参考其他中医典籍及相关文献，对书中内容进行考证，确保校注的准确性。

·专家审校：邀请中医专家对校注内容进行审核，提出修改意见，进一步提高校注质量。

四、校注内容

·文字校对：对原书中的错字、漏字、衍字等进行校正并注释说明，例如对原文“山萸”做了相应注释：山萸，即山茱萸。

·内容补充：对原书中缺失或不完整的内容，参考其他版本或文献进行补充。

·注释说明：对属于国家保护类动物，或不符合现代医学卫生规范的药品进行删除或注释说明，帮助读者更好的理解书中的内容。

五、校注成果与不足

经过本次校注，《本草新编》的文字准确性、内容完整性都得到了显著提升，为中医科研、临床工作者及广大中医药爱好者提供了更为可靠的参考版本。然而，由于原书较为复杂，部分内容存在争议，本次校注仍可能存在不足之处，恳请读者在阅读过程中提出宝贵意见，以便进一步完善。

序　一

人不学医，则不可救人；医不读《本草》，则不可用药。自神农氏尝药以来，发明《本草》者数十家，传疑传信，未克折衷至正，识者忧之，冀得一人出而辨论不可得。吾弟子陈远公，实有志未逮。丁卯失意，肆志轩岐学，著《内经》未已，著《六气》书。今又取《本草》著之，何志大而书奇乎。嗟乎！陈子欲著此书者久矣，而陈子未敢命笔也。陈子少好游，遍历名山大川，五岳四渎，多所瞻眺，颇能抒发胸中之奇，且所如不偶。躬阅于兵戈患难兴亡荣辱者有几，亲视于得失疾病瘴疫死生者又有几，身究于书史花木禽兽鳞虫者又有几。是陈子见闻广博而咨询精详，兼之辨难纵横，又足佐其笔阵，宜其书之奇也，而陈子之奇不在此。陈子晚年逢异人燕市，多获秘传，晨夕研求，几废寝食，竟不知身在客也。嗟乎！真奇也哉。然而陈子雅不见其奇，遇异人忘其遇，著奇书忘其书，若惟恐人不可救而用药误之也。汲汲于著书为事，著《内经》《六气》之书甫竣，复著《本草》。嗟乎，真奇也哉，而陈子更奇。谓医救一世其功近，医救万世其功远。欲夫用药之人，尽为良医也，则本草之功用，又乌可不亟为辨论哉。甚矣，陈子之奇也。予评阅而序之首，喜得人仍出吾门而折衷至正，实可为万世法，是则余之所深幸者乎。

吕道人岩题于大江之南时

康熙己巳灯宵后三日

序 二

山阴陈子远公，壮游宇内，得老湖丛著，轩岐之书。其见闻所暨及，既广且博，宜其书之奇也。虽然无识不可著书，无胆亦不可著书，阅览于山川草木禽兽鱼龙昆虫之内，而识不足以辨其义，胆不足以扬其论，欲书之奇得乎。陈子之识，上下千古，翻前人旧案，阐厥精微，绝非诡异，一皆理之所必有也。异胆横绝，浩浩落落，无一语不穷厥秘奥，绝无艰涩气晦于笔端。是识足以壮胆，而胆又足以济识也。欲书之不奇，难矣。吾与天师岐伯、纯阳吕公，嘉陈子有著作，下使再读碧落文，其奇应不止此。丁卯秋，访陈子燕市，陈子拜吾三人于座上，天师将碧落文尽传之，余传《六气》诸书。陈子苦不尽识，余牖迪三阅月。陈子喜曰：吾今后不敢以著述让后人也。著《内经》《灵枢》《六气》告竣。又著《本草》。奇矣！而陈子未知奇也。百伤不遇，叹息异才之湮没不彰。嗟乎！有才不用，亦其常也。抱可以著作之才，不用之于著作，致足惜也。今陈子不遇，仍著书以老，是有才而不违其才矣，又胡足惜乎。况陈子得碧文助其胆识，则书之奇，实足传远，然则陈子之不遇老而著书，正天之厚陈子也。陈子又何必自伤哉。

康熙己巳暮春望后汉长沙守张机题于芜江

序 三

粤稽神农氏，首尝百草，悯生民夭折不救也。历代久远，叠婴兵燹，祖龙一炷，竹简化烬，虽医人诸书，诏告留存，士民畏秦法，尽弃毁靡遗，收藏汲冢，缮写讹舛，非复神农氏古本。嗣后医者多有附会，是《本草》在可信不可信间，近更创扬异说。竞尚阴寒，杀人草木中，世未识也，予甚悯之。神农氏救世著《本草》，后人因《本草》祸世，失帝心矣。纯阳子吕岩与余同志，招余、长沙使君张机，游燕市，访陈子远公，辩晰刀圭，陈子再拜，受教古书，尽传之。张公又授《六气》诸书，因劝陈子著述，不可让之来者也。陈子著《内经》成，著《六气》，今又著《本草》，勤矣！陈子幼读六籍，老而不遇，借《本草》之味，发扬精华，其文弘而肆，其书平而奇，世必惊才大而学博也，谁知皆得之吾三人助哉。天下有才学者甚众，吾辈何独厚陈子？救世心殷，无异神农氏，则《本草新编》，其即救世之书乎。

云中逸老岐伯天师题于大江之南时

康熙乙巳孟春念九日也

序　四

陈子远公，所著《石室秘录》，皆传自异人，而于青囊肘后，阐发尤多，故拨盲起疲，捷如响应。余既序之，梓以行世矣。无何，复邮《本草新编》，余读竟而益叹其术之奇也，服其心之仁也。粤稽烈山氏，躬尝百草，教后世以医；轩辕、岐伯，相与论性命之学，即今《金匮》《灵枢》《素问》《难经》。一以天地阴阳、四时寒燠、五行屈伸、悔吝之道，通于人身之风寒暑热、五脏六腑、相生互伐、强弱通塞之机。盖古先哲王明乎天人合一之理，而后颐指意会，将使天下之人之病无有不治，且并其病也而无之而后快焉。是道也，犹之政也。先王固以不忍人之心行之矣。后世若淳于意、华元化、孙思邈、许颖宗、庞安时诸公，咸以医鸣，而长沙张公能集大成者，得是道也，得是心也。其间继起，立论著方，或少偏畸，犹滋訾议，而况其凡乎。自铙近以来，家执一言，人持一见，纷然杂然之说行，天人合一之旨晦，由是习焉莫测其端。狃焉莫穷其变，而冀得心应手也，必无几矣。陈子乃慨然以著作自任，上探羲皇，密证仙真，寤寐通之，著书累千万言。而《本草》一编，略人所详，详人所略，考《纲目》，辨疑诸善本，惟探注方与真赝、与甘温凉热治病炮制而已。兹则一药必悉其功用，权其损益，入某经通某脏，人能言之；入某经而治阴中之阳、阳中之阴，通某脏而补水中之火、火中之水，人不能言也。至或问辨疑，茧抽蕉剥，愈入愈细。举《灵枢》以上诸书，后世有误解误用者，必引经据史，以辨明之，使人不堕云雾中。洵乎陈子术之奇也。且其论滋补则往复流连，论消散则殷勤告诫，而于寒凉之味则尤其难其慎，不翅涕泣而道之，固惟恐轻投于一二人，贻害者众；错置于一二时，流毒者远也。

斯其心可不谓仁矣乎。

今医统久替似续，殊难其人。若陈子所云岐伯、雷公、仲景、纯阳诸先哲，或显形而告语，或凭乩而问答，殆亦悯医理之不明，欲以斯道属斯人也，陈子何多让焉。谋也，三载薪劳，一官丛脞，不能仰副圣主如天之仁以广仁政，而独于民人死生之际，三致意焉，故得是书而乐为之序。又减俸而付诸梓，亦欲举世读是书者，务求尽乎其心之仁，而不徒惊乎其术之奇焉，则夫古先哲王之所传，贤士大夫之所述，庶不至如伯牙海上，知音旷绝，而于以济世利物也，思过半矣。

康熙三十年岁次辛未仲春中浣之吉
华川金以谋敬书于上元署中

自 序

人非奇士则不能成奇书，铎碌碌无奇，著书乌能奇乎。虽然著书必求奇也，则书必不奇。铎髫年喜读《本草纲目》喜其奇也，未几赘内父噩仍张公家，张公好医手录《医贯》，余览之又惊其奇。饥驱出游，见坊刻缪仲醇《经疏》《广笔记》复奇之。思欲著书争奇而未有会也。甲子春遇纯阳吕师于西粤，商订发明古今医案，师笑铎之不善出奇也。且曰："汝著书，曷不先著《本草》《内经》《灵枢》顾乃汲汲医案乎？"铎逊谢："未遑以三书秘奥，非遇奇人又何易发明哉？"吕师曰："子之志亦奇矣，吾助子成奇可乎。"丁卯失意，铎将游恒岳以抒发奇气，忽有二羽士访铎燕市，谈医论药多非人世所见闻者。铎叹奇甚，往还三月乃尽得其奇。铎因奇二公，二公曰："吾两人何足奇，奇在汝师吕翁耳。"铎始悟师言所谓助我成奇者，非即此二公乎。嗟乎真奇也哉！铎不能奇而师助铎之奇，已足奇矣。乃师不独助铎之奇，又招二羽士同助铎之成奇，欲书不奇得乎？然而铎之心惟恐不奇，而又惟恐其奇也。书不奇则不足以惊世，书过奇则不可以传远。故铎之著《本草》也，既穷神抉奥，尽阐其微，复殚力研几更防其怪。庶几奇出于正而不诡乎，惟是铎非奇士空遇奇人，所著之书未必尽奇也。天下之大或更有奇士，以助铎之奇也，则铎书不奇而奇，实所厚望哉。

康熙己巳年花朝山阴陈士铎远公别号朱华子题于大江舟次

凡例十六则

《本草》自神农以来，数经兵燹，又遭秦火，所传之书多散轶，鲁鱼亥豕，不能无误，一字舛错，动即杀人。铎躬逢岐伯天师于燕市，得闻轩辕之道，而《本草》一书，尤殷质询，凡有所误，尽行改正。

此书删繁就简，凡无关医道者，概不入选。即或气味峻烈，损多益少，与寻常细小之品，无大效验者，亦皆摒弃。

本草善本，首遵《纲目》，其次则逊《经疏》。二书铎研精有素，多有发明，非辟二公，实彰秘奥。

本草诸书，多首列出产、收采、修制等项，铎概不登列者，以前人考核精详，无容再论。惟七方十剂之义尚多缺略，所以畅为阐扬，更作或问或疑附后，使医理昭明，少为用药之助。

是书删《神农》原本者十之三，采《名医》增入者十之二，总欲救济生人，非好为去取。

气运日迁，人多柔弱，古方不可治今病者，非言补剂也，乃言攻剂耳，故所登诸品，补多于攻。

《本草》非博通内典，遍览儒书，不能融会贯通，以阐扬秘旨。铎见闻未广，而资性甚钝，所读经史，每善遗忘，记一遗万之讥，实所未免，尤望当代名公之教铎也。

本草贵多议论发微，不尚方法矜异。铎所以叙功效于前，发尚论于后，欲使天下后世，尽知草木之精深，人物金石之奥妙，庶不至动手用药有错。

此书多得之神助，异想奇思，命笔时有不自知其然而然之象，世有知心，自能深识，不敢夸诩也。

铎素学刀圭，颇欲阐扬医典，迩年来，未遑尚论。甲子秋，遇纯阳吕夫子于独秀山，即商订此书，辄蒙许可。后闻异人之教助，铎不逮者，皆吕夫子赐也。

是书得于岐天师者十之五。得于长沙守仲景张夫子者十之二，得于扁鹊秦夫子者十之三。若铎鄙见，十中无一焉。

铎少喜浪游，凡遇名山胜地，往往探奇不倦。登眺时，多逢异人，与之辩难刀圭，实能开荡心胸，增益神智，苟有所得，必书之笥中，每入深山，见琪花瑶草、异兽珍禽，与昆虫介属，异于凡种者，必咨询土人，考订靡已。倘获奇闻，必备志之，今罄登兹编。

行医不读《本草》，则阴阳未识，攻补茫然，一遇异症，何从用药。况坊刻诸书，苦无善本，非多则略。铎斟酌于二者之间，繁简得宜，使读者易于观览。

是书药味无多，而义理详尽，功过不掩，喜忌彰明，庶攻补可以兼施，寒热可以各用。倘谓铎多事，翻前人以出奇，或咎铎无文，轻当世而斗异，则铎岂敢。

著书非居胜地，则识见不能开拓。铎幸客舟中，目观江涛汹涌，云峦层叠，助人壮怀，故得畅抒独得，颇无格格之苦。然同心甚少，考订未弘，终觉画守一隅，不能兼谈六合。

铎晚年逢异人于燕市，传书甚多，著述颇富，皆发明《灵》《素》秘奥，绝不拾世音浅渖，有利于疾病匪浅，惜家贫不能灾梨，倘有救济心殷，肯捐资剞劂者，铎当罄囊与之，断不少吝，以负异人之托。

山阴陈士铎远公别号朱华子识

劝医六则

人生斯世，无病即是神仙。能节欲寡过，使身心泰然，俯仰之间，无非乐境，觉洞天丹丘，无以过也。无如见色忘命，见财忘家，营营逐逐，堕于深渊，沉于苦海，忧愁怨恨之心生，嗔努斗争之事起，耗精损气，而疾病随之矣。苟或知非悔悟，服药于将病之时，觅医于已病之日，则随病随痊，又何虑焉。乃求人之过甚明，求己之过甚拙。而且讳病忌医，因循等待，及至病成，始叹从前之失医也，已无及矣。铎劝世人幸先医治。

人病难痊，宜多服药。盖病之成，原非一日，则病之愈，岂在一朝。无如求速效于目前，必至堕成功于旦夕。更有射利之徒，止图酬谢之重，忘顾侥幸之危，或用轻粉劫药，取快须臾，未几，毒发病生，往往不救。何若攻补兼施，损益并用，既能去邪，复能反正，虽时日少迟，而终身受惠无穷。铎劝世人，毋求速效。

病关生死，医能奏效，厥功实弘。世有危急之时，悬金以许，病痊而报之甚薄。迨至再病，医生望门而不肯入，是谁之咎欤。等性命于鸿毛，视金钱如膏血，亦何轻身而重物乎？铎劝世人，毋惜酬功。

病痊忘报，俗子负心；病痊索报，亦医生惭德。盖治病有其功，已报而功小；治病忘其功，不报而功大。要当存一救人实意，不当惟利是图。勿以病家富，遂生觊觎心；勿以病家贫，因有懒散志。或养痈贻患，或恐吓取钱，皆入恶道。铎劝行医，幸毋索报。

人不穷理，不可以学医；医不穷理，不可以用药。理明斯知阴阳、识经络、洞脏腑、悟寒热虚实之不同、攻补滑涩之各异，自然守经达权，变通于指下也。否则，徒读《脉诀》，空览《本草》，动手即错，开口皆非，欲积功反损德矣。铎劝学医，幸务穷理。

医道讲而愈明，集众人议论，始可以佐一人识见。倘必人非我是，坚执不移，则我见不化，又何能受益于弘深乎。迩来医术纷纭，求同心之助，杳不可多得。然而天下之大，岂少奇人。博采广谘，裒获非浅。铎劝学医，幸尚虚怀。

大雅堂主人远公识

七方论

注《本草》而不论方法，犹不注也。《本草》中，草、木、昆虫，介属之气味寒热，必备悉于胸中，然后可以随材任用，使胸次无出奇制胜方略，则如无制之师，虽野战亦取胜于一时，未必不致败于末路。与其焦头烂额，斩杀无遗，何如使敌人望风而靡之为快哉？此七方之必宜论也。七方者，大、小、缓、急、奇、偶、复也。

吾先言其大方。

岐伯夫子曰：君一臣三佐九，制之大也。凡病有重大，不可以小方治之者，必用大方以治之。大方之中，如用君药至一两者，臣则半之，佐又半之。不可君药少于臣药，臣药少于佐使。设以表里分大小，是里宜大而表宜小也，然而治表之方，未尝不可大。设以奇偶分大小，是奇宜大而偶宜小也。然而用偶之方，未尝不可大。设以远近分大小，是远宜大而近宜小也，然而治近之方，又未尝不可大。故用大方者乃宜大而大，非不可大而故大也。

或问大方是重大之剂，非轻小之药也，重大必用药宜多而不可少矣。何以君一而臣三佐用九耶？是一方之中计止十三味，似乎名为大而非大也。不知大方者，非论多寡，论强大耳。方中味重者为大，味厚者为大，味补者为大，味攻者为大，岂用药之多为大乎？虽大方之中，亦有用多者，而终不可谓多者即是大方也。

或疑大方不多用药，终难称为大方，不知大方之义在用意之大，不尽在用药之多也。譬如补也，大意在用参之多以为君，而不在用白术、茯苓之多以为臣使也。如用攻也，大意在用大黄之多以为君，而不在用厚朴、枳实之多以为臣使也。推之寒热表散之药，何独不然，安在众多之为大哉？

或疑大方在用意之大，岂君药亦可小用之乎？夫君药原不可少用也，但亦有不可多用之时，不妨少用之。然终不可因少用而谓非君药，并疑少用而谓非大方也。

小方若何？

岐伯夫子曰：君一臣三佐五，制之中也。君一臣二，制之小也。中即小之义。凡病有轻小，不可以大方投者，必用小方以治之。小方之中，如用君药至二钱者，臣则半之，佐又半之，亦不可以君药少于臣，臣药少于佐也。夫小方所以治轻病也，轻病多在上，上病而用大方，则过于沉重，必降于下而不升于上矣。小方所以治小病也，小病多在阳，阳病而用大方，则过于发散，必消其正而裒其邪矣。故用小方者，亦宜小而小，非不可小而故小也。

或问小方是轻小之剂，所以治小病也。然君一臣三佐五，方未为小也。若君一臣二而无佐使，无乃太小乎？不知小方者，非论轻重，论升降耳，论浮沉耳。方中浮者为小，升者为小也。

岂用药之少者为小乎？虽小方多用，而要不可谓少用药之方即是小方也。

或疑小方不少用药，终不可名为小方。不知小方之义，全不在用药之少也。病小宜散，何尝不可多用柴胡；病小宜清，何尝不可多用麦冬；病小宜提，何尝不可多用桔梗；病小宜降，何尝不可多用厚朴。要在变通于小之内。而不可执滞于方之中也。

或疑小方变通用之，是小可大用矣。小方而大用，仍是大方而非小方也。曰：小方大用，非大方之可比，药虽多用，方仍小也。

缓方若何？

岐伯夫子曰：补上治上，制以缓。缓者，迟之之谓也。上虚补上，非制之以缓，则药趋于下而不可补矣。上病治上，非制之以缓，则药流于下而不可治矣。然而缓之法不同。有甘以缓之之法，凡味之甘，其行必迟也；有升以缓之之法，提其气而不下陷也；有丸以缓之之法，作丸而不作汤，使留于上焦也；有作膏以缓之之法，使胶粘于胸膈间也；有用无毒药以缓之之法，药性平和，功用亦不骤也。有缓治之方，庶几补上不补下，治上不治下矣。

或问缓方以治急也，然急症颇有不可用缓之法，岂可一概可用缓乎？曰：宜缓而缓，未可概用缓也。若概用缓，必有不宜缓而亦缓者矣。

或疑缓方故缓，恐于急症不相宜。不知急症缓治，古今通议，然而缓方非治急也，大约治缓症者为多。如痿症也，必宜缓；如脱症也，不宜急。安在缓方之皆可治急哉。

或问缓方君论至备，不识更有缓之之法乎？曰：缓之法在人而不在法也。执缓之法以治宜缓之病，则法实有穷；变缓之方以疗至缓之病，则法何有尽。亦贵人之善变耳，何必更寻缓方之治哉。

急方若何？

岐伯夫子曰：补下治下，制以急。夫病之急也，岂可以缓治哉？大约治本之病宜于缓，治标之病宜于急。然而标本各不同也。有本宜缓而急者，急治其本；有标不宜急而急者，急治其标。而急之方实有法焉。有危笃急攻之法，此邪气壅阻于胸腹肠胃也。有危笃急救之法，此正气消亡于阴阳心肾也。有急用浓煎大饮汤剂之法，使之救火济水，援绝于旦夕也。有急用大寒大热毒药之法，使之上涌下泄，取快于一时也。有急治之方，庶几救本而不遗于救标，救标而正所以救本矣。

或问急方治急，不识亦可以治缓症乎？曰：缓方不可以治急，而急方实所以治缓。遇急之时，不用急方以救其垂危将绝，迨病势少衰而后救之，始用缓治之法不已晚乎。然则急方治急，非即所以治缓乎。

或疑急方救急，似乎相宜。急方救缓，恐不相合。不知缓急同治者，用药始神耳。

或疑缓急相济，固为治病妙法，然毕竟非治急之急方也。曰：以急救急，因病之急而急之也；以急救缓，亦因病虽缓而实急，故急之也。然则缓急相济，仍治急而非治缓也。

或疑急症始用急方，则急方不可用缓也，明矣。然古人急病缓治，往往有之，似乎急方非救急也。曰：急方不救急，又将何救乎？急病缓治者，非方用缓也。于急方之中，少用缓药，以缓其太急之势，非于急方之中，纯用缓药，以缓其太急之机也。

奇方若何？

岐伯夫子曰：君一臣二，君二臣三，奇之制也。所谓奇之制者，言数之奇也。盖奇方者，单方也。用一味以出奇，而不必多味以取胜。药味多，未免牵制，反不能单刀直入。凡脏腑之中，止有一经专病者，独取一味而多其分两，用之直达于所病之处，自能攻坚而奏功如神也。

或问奇方止取一味出奇，但不知所用何药。夫奇方以一味取胜，《本草》中正未可悉数也。吾举其至要者言之。用白术一味以利腰脐之湿也，用当归一味以治血虚头晕也，用川芎一味以治头风也，用人参一味以救脱救绝也，用茯苓一味以止泻也，用菟丝子一味以止梦遗也，用杜仲一味以除腰疼也，用山栀子一味以定胁痛也，用甘草一味以解毒也，用大黄一味以攻坚也，用黄连一味以止呕也，用山茱萸一味以益精止肾泄也，用生地一味以止血也，用甘菊花一味以降胃火也，用薏仁一味以治脚气也，用山药一味以益精也，用肉苁蓉一味以通大便也，用补骨脂一味以温命门也，用车前子一味以止水泻也，用蒺藜子一味以明目也，用忍冬藤一味以治痈也，用巴戟天一味以强阳也，用荆芥一味以止血晕也，用蛇床子一味以壮阳也，用元参一味以降浮游之火也，用青蒿一味以消暑也，用附子一味以治阴虚之喉痛也，用艾叶一味以温脾也，用地榆一味以止便血也，用蒲公英一味以治乳疮也，用旱莲草一味以乌须也，用皂荚一味以开关也，用使君子一味以杀虫也，用赤小豆一味以治湿也，用花蕊石一味以化血也。以上皆以一味取胜，扩而充之，又在人意见耳。

或疑奇方止用一味则奇，虽奏功甚神，窃恐有偏胜之弊也。顾性未有不偏者也，人阴阳气血亦因偏胜而始病，用偏胜之药以制偏胜之病，则阴阳气血两得其平，而病乃愈。然则奇方妙在药之偏胜，不偏胜不能去病矣。

或疑方用一味，功虽专而力必薄，不若多用数味则力厚而功专也。不知偏胜之病，非偏胜之药断不能成功。功成之易，正因其力厚也，谁谓一味之方力薄哉。

偶方若何？

岐伯夫子曰：君二臣四，君二臣六，偶之制也。又曰：远者偶之，下者不以偶。盖偶亦论数耳。是偶方者，重味也，乃二味相合而名之也。如邪盛，用单味以攻邪而邪不能去，不可仍用一味攻邪，必更取一味以同攻其邪也；如正衰，用单味补正而正不能复，不可仍用一味补正，必另取一味以同补其正也。非两方相合之为偶，亦非汗药三味为奇，下药四味为偶也。

或问奇方止取一味以出奇，而偶方共用两味以取胜，吾疑二味合方，正不可多得也。夫二味合而成方者甚多，吾不能悉数，示以成方，不若商以新方也。人参与当归并用，可以治气血之虚。黄芪与白术同施，可以治脾胃之弱。人参与肉桂同投，可以治心肾之寒。人参与黄连合剂，可以治心胃。人参与川芎并下，则头痛顿除。人参与菟丝并煎，则遗精顿止。黄芪与川芎齐服，则气旺而血骤生。黄芪与茯苓相兼，则利水而不走气。黄芪与防风相制，则去风而不助胀。是皆新创之方，实可作偶之证。

至于旧方，若参附之偶也，姜附之偶也，桂附之偶，术苓之偶，芪归之偶，归芎之偶，甘芍之偶，何莫非二味之合乎？临症裁用，存乎其人。

或疑偶方合两味以制胜，似乎有相合益彰之处，但不知有君臣之分、佐使之异否乎？夫方无君臣佐使者，止奇方也。有偶则君臣自分，而佐使自异矣。天无二日，药中无二君也。偶方之中，自有君臣之义、佐使之道，乌可不分轻重多寡而概用之耶？

复方若何？

岐伯夫子曰：奇之不去则偶之，偶之是谓重方。重方者，复方之谓也。或用攻于补之中，复用补于攻之内，或攻多而补少，或攻少而补多，调停于补攻之间，斟酌于多寡之际，可合数方以成功，可加他药以取效，或分两轻重之无差，或品味均齐之不一。神而明之，复之中而不见其复，斯可谓善用复方者乎。

或问复方乃合众方以相成，不必拘拘于绳墨乎？曰：用药不可杂也，岂用方而可杂乎。用方而杂是杂方，而非复方矣。古人用二方合之，不见有二方之异，而反觉有二方之同，此复方之所以神也。否则，何方不可加减，而必取于二方之相合乎。

或疑复方合数方以成一方，未免太杂。有前六方之妙，何病不可治，而增入复方，使不善用药者，妄合方以取败乎。曰：复方可删，则前人先我而删矣，实有不可删者在也。虽然，知药性之深者，始可合用复方，否则不可妄用，恐相反相恶，反致相害。

或疑复方不可轻用，宁用一方以加减之，即不能奏效，亦不致取败。曰：此吾子慎疾之意也。然而复方实有不可废者，人苟精研于《本草》之微，深造于《内经》之奥，何病不可治，亦何法不可复乎？而犹谨于复方之不可轻用也，未免徒读书之讥矣。

十剂论

有方则必有剂，剂因方而制也。剂不同，有宣剂、有通剂、补剂、泻剂、轻剂、重剂、滑剂、涩剂、燥剂、湿剂，剂各有义，知其义可以用药。倘不知十剂之义而妄用药，是犹弃绳墨而取曲直，越规矩而为方圆也。虽上智之士，每能变通于规矩绳墨之外？然亦必先经而后权，先常而后变。苟昧常求变，必诡异而不可为法，离经用权，必错乱而不可为型。深知十剂之义，则经权常变，折衷至当，又何有难治之病哉。此十剂之必宜论也。

一论宣剂。

岐伯夫子曰：宣可去壅。又曰：木郁达之，火郁发之，土郁夺之，金郁泄之，水郁折之，皆宣之之谓也。夫气郁则不能上通于咽喉、头目、口舌之间，血郁则不能上通于胸腹、脾胃、经络之内，故上而或哕、或咳、或嗽、或呕之症生，中而或痞、或满、或塞、或痛、或饱、或胀之症起，下而或肿、或泻、或利、或结、或畜、或黄之症出。设非宣剂以扬其气，则气壅塞而不舒。设非宣剂以散其血，则血凝滞而不走。必宣之而木郁可条达矣。必宣之而火郁可启发矣，必宣之而土郁可杀夺矣，必宣之而金郁可疏泄矣，必宣之而水郁可曲折矣。

或问吾子发明宣剂，几无剩义，医理无尽，不识更可发明乎？曰：郁症不止五也，而宣郁之法亦不止二。有郁之于内者，有郁之于外者，有郁之于不内不外者。郁于内者，七情之伤也；郁于外者，六淫之伤也；郁于不内不外者，跌仆坠堕之伤也。治七情之伤者，开其结；治六淫之伤者，散其邪；治跌仆坠堕之伤者，活其瘀，皆所以佐宣之义也。

或疑宣剂止开郁解郁，遂足尽宣之之义乎？夫宣不止开郁解郁也。邪在上者，可宣而出之；邪在中者，可宣而和之；邪在下者，可宣而泄之；邪在内者，可宣而散之；邪在外者，可宣而表之也。宣之义大矣哉。

或疑宣剂止散邪而已乎，抑不止散邪而已乎。夫宣之义，原无尽也。可宣而宣之，不必问其邪；宜宣而宣之，不必问其郁。总不可先执宣邪之意，以试吾宣之之汤，并不可先执宣郁之心，以试吾宣之之药也。

二论通剂。

岐伯夫子曰：通可去滞。盖留而不行，必通而行之。是通剂者，因不通而通之也。通不同，或通皮肤，或通经络，或通表里，或通上下，或通前后，或通脏腑，或通气血。既知通之异，而后可以用通之法。通营卫之气，即所以通皮肤也；通筋骨之气，即所以通经络也；通内外之气，即所以通表里也；通肺肾之气，即所以通上下也；通膀胱之气，即所以通前后也；通脾胃之气，即所以通脏腑也；通阴阳之气，即所以通气血也。虽因不通而通之，亦因其可通而通之耳。

或问子论通剂，畅哉言之矣。然而通之意则出，通之药未明也。曰：通之药又何不可示也？通营卫，则用麻黄、桂枝；通筋骨，则用木瓜、仙灵脾；通内外，则用柴胡、薄荷；通肺肾，则用苏叶、防己；通膀胱，则用肉桂、茯苓；通脾胃，则用通草、大黄；通阴阳，则用附子、葱、姜。虽所通之药不止于此，然亦可因此而悟之矣。

或疑通剂药甚多，子何仅举数种通药之义，将使人执此数味以概通之剂乎。不知通不同，而通剂之药，又何可尽同乎？虽然通药不可尽用通也。用通于补之中，用通于塞之内，而后不通者可通，将通者即通，已通者悉通也。然则用通之剂，全在善用通也。善用通，而吾所举之药已用之而有余，又何不可概通之剂哉？

或疑通剂之妙，用之如神，但我何以用通剂之妙，使之有如神之功乎？嗟呼。通之法可以言，而通之窍不可言也。不可言而言之，亦惟有辨虚实耳。虚之中用通剂，不妨少而轻；实之中用通剂，不妨多而重。虽不能建奇功，亦庶几可无过矣。

三论补剂。

岐伯夫子曰：补可去弱，然而补之法亦不一也。补其气以生阳焉，补其血以生阴焉，补其味以生精焉，补其食以生形焉。阳虚补气，则气旺而阳亦旺；阴虚补血，则血盛而阴亦盛；精虚补味，则味足而精亦足；形虚补食，则食肥而形亦肥。虽人身之虚，不尽于四者，而四者足以尽之也。

或问补法尽于气、血、味、食乎？曰：补法尽于四者，而四者之中实有变化也。补气也，有朝夕之异，有脏腑之异，有前后之异；补血也，有老少之异，有胎产之异，有衰旺之异，有寒热之异；补味也，有软滑之异，有消导之异，有温冷之异，有新久之异，有甘苦之异，有燔熬烹炙之异；补食也，有南北之异，有禽兽之异，有果木之异，有米谷菜豆之异，有鱼鳖虾蟹之异。补各不同，而变化以为法，又何能一言尽哉，总在人临症而善用之也。

或疑虚用补剂，是虚病宜于补也。然往往有愈补愈虚者，岂补剂之未可全恃乎。吁！虚不用补，何以起弱哉。愈补愈虚者，乃虚不受补，非虚不可补也。故补之法亦宜变。补中而少增消导之品，补内而用制伏之法，不必全补而补之，不必纯补而补之，更佳也。

或疑补剂无多也，吾子虽多举其补法，而终不举其至要之剂，毕竟补剂以何方为胜？曰：补不同，乌可举一方以概众方乎？知用补之法，则无方不可补也。况原是补剂，又何必问何方之孰胜哉。

四论泻剂。

岐伯夫子曰：泄可去闭。然而泻之法，亦不一也。有淡以泻之，有苦以泻之，有滑以泻之，有攻以泻之，有寒以泻之，有热以泻之。利小便者，淡以泻之也；利肺气者，苦以泻之也；利大肠者，滑以泻之也；逐痛祛滞者，攻以泻之也；陷胸降火者，寒以泻之也；消肿化血者，热以泻之也。虽各病之宜泻者甚多，或于泻之中而寓补，或于补之中而寓泻，总不外泻之义也。

或问泻之义，古人止曰葶苈、大黄，而吾子言泻之法有六，岂尽可用葶苈、大黄乎？曰：执葶苈、大黄以通治闭症，此误之甚者也。吾言泻之法有六，而泻之药实不止葶苈、大黄二味。所谓淡以泻之者，用茯苓、猪苓；苦以泻之者，用黄芩、葶苈；滑以泻之者，用当归、滑石；攻以泻之者，用芒硝、大黄；寒以泻之者，用瓜蒌、厚朴；热以泻之者，用甘遂、巴豆也。夫泻之药不止此，广而用之，全恃乎人之神明。

或疑泻剂，所以治闭乎？抑治开乎？开闭俱可用也。不宜闭而闭之，必用泻以启其门；不宜开而开之，必用泻以截其路。然而治开即所以治闭，而治闭即所以治开，正不可分之为二治也。

或疑泻剂用之多误，易致杀人，似未可轻言泻也。曰：治病不可轻用泻剂，而论剂又乌可不言泻法乎。知泻剂而后可以治病，知泻法而后可以用剂也。

五论轻剂。

岐伯夫子曰：轻可去实。夫实者，邪气实而非正气实也。似乎邪气之实，宜用重剂以袪实矣。谁知邪实者，用袪邪之药，药愈重而邪反易变，药愈轻而邪反难留。人见邪实而多用桂枝，反有无汗之忧；人见邪实而多用麻黄，又有亡阳之失。不若少用二味，正气无亏而邪又尽解，此轻剂之妙也。

或问轻剂所以散邪也，邪轻者药可用轻，岂邪重者亦可用轻乎？曰：治邪之法，止问药之当与否也。用之当则邪自出，原不在药之轻重也，安在药重者始能荡邪哉？

或疑邪气既重，何故轻剂反易去邪？盖邪初入人身，其势必泛而浮，乘人之虚而后深入之，故治邪宜轻不宜重也。倘治邪骤用重剂，往往变轻为重，变浅为深，不可遽愈。何若先用轻剂，以浮泛之药少少发散，乘其不敢深入之时，易于袪除之为得乎。

或疑用轻剂以散邪，虽邪重者亦散，似乎散邪在药味之轻，而不在药剂之轻也。曰：药味之轻者，药剂亦不必重。盖味愈轻而邪尤易散，剂愈重而邪转难解也。

六论重剂。

岐伯夫子曰：重可去怯。夫怯者，正气怯而非邪气怯也。正气强则邪气自弱，正气损则邪气自旺。似乎扶弱者必须锄强，补损者必须抑旺矣。然而正气既怯，不敢与邪相斗，攻邪而邪愈盛矣。故必先使正气之安固，无畏乎邪之相凌相夺，而后神无震惊之恐，志有宁静之休。此重剂所以妙也。

或问正气既怯，扶怯可也，何必又用重剂？吾恐虚怯者反不能遽受也。曰：气怯者心惊，血怯者心动。心惊必用止惊之品，心动必用安动之味。不用重药，又何以镇静之乎。惟是重药不可单用，或佐之以补气，则镇之而易于止惊；或佐之以补血，则静之而易于制动也。

或疑重剂止怯，似乎安胆气也。曰：怯之意虽出于胆，而怯之势实成于心。以重剂镇心，正所以助胆也。

或疑重剂去怯，怯恐不止心与胆也。天下惟肾虚之极者，必至伤肺，肺伤则不能生精，成痨怯疾恐。用重剂者，重治肾与肺也。不知怯不同。五脏七腑皆能成怯。治怯舍重剂，何以治之哉？又在人之善于变通耳。

七论滑剂。

岐伯夫子曰：滑可去着。邪留于肠胃之间，不得骤化，非滑剂又何以利达乎？然而徒滑之正无益也。有润其气以滑之者，有润其血以滑之者，有润其气血而滑之者。物碍于上焦，欲上而不得上，吾润其气而咽喉自滑矣；食存于下焦，欲下而不得下，吾润其血而肛门自滑矣；滞秽积于中焦，欲上而不得，欲下而不得，欲留中而又不得，吾润其气血而胸腹自滑矣。滑剂之用，又胡可少乎。

或问滑剂分上、中、下治法为得宜矣。然而用三法以治涩，而涩仍不解者，岂别有治法乎。夫滑之法虽尽于三，而滑之变不止于三也。有补其水以滑之，有补其火以滑之。补水者，补肾中真水也；补火者，补肾中真火也。真水足而大肠自润，真火足而膀胱自通，又何涩之不滑哉。此滑之变法也。

或疑补水以润大肠，是剂之滑也，补火以通膀胱，恐非剂之滑矣。不知膀胱得火而不通者，乃膀胱之邪火也。膀胱有火则水涩，膀胱无火则水亦涩也。盖膀胱之水，必得命门之火相通，而膀胱始有流通之乐，然则补火正所以滑水，谓非滑之之剂乎？

或疑滑剂治涩，然亦有病非涩而亦滑之者，何也？盖滑剂原非止治涩也。滑非可尽治涩矣，又何可见涩而即用滑剂乎。不宜滑而滑之，此滑剂之无功也。宜滑而滑之，虽非涩之病，偏收滑之功。

八论涩剂。

岐伯夫子曰：涩可去脱。遗精而不能止，下血而不能断，泻水而不能留，不急用药以涩之，命不遽亡乎？然而涩之正不易也。有开窍以涩之者，有遏其流以涩之者，有因其势以涩之者。精遗者，尿窍闭也，吾通尿窍以闭精，则精可涩；水泻者，脾土崩也，吾培土气以疏水，则水泻可涩；血下者，大肠热也，吾滋金液以杀血，则血下可涩矣。涩剂之用，又胡可少乎。

或疑涩剂，古人皆以涩为事，吾子反用滑于涩之中，岂亦有道乎。曰：徒涩何能止也。涩之甚，斯滑之甚矣。求涩于涩之内，则涩止见功于一旦，而不能收功于久长；用滑于涩之中，则涩难收效于一时，而实可奏效于永远。谁云涩之必舍滑以涩之耶？

或疑滑以治涩，终是滑剂而非涩剂。曰：滑以济涩之穷，涩以济滑之变，能用滑以治涩，则滑即涩剂也。况涩又不全涩乎，欲谓之不涩不可也。

或疑涩剂治脱，而脱症不止三病也，不识可广其法乎。

曰：涩剂实不止三法也，举一可以知三，举三独不可以悟变乎。

九论燥剂。

岐伯夫子曰：燥可去湿。夫燥与湿相反，用燥所以治湿也。然湿有在上、在中、在下之分，湿有在经、在皮、在里之异，未可一概用也。在上之湿，苦以燥之；在中之湿，淡以燥之；在下之湿，热以燥之；在经之湿，风以燥之；在皮之湿，熏以燥之；在里之湿，攻以燥之。燥不同，审虚实而燥之，则无不宜也。

或问湿症甚不一，吾子治湿之燥，亦可谓善变矣。然而湿症最难治，何以辨其虚实而善治之乎？夫辨症何难，亦辨其水湿之真伪而已。真湿之症，其症实；伪湿之症，其症虚。知水湿之真伪，何难用燥剂哉？

或疑燥剂治湿，而湿症不可全用燥也，吾恐燥剂之难执也。曰：湿症原不可全用燥，然舍燥又何以治湿哉。燥不为燥，则湿不为湿矣。

或疑湿症必尚燥剂，而吾子又谓不可全用燥，似乎燥剂无关轻重也？然而湿症有不可无燥剂之时，而燥剂有不可治湿症之日。此燥剂必宜讲明，实有关轻重，而非可有可无之剂也。

十论湿剂。

岐伯夫子曰：湿可去枯。夫湿与燥相宜，用湿以润燥也。然燥有在气、在血、在脏、在腑之殊，有在内、在外、在久、在近之别，未可一概用也。气燥，辛以湿之；血燥，甘以湿之；脏燥，咸以湿之；腑燥，凉以湿之；内燥，寒以湿之；外燥，苦以湿之；久燥，温以湿之；近燥，酸以湿之。燥不同，审虚实而湿之，则无不宜也。

或问燥症之不讲也久矣，幸吾子畅发燥症之门，以补六气之一。又阐扬湿剂以通治燥症。岂气血、脏腑、内外、久近之湿，遂足以包治燥之法乎？嗟乎，论燥之症，虽百方而不足以治其常；论湿之方，若八法而已足以尽其变。正不可见吾燥门之方多，即疑吾湿剂之法少也。

或疑湿剂治燥，而燥症实多，执湿剂以治燥，而无变通之法，吾恐前之燥未解，而后之燥更至矣。曰：变通在心，岂言辞之可尽哉？吾阐发湿剂之义，大约八法尽之，而变通何能尽乎？亦在人临症而善悟之耳。

或疑湿剂之少也，人能变通，则少可化多，然而能悟者绝少，子何不多举湿剂以示世乎。嗟乎。燥症前代明医多不发明，故后世无闻焉。铎受歧天师与张仲景之传，《内经》已补注燥之旨，《六气》门已畅论燥之文，似不必《本草》重载燥症。然而湿剂得吾之八法，治燥有余，又何必多举湿剂之法哉。

以上十剂，明悉乎胸中，自然直捷于指下，然后细阅新注之《本草》，通经达权，以获其神，守常知变，以造于圣，亦何死者不可重生，危者不可重安哉？

辟陶隐居十剂内增入寒热二剂论

陈远公曰：十剂之后，陶隐居增入寒热二剂。虽亦有见，缪仲醇辟：寒有时不可以治热，热有时不可以治寒；以热有阴虚而寒有阳虚之异也。此论更超出陶隐居，但未尝言寒热二剂之宜删也。后人偏信陶隐居，妄自增寒热二剂，又多歧路之趋。不知寒热之病甚多，何症非寒热也。七方十剂之中，何方、何剂不可以治寒热？若止用寒热二剂以治寒热，则宜于寒必不宜于热，宜于热必不宜寒，亦甚拘滞而不弘矣。故分寒热以治寒热，不可为训。

或问陶隐居增入寒热二剂，甚为有见。吾子何党仲醇而删之。虽曰七方十剂俱可治寒热，然世人昧焉不察，从何方何剂以治之乎。不若增寒热二剂，使世人易于治病也。嗟乎。子言则美矣，然非用剂之义也。寒热之变症多端，执二剂以治寒热，非救人，正杀人也。予所以删之，岂党仲醇哉。

或疑寒热之变端虽多，终不外于寒热之二病，安在不可立寒热之二剂耶。曰：寒之中有热，热之中有寒。有寒似热而实寒，有热似寒而反热。有上实寒而下实热，有上实热而下实寒。有朝作寒而暮作热，有朝作热而暮作寒。有外不热而内偏热，有外不寒而内偏寒。更有虚热虚寒之分，实热实寒之异，偏寒偏热之别，假寒假热之殊。不识寒热二剂，何以概治之耶。予所以信寒热二剂断不可增于十剂之内，故辟陶隐居之非，而嘉缪仲醇之是也。

或疑寒热不常，方法不定，临症通变，全在乎人，不信寒热二剂之不可增也。嗟乎。立一方法，必先操于无弊，而后可以垂训，乃增一法。非确然不可移之法，又何贵于增乎，故不若删之为快耳。

辟缪仲醇十剂内增入升降二剂论

陈远公曰：缪仲醇因陶隐居十剂中增入寒热二剂，辟其虚寒虚热之不可用也，另增入升降二剂。虽亦有见，而终非至当不移之法。夫升即宣之义，降即泻之义也。况通之中未尝无升，通则气自升矣；补之中未尝无升，补则气自升矣。推而轻、重、滑、涩、燥、湿，无不有升之义在也。况通之内何常非降，通则气自降矣；补之内何常非降，补则气自降矣。推而轻、重、滑、涩、燥、湿无不有降之义在也。是十剂无剂不可升阳，何必再立升之名，无剂不可降阴，何必重多降之目。夫人阳不交于阴则病，阴不交于阳则亦病。十剂方法，无非使阳交阴而阴交阳也。阳既交阴，则阳自降矣；阴既交阳，则阴自升矣。阳降则火自安于下，何必愁火空难制；阴升则水自润于上，何必虞水涸难济。此升降二剂所以宜删。而前圣立方，实无可议也。

或问升降二剂经吾子之快论，觉十剂无非升降也，但不识于吾子所论之外，更可阐其微乎？曰：升降不外阴阳，而阴阳之道何能以一言尽之？有升阳而阳升者，有升阳而阳反降者，有降阴而阴降者，有降阴而阴愈不降者，又不可不知也。然而升降之法，实包于十剂之中。有十剂之法，则可变通而甚神，舍十剂之法，而止执升降之二剂，未免拘滞而不化，此升降之二剂之所以宜删耳。

或疑执升降二剂，不可尽升降阴阳也，岂增入之全非耶。曰：升降可增，则前人早增之矣，何待仲醇乎。正以阴阳之道无穷，升降之法难尽，通十剂以为升降，可以尽症之变，倘徒执升降之二剂，又何以变通哉。

或疑可升可降，十剂中未尝言也，何不另标升降之名，使世人一览而知升降哉。曰：有升有降者，病之常也；宜升宜降者，医之术也。切人之脉，即知阴阳之升降矣。阴阳既知，升降何难辨哉。使必览剂而后知之，无论全用十剂，不可升降人之阴阳，即单执升降二剂，又何能治阴阳之升降哉。夫十剂之中，皆可升可降之剂也。人知阴阳，即知升降矣。何必另标升降之多事哉。

目 录

本草新编·卷之一·宫集

人参…………………… 1
黄芪…………………… 8
甘草……………………12
白术……………………14
苍术……………………17
熟地……………………18
生地……………………23
当归……………………24
牛膝……………………27
远志……………………29
石菖蒲…………………31

本草新编·卷之二·商集

天门冬…………………32
麦门冬…………………34
五味子…………………37
菟丝子…………………39
甘菊花…………………40
薏仁……………………42
山药……………………43
知母……………………45
金钗石斛………………47
肉苁蓉…………………48
补骨脂 即破故纸 ………49
羌活 独活 ……………51
柴胡……………………52
升麻……………………55
车前子…………………57
蒺藜子 沙苑蒺藜、白蒺藜
…………………………58
青黛……………………59
天麻……………………60
蒲黄……………………60
何首乌…………………61
益母草…………………62
续断……………………63
金银花…………………63
巴戟天…………………65
五加皮…………………66
川芎……………………67
芍药……………………69
黄芩……………………73
黄连……………………75

桔梗……77
栝蒌实　附天花粉……78
紫菀……80
贝母……81
款冬花……82

本草新编·卷之三·角集

广木香……84
香附……85
益智……86
砂仁……86
肉豆蔻……87
白豆蔻……88
霍香……88
高良姜……89
紫苏叶　苏子……89
防风……90
防己……91
荆芥……92
白芷……93
细辛……93
麻黄……94
葛根……97
威灵仙……99
秦艽……99
薄荷……100
香薷……101
萎蕤……102
蛇床子……103
龙胆草……103
泽泻……105
元参……107
沙参……110
地栗粉　荸荠……112
丹参……112
白薇……112
茵陈……113
青蒿……115
仙茅……116
附子　天雄、川乌……117
天南星……120
半夏……121
蓬莪茂　莪术……123
骨碎补……123
泽漆……124
三七根……124
万年青……125
两头尖……126
柘木枝……126
蜀漆……127
白头翁……127
牡丹皮……128
大蓟、小蓟……130
刘寄奴……131
延胡索……132

郁金…………………… 132
艾叶…………………… 133
地榆…………………… 133
枲耳实　即苍耳子　…… 134
茜草…………………… 135
夏枯草………………… 135
百部…………………… 136
百合…………………… 136
旋覆花………………… 137
大黄…………………… 137
连翘…………………… 140
射干…………………… 141
苦参…………………… 141
牵牛…………………… 142

本草新编·卷之四·徵集

泽兰…………………… 144
萆薢…………………… 144
豨莶…………………… 145
海藻…………………… 146
甘遂…………………… 147
白芨…………………… 148
白附子………………… 149
王不留行……………… 149
蒲公英………………… 150
旱莲草………………… 151
灯芯草………………… 152
山茨菰根……………… 152
贯众…………………… 153
山豆根………………… 153
羊踯躅………………… 154
淫羊藿　一名仙灵脾…… 154
没食子………………… 156
肉桂…………………… 156
桂枝…………………… 160
柏实　一名柏子仁　柏叶　162
黄柏…………………… 163
楮实子………………… 164
淡竹叶　竹茹、竹沥…… 164
茯苓　茯神　………… 165
槐实　槐米、槐花…… 168
枳实　枳壳　………… 169
女贞子………………… 170
厚朴…………………… 171
桑白皮　桑叶、桑椹…… 172
山栀子………………… 173
枸杞子　地骨皮　…… 174
辛夷…………………… 176
酸枣仁………………… 176
杜仲…………………… 177
使君子………………… 178
山茱萸………………… 179
接骨木………………… 181
蔓荆子………………… 182
猪苓…………………… 182
南烛枝叶……………… 184

蜀椒…… 185
吴茱萸…… 185
钓藤…… 186
大腹皮…… 186
槟榔…… 187
五倍子…… 188
皂荚…… 188
乌药…… 189
血竭…… 190
沉香…… 190
乳香…… 190
丁香…… 191
阿魏…… 191
没药…… 191
雷丸…… 192
麦芽…… 192
赤小豆…… 193
白扁豆…… 194
乌芝麻…… 194
巨胜子…… 195
火麻子…… 196
神曲…… 196
酒…… 197
醋…… 197
冬葵子…… 198
生姜…… 198
干姜 炮姜 …… 199
白芥子…… 200
莱菔子 即萝卜子 …… 201
瓜蒂…… 202
葱…… 203
韭 韭子 …… 203
蒜…… 203

本草新编·卷之五·羽集

橘皮 陈皮、青皮…… 205
桃核仁…… 206
杏仁…… 207
木瓜…… 208
乌梅…… 208
大枣…… 209
龙眼肉…… 209
榧子…… 209
枇杷叶…… 210
郁李仁…… 210
莲子 藕、花心 …… 210
芡实…… 211
甘庶 砂糖 …… 212
覆盆子…… 213
金樱子…… 213
木通…… 214
山楂…… 214
胡桃肉…… 215
橄榄…… 216
白果…… 216

丹砂 水银、轻粉………… 217
阳起石………………… 218
禹余粮………………… 219
石膏…………………… 220
硫黄…………………… 225
赤石脂………………… 225
寒水石………………… 226
石钟乳………………… 226
代赭石………………… 227
滑石…………………… 227
朴硝 芒硝、皮硝、玄明粉
………………………… 229
花蕊石………………… 230
矾石…………………… 230
磁石…………………… 231
铅 铅霜、黄丹、自然铜
………………………… 231
盐 青盐 ……………… 232
虎骨 虎睛、虎肉、虎脂 附虎
肚 ……………………… 233
象皮…………………… 235
白马茎………………… 236
牛黄…………………… 236
山羊血………………… 238
驴溺…………………… 238
阿胶…………………… 239
熊胆…………………… 240
鹿茸 鹿角、鹿胶、鹿角霜、鹿
肾、鹿血 ……………… 240
犀角…………………… 241
羚羊角………………… 242
麝香…………………… 243
驴鞭…………………… 243
獭肝…………………… 244
腽肭脐………………… 244
猬皮…………………… 246
雀卵…………………… 246
鼠骨 鼠胆 …………… 246
伏翼 夜明沙 ………… 247
蜂蜜…………………… 248
五灵脂………………… 248
蝉蜕…………………… 248
蜗牛…………………… 249
蝎……………………… 249
九香虫………………… 250
蜚虻…………………… 250
僵蚕…………………… 251
晚蚕蛾 蚕沙 ………… 251
桑螵蛸………………… 251
白头蚯蚓……………… 252
蟾酥…………………… 253
蝌蚪…………………… 253
白花蛇………………… 253
鱼鳔…………………… 253
龟甲 千岁灵龟 ……… 254
鳖甲…………………… 255
蛤蚧…………………… 257
蝼蛄…………………… 257
鳗鱼…………………… 257
鳝鱼…………………… 258

螃蟹…………………… 258
海马…………………… 258
文蛤…………………… 259
真珠…………………… 259
牡蛎…………………… 259
水蛭…………………… 260
龙骨 龙齿、紫稍花 …… 261
海螵蛸………………… 262
紫河车………………… 263
人乳…………………… 265
胎发…………………… 267
童便 秋石 ………… 267
浣裤汁………………… 268
月水…………………… 268
水……………………… 269
火……………………… 273

本草新编·卷之一·宫集

山阴陈士铎远公别号朱华子著
义乌金以谋孝艺甫云樵子订梓

人　参

人参，味甘，气温，微寒。气味俱轻，可升可降，阳中有阴，无毒。乃补气之圣药，活人之灵苗也。能入五脏六腑，无经不到，非仅入脾、肺、心而不入肝、肾也。五脏之中，尤专入肺、入脾。其入心者十之八，入肝者十之五，入肾者十之三耳。世人止知人参为脾、肺、心经之药，而不知其能入肝、入肾也。但肝、肾乃至阴之经，人参气味阳多于阴，少用则泛上，多用则沉下。故遇肝肾之病，必须多用之于补血补精之中，助山茱[①]、熟地纯阴之药，使阴中有阳，反能生血生精之易也。盖天地之道，阳根于阴，阴亦根于阳。无阴则阳不生，而无阳则阴不长，实有至理，非好奇也。有如气喘之症，乃肾气之欲绝也，宜补肾以转逆，故必用人参，始能回元阳于顷刻，非人参入肾，何能神效如此。又如伤寒厥症，手足逆冷，此肝气之逆也，乃用四逆等汤，亦必多加人参而始能定厥，非人参入肝，又何能至此。是人参入肝、肾二经，可供人信而无疑也。

惟是不善用人参者，往往取败。盖人参乃君药，宜同诸药共用，始易成功。如提气也，必加升麻、柴胡；如和中也，必加陈皮、甘草；如健脾也，必加茯苓、白术；如定怔忡也，

① 山茱，即山茱萸。

必加远志、枣仁；如止咳嗽也，必加薄荷、苏叶；如消痰也，必加半夏、白芥子；如降胃火也，必加石膏、知母；如清阴寒也，必加附子、干姜；如败毒也，必加芩、连、栀子；如下食也，必加大黄、枳实。用之补则补，用之攻则攻，视乎配合得宜，轻重得法耳。

然而人参亦有单用一味而成功者，如独参汤，乃一时权宜，非可恃为常服也。盖人气脱于一时，血失于顷刻，精走于须臾，阳绝于旦夕，他药缓不济事，必须用人参一、二两或四、五两，作一剂，煎服以救之。否则，阳气遽散而死矣。此时未尝不可杂之他药，共相挽救，诚恐牵制其手，反致功效之缓，不能返之于无何有之乡。一至阳回气转，急以他药佐之，才得保其不再绝耳。否则阴寒逼入，又恐变生不测。可见人参必须有辅佐之品，相济成功，未可专恃一味，期于必胜也。

或疑人参乃气分之药，而先生谓是入肝、入肾，意者亦血分之药乎？夫人参岂特血分之药哉，实亦至阴之药也。肝中之血，得人参则易生。世人以人参为气分之药，绝不用之以疗肝肾，此医道之所以不明也。但人参价贵，贫人不能长服，实为可伤耳。

或疑人参即是入肾之药，肾中虚火上冲，以致肺中气满而作喘嗽，亦可用乎？此又不知人参之故也。夫肾中水虚，用参可以补水；肾中火动，用参反助火矣。盖人参入肝、入肾，止能补血添精，亦必得归、芍、熟地、山萸[1]，同群以共济，欲其一味自入于肝、肾之中，势亦不能。如肾中阴虚火动，此水不足而火有余，必须补水以制火，而凡有温热之品，断不可用。即如破故、杜仲之类，未尝非直入肾中之味，亦不可同山萸、熟地而并用。况人参阳多于阴之物，乌可轻投。其不可同用明甚。不知忌而妄用之，则肺气更满，而喘嗽且益甚，所谓“肺热还伤肺”者，此类是也。至火衰而阴虚者，人参断宜重

① 山萸，即山茱萸。

用。肾中下寒之剧，则龙雷之火不能下藏于至阴之中，势必直冲而上，至于咽喉，往往上热之极而下身反畏寒，两足如冰者有之。倘以为热，而投以芩、连、栀、柏之类，则火焰愈炽，苟用人参同附子、桂、姜之类以从治之，则火自退藏，消归乌有矣。盖虚火不同，有阳旺而阴消者，有阴旺而阳消者，正不可执之概用人参以治虚火也。

或问人参乃纯正之品，何故攻邪反用之耶？不知人参乃攻邪之胜药也。凡人邪气入身，皆因气虚不能外卫于皮毛，而后风、寒、暑、湿、热、燥之六气始能中之。是邪由虚入，而攻邪可不用参以补气乎。然而用参以攻邪，亦未可冒昧也。当邪之初入也，宜少用参以为佐，及邪之深入也，宜多用参以为君，及邪之将去也，宜专用参以为主。斟酌于多寡之间，审量于先后之际，又何参之不可用，而邪之不可攻哉。故邪逼其气，陷之至阴之中，非人参何能升之于至阳之上；邪逼其气，拒于表里之间，非人参何能散于腠理之外；邪逼其气，逆于胸膈之上，非人参何能泻之于膀胱之下。近人一见用人参，病家先自吃惊，而病人知之有死之心，无生之气，又胡能取效哉。谁知邪之所凑，其气必虚。用人参于攻邪之中，始能万无一失。余不得不畅言之，以活人于万世也。

用人参于攻邪之中，亦自有说。邪之轻者，不必用也。人之壮实者，不必用也。惟邪之势重而人之气虚，不得不加人参于攻药之中，非助其攻，乃补其虚也。补虚邪自退矣。

或问人参阳药，自宜补阳，今曰兼阴，又宜补阴，是人参阴阳兼补之药，何以阳病用参而即宜，阴病用参反未安也？不知人参阳多阴少，阳虚者阴必虚，阳旺者阴必旺。阳虚补阳，无碍于阴，故补阳而阳受其益，补阳而阴亦受其益也。阳旺补阳，更助其阳，必有火盛之虞，阳火盛则阴水必衰，阴水衰而阳火更盛，阳且无补益之宜，又安望其补阴乎，故谓人参不能补阴非也。人参但能补阳虚之阴，不能补阳旺之阴耳。又何疑于人参之是阳而非阴哉。

或问人参不能补阳旺之阴，自是千秋绝论。然吾以为补阴之药中，少加人参，似亦无碍。使阴得阳而易生，不识可乎。此真窥阴阳之微，则深识人参之功用也。但用参于补阴之中，不制参于补阴之内，亦有动火之虞。而制参之法何如。参之所恶者，五灵脂。五灵脂研细末，用一分，将水泡之，欲用参一钱，投之五灵脂水内，即时取起，入于诸阴药之内，但助阴以生水，断不助阳以生火。此又千秋不传之秘。余得异人之授，亲试有验，公告天下，以救阳旺阴虚之症也。

或问喘胀之病，往往用参而更甚，是人参气药，以动气也，吾子不言治喘胀，深有卓见。嗟乎！人参定喘之神方，除胀之仙药，如何说气药动气耶。夫喘胀不同，有外感之喘，有内伤之喘；有外感之胀，有内伤之胀。外感之喘，乃风邪入于肺也，用山豆根、柴胡、天花粉、桔梗、陈皮、黄芩之类即愈，固非人参所能治也。若内伤之喘，乃平日大亏其脾胃之气，一时气动，挟相火而上冲于咽喉，觉脐下一裹之气升腾，出由胸膈，直奔而作喘，欲睡不能，欲行更甚，其状虽无抬肩作声之象，然实较外感之症而大重。盖病乃气不归原，肾气虚绝，下无藏身之地，不得不上而相冲，看其气若盛而实虚，非有余之症，乃不足之症也，此时若用外感之药，则气更消亡，不得不用人参以挽回于垂绝。然而少用则泛上，转觉助喘，必须用至一二两，则人参始能下行，生气于无何有之乡，气转其逆而喘可定也。外感之胀，乃水邪也，按之皮肉必如泥土之可捻，用牵牛、甘遂各二钱泻之，一利水而症愈，不必借重人参也。若内伤之胀，似水而非水，乃脾胃之气大虚，虚胀而非实胀也。此时若作水治，则气脱而胀益甚，不得不用人参以健脾胃之气。然而骤用人参，则脾胃过弱，转不能遽受，反作饱满之状，久则胃气开而脾气亦健，渐渐加用人参，饱满除而胀亦尽消也。谁谓人参非治喘胀者哉。

或问人参乃升提气分之药，今用之以定喘，是又至阴之药也。吾子言人参入肾，信矣，然何以舍喘之外，别不能用参以补肾，此予所未解也。曰：人参入肾，乃一时权宜，非中和之道也。大凡气绝者，必皆宜用人参以救之。盖气绝非缓药可救，而肾水非补阴之药可以速生。人参是气分之药，而又兼阴分，所以阳生而阴亦生，救元阳正所以救真阴也。君以为舍喘之外，别不能用参以补肾，吾以为凡用参救绝者，无非补肾也。肾气不生，绝必难复。然则救绝者，正救肾也。故肾不至绝，不必用参；肾既至绝，不得不用参矣。

或问人参生气者也，有时不能生气而反破气，其故何也？夫人参生气而不破气者也。不破气而有时如破气者，盖肺气之太旺也。肺气旺则脾气亦旺，肺因脾气之旺而旺也。用人参以助气，则脾愈旺矣，脾旺而肺有不益旺乎。于是咳嗽胀满之病增，人以为人参之破肺气也，谁知是人参之生脾气乎。夫脾本生肺，助气以生肺之不足，则肺受益；助气以生肺之有余，则肺受损。惟是肺气天下未有余者也，何以补其不足而反现有余之象？因肺中有邪火而不得散，不制其克肺金之邪，而反补其益肺金之气，此肺金之全不受生而转且受克也。然则治之法，制其邪火而兼益肺气，则自得人参之生，不得人参之破矣。又乌可舍人参而徒泻肺气哉。

或问人参健脾土之旺，以克水者也，何以水湿之症，用人参而愈加肿胀乎？曰：此非人参之不健脾土，乃脾土之不能制肾水耳。肾水必得脾土之旺，而水乃不敢泛滥于中州。惟其土之不坚，而后水之大旺，欲制水，必健土矣。健土之药，舍人参何求。然而土之所不坚者，又因于火之太微也。火在水之中，不在水之外，补土必须补火，则补火必在水之中补之。用人参以健土，是克水也，克水则火愈微矣，火愈微则水愈旺，水愈旺而土自崩，又何能克水哉。故水胀之病，愈服人参而愈胀也。然则治之法奈何？先补水以生火，后补火以生土，用人参于补肾之中，亟生火于水之内，徐用人参于补肾之内，再生土于火之中，自然肾生水而水不泛，肾生火而土不崩，又何必去人参以防其增胀哉。

或又问补火以生土，则土自不崩，补水以生火，欲水之不泛难矣，岂人参同补肾药用之，即可制水以生火乎？曰：水宜补以消之，不宜制以激之。水火之不相离也，补火不补水，则火不能生；补水更补火，则水不能泛。补水以生火者，即于水中补火也。益之以人参者，以人参同补肾之药兼施，则人参亦能入肾，使阳气通于肾内而火尤易生。盖阴无阳不长，肾水得阳气而变化，肾火即随阳气而升腾。然而人参终是健脾之物，自然引火而出于肾内，入于脾矣。火既入脾，土自得养。是人参乃助水以生火，非克水以生土也。又何疑于补水而水泛哉。

或疑人参功用，非一言可尽，宜子之辩论无穷，然吾恐议论多而成功少，反不若从前简约直捷痛快之为妙也。嗟乎。余岂好辩哉。其不得已之心，窃比于子舆氏耳。盖当今之世，非畏人参，即乱用人参。畏用之弊，宜用而不用；乱用之弊，不当用而妄用，二者皆能杀人。余所以辩人参之功，增畏用者之胆；辩人参之过，诛乱用者之心也。

或疑人参补气血之虚，虚即用人参可矣，何必问其症，而先生多论若此，恐世人心疑，反不敢用人参矣。曰：用人参不可无识，而识生于胆之中。故必讲明其功过，使功过既明，胆识并到，自然随症用参，无先后之背缪，无多寡之参差，无迟速之舛错，既收其功，而又绝其害矣。

或问人参阳药，何以阴分之病用之往往成功？先生谓阴非阳不生是矣。然而世人执此以治阴虚之病，有时而火愈旺，岂非阴虚不宜用参之明徵乎？古人云：肺热还伤肺。似乎言参之能助肺火也。夫人参何能助火哉，人参但能助阳气耳。阴阳虽分气血，其实气中亦分阴阳也。阴气必得阳气而始生，阳气必得阴气而始化，阴阳之相根，原在气之中也。人参助阳气者十之七，助阴气者十之三。于补阴药中，少用人参以生阳气，则阳生而阴愈旺；倘补阴药中，多用人参以生阳气，则阳生而阴愈亏。故用人参补阴，断宜少用，而绝非不可用也。

或问先生阐发各病用人参之义，既详且尽，而独于伤寒症中略而不言，岂伤寒果不可以用参乎？不知伤寒虚症，必须用参，而坏症尤宜用参也。虚症如伤寒脉浮紧，遍身疼痛，自宜用麻黄汤矣，但其人尺脉迟而无力者，又不可轻汗，以荣中之气血亏少故耳。气血亏少，不胜发汗，必须仍用麻黄汤而多加人参以补之，使元气充足，能生气血于无何有之乡，庶乎可矣。倘少用人参而多加麻黄，则元气既虚，力难胜任，亦取败之道也。

或问伤寒脏结，亦可用人参以救之乎？夫脏结之病，乃阴虚而感阴邪，原是死症，非人参可救。然舍人参又无他药可救也。盖人参能通达上下，回元阳之绝，返丹田之阴，虽不能尽人而救其必生，亦可于死中而疗其不死也。

或问伤寒烦躁，亦可用人参乎？夫烦躁不同，有下后而烦躁者，有不下而烦躁者。不下而烦躁者，乃邪感而作祟，断不可用人参。

若下后而烦躁，乃阴阳虚极，不能养心与膻中也，必须用人参矣。但其中阴虚阳虚之不同，必须分别。阴虚者，宜于补阴之中少用人参以补阴；阳虚者，宜于补阳之中多用人参以补阳。而阴虚阳虚何以辨之。阴虚者，夜重而日轻；阳虚者，日重而夜轻也。

或问阳明病谵语而发潮热，脉滑而疾，明是邪有余也，用承气汤不大便，而脉反变为微涩而弱，非邪感而津液干乎？欲攻邪而正气益虚，欲补正而邪又未散，此际亦可用人参乎？嗟乎。舍人参又何以夺命哉，惟是用参不敢据为必生耳。法当用人参一两、大黄一钱，同煎治之。得大便而气不脱者即生，否则未可信其不死。

或问先生谓伤寒坏症，尤宜用参，不识何以用之？夫坏症者，不宜汗而汗之，不宜吐而吐之，不宜下而下之也，三者皆损伤胃气。救胃气之损伤，非人参又何以奏功乎。故不宜汗而汗之，必用人参而汗始收；不宜吐而吐之，必用人参而吐始安；不宜下而下之，必用人参而下始止也。用人参则危可变安，死可变生。然不多加分两，则功力有限，亦未必汗吐下之可皆救也。

或问伤寒传经，入于少阴，手足四逆，恶寒呕吐，而身又倦卧，脉复不至，心不烦而发躁，是阳已外越而阴亦垂绝也。用人参于附子之中，亦能救乎？嗟乎。阴阳两绝，本不可救，然用人参于附子之中，往往有生者。盖真阴真阳，最易脱而最难绝也，有一线之根，则救阳而阳即回，救阴而阴即续也。以真阴真阳原自无形，非有形可比。宁用参、附以生气于无何有之乡，断不可先信为无功，尽弃人参不用，使亡魂夜哭耳。

或问伤寒传经，入少阴，脉微细欲绝，汗出不烦，上吐而又下利，不治之症也，亦可用人参以救之乎？夫舍人参又何以救之哉。但须加入理中汤内，急固其肾中之阳，否则真阳扰乱，顷刻奔散，单恃人参，亦无益矣。

或问伤寒下利，每日十余次，下多亡阴，宜脉之虚矣，今不虚而反实，亦可用人参以补其虚乎？夫下利既多，脉不现虚而反现实，非脉之正气实，乃脉之邪气实也。邪实似乎不可补正，殊不知正虚而益见邪盛，不亟补正，则邪盛而正必脱矣。论此症，亦死症也。于死中求生，舍人参实无别药。虽然，徒用人参而不用分消水邪之味佐之，则人参亦不能建非常之功。宜用人参一二两，加茯苓五六钱同服，庶正气不脱，而水邪可止也。

黄芪

黄芪，味甘，气微温。气薄而味厚，可升可降，阳中之阳也，无毒。专补气。入手太阴、足太阴、手少阴之经。其功用甚多，而其独效者，尤在补血。夫黄芪乃补气之圣药，如何补血独效。盖气无形，血则有形。有形不能速生，必得无形之气以生之。黄芪用之于当归之中，自能助之以生血也。夫当归原能生血，何藉黄芪。不知血药生血其功缓，气药生血其功速，况气分血分之药，合而相同，则血得气而速生，又何疑哉。或疑血得气而生，少用黄芪足矣，即不少用，与当归平用亦得，何故补血汤中反少用当归而倍用黄芪？不知补血之汤，名虽补血，其实单补气也。失血之后，血已倾盆而出，即用补血之药，所生之血不过些微，安能遍养五脏六腑，是血失而气亦欲失也。在血不能速生，而将绝未绝之气，若不急为救援，一旦解散，顷刻亡矣。故补血必先补气也。但恐补气则阳偏旺而阴偏衰，所以又益之当归以生血，使气生十之七而血生十之三，则阴阳有制，反得大益。生气而又生血，两无他害也。至于补中益气汤之用黄芪，又佐人参以成功者也。人参得黄芪，兼能补营卫而固腠理，健脾胃而消痰食，助升麻、柴胡，以提气于至阴之中，故益气汤中无人参，则升提乏力，多加黄芪、白术，始能升举。倘用人参、白术而减去黄芪，断不能升气于至阴也。

故气虚之人，毋论各病，俱当兼用黄芪，而血虚之人尤宜多用。惟骨蒸劳热与中满之人忌用，然亦当临症审量。

或问黄芪性畏防风，而古人云黄芪得防风，其功愈大，谓是相畏而相使也，其说然乎？此说亦可信不可信之辞也。黄芪无毒，何畏防风，无畏而言畏者，以黄芪性补而防风性散也，合而用之，则补者不至大补，而散者不至大散，故功用反大耳。

或问黄芪补气，反增胀满，似乎黄芪不可补气也，岂有药以解其胀，抑可不用黄芪耶？夫黄芪乃补气药，气虚不用黄芪，又用何药。然服之而增胀满者，非黄芪之助气，乃黄芪之不助气也。阴阳有根，而后气血可补。阴阳之根将绝，服补药而反不受补。药见病不能受，亦不去补病矣。此黄芪补气而反增胀满，乃不生气之故。然亦因其不可生而不生也，又岂有别药以解其胀哉。

或问黄芪气分之药，吾子以为补血之品，是凡有血虚之症，俱宜用黄芪矣，何以古人用补血之药多，用四物汤、佛手散，绝不见用黄芪之补血者，岂古人非欤？古人未尝非也，第以血症不同，有顺有逆。顺则宜用血药以补血，逆则宜用气药以补血也。盖血症之逆者，非血逆而气逆也，气逆而后血逆耳。血逆而仍用血分之药，则气不顺而血愈逆矣，故必须补气以安血也。气逆则血逆，气安则血安，此不易之理也。凡血不宜上行，呕咯吐衄之血，皆逆也。血犹洪水，水逆则泛滥于天下，血逆则腾沸于上焦，徒治其血，又何易奏平成哉。故必用补气之药于补血之中，虽气生夫血，亦气行夫血也。此黄芪补血汤所以独胜于千古也。

或问黄芪以治气逆之血，发明独绝，然而亦有用四物汤、佛手散以止血而效者，又是何故？洵乎吾子之善问也。夫血逆亦有不同，有大逆，有小逆。大逆者，必须补气以止血；小逆者，亦可调血以归经。用四物汤、佛手散治血而血止者，血得补而归经也。盖血最难归经，何以四物、佛手偏能取效，正因其血逆之轻耳。逆轻者，气逆之小也；逆重者，气逆之大也。以四物汤、佛手散治血而血安，虽亦取效，终必得效之迟，不若补血汤治气而血止得效之捷也。

或问黄芪补气，初作胀满，而少顷安然者，何也？此气虚见补，反作不受也。黄芪补气之虚，而胃中之望补，更甚于别脏腑。黄芪一入胃中，惟恐有夺其补者，乃闭关而不肯吐，此胀满所由生也。治之法，用黄芪不可单用，增入归、芎、麦冬三味，使之分散于上下之间，自无胀满之忧矣。故服黄芪胀满有二症，一不能受，而一过于受也。过于受者，服下胀而少顷宽；不能受者，初胀轻而久反重。以此辨之最易别耳。

或问黄芪补气之圣药，宜乎凡气虚者，俱可补之矣，何喘满之病反不用者？恐其助满而增胀也。先生既明阴阳之道，深知虚实之宜，必有以教我也。曰：黄芪补气而不可治胀满者，非黄芪之故，不善用黄芪之故也。夫大喘大满，乃肾气欲绝，奔腾而上升，似乎气之有余，实是气之不足。古人用人参大剂治之者，以人参不能助胀而善能定喘耳，用之实宜。然天下贫人多而富人少，安得多备人参救急哉。古人所以用黄芪代之，而喘满增剧，遂不敢复用，且志之书曰：喘满者不可用黄芪。因自误而不敢误人也。谁知黄芪善用之以治喘满实神。铎受异人传，不敢隐也。黄芪用防风之汁炒而用之，再不增胀增满，但制之实有法。防风用少，则力薄不能制黄芪，用多则味厚，又嫌过制黄芪，不惟不能补气，反有散气之忧。大约黄芪用一斤，用防风一两。先将防风用水十碗煎数沸，漉去防风之渣，泡黄芪二刻，湿透，以火炒之干。再泡透，又炒干，以汁干为度。再用北五味三钱，煎汤一大碗，又泡半干半湿，复炒之，火焙干，得地气，然后用之。凡人参该用一两者，黄芪亦用一两。定喘如神，而又不增添胀满，至妙之法，亦至便之法也。凡用黄芪，俱宜如此制之。虽古人用黄芪加入防风，治病亦能得效，然其性尚未制伏，终有跳梁之虞，不若先制之为宜，彼此畏忌而成功更神，有何喘病之不可治哉！

或疑黄芪得防风其功更大，用黄芪加入防风足矣，而必先制而后用，毋乃太好奇乎？不知用黄芪而加防风，则防风之性与黄芪尚有彼此之分，不若先制之，调和其性情，制伏其手足，使之两相亲而两相合，绝不知有同异之分。如异姓之兄弟胜于同胞，相顾而收其全功也。

或疑黄芪补气之虚，止可补初起之虚，而不可补久病之虚。予问其故，曰：初虚之病，用黄芪易受；久虚之病，用黄芪难受也。嗟乎。虚病用补，宜新久之皆可受。其不可受者，非气之虚，乃气之逆也。气逆之虚，必用人参，而不可用黄芪。在初虚气逆之时，即忌黄芪矣，何待久病而后不可用哉。若气虽虚而无逆，则久病正宜黄芪，未有不服之而安然者也。谁谓黄芪之难受乎。

或疑黄芪补气，何以必助之当归以补血，岂气非血不生耶。不知气能生血，而血不能生气，不能生气，而补气必补血者，非取其助气也。盖气虚之人，未有不血亦随之而俱耗者也。我大用黄芪以生气，则气旺而血衰，血不能配气之有余，气必至生血之不足，反不得气之益，而转得气之害矣。故补气必须补血之兼施也。但因气虚以补气，而复补其血，则血旺而气仍衰，奈何。不知血旺则气不去生血，故补血而气自旺，不必忧有偏胜之虞。然多补其气而少补其血，则又调剂之甚宜也。

或问黄芪何故必须蜜炙，岂生用非耶？然疮疡之门，偏用生黄芪，亦有说乎？曰：黄芪原不必蜜炙也，世人谓黄芪炙则补而生则泻，其实生用未尝不补也。

甘 草

甘草，味甘，气平，性温。可升可降，阳中阳也。他书说阴中阳者，误。无毒。反甘遂，不可同用，同用必致杀人。入太阴、少阴、厥阴之经。能调和攻补之药，消痈疽疖毒，实有神功。尤善止诸痛，除阴虚火热，止渴生津。但其性又缓，凡急病最宜用之。故寒病用热药，必加甘草，以制桂、附之热。热病用寒药，必加甘草，以制石膏之寒。下病不宜速攻，必加甘草以制大黄之峻。上病不宜遽升，必加甘草以制栀子之动，缓之中具和之义耳。独其味甚甘，甘则善动，吐呕家不宜多服，要亦不可拘也。甘药可升可降，用之吐则吐，用之下则下，监症善用，可自如耳。

或问中满症忌甘，恐甘草助人之胀乎？不知中满忌甘，非忌甘草也。中满乃气虚中满。气虚者，脾胃之气虚也。脾胃喜甘，安在反忌甘草。因甘草性缓，缓则入于胃而不即入于脾。胃气即虚，得甘草之补，不能遽然承受，转若添其胀满者，亦一时之胀，而非经久之胀也。故中满之症，反宜用甘草，引人参、茯苓、白术之药，入于中满之中，使脾胃之虚者不虚，而后胀者不胀，但不可多用与专用耳。盖多用则增满，而少用则消满也；专用则添胀，而同用则除胀也。谁谓中满忌甘草哉。

或问甘草乃解毒之圣药，古人盛称而吾子约言，岂甘草不可以解毒也？嗟乎。甘草解毒，无人不知，然尽人皆知解毒，而尽人不知用之也。愚谓甘草解毒，当分上、中、下三法。上法治上焦之毒，宜引而吐之；中法治中焦之毒，宜和而解之；下法治下焦之毒，宜逐而泻之。吐之奈何？用甘草一两，加瓜蒂三枚，水煎服。凡有毒，一吐而愈。和之奈何？用甘草一两五钱，加柴胡三钱、白芍三钱、白芥子三钱、当归三钱、陈皮一钱，水煎服，毒自然和解矣。泻之奈何？用甘草二两，加大黄三钱、当归五钱、桃仁十四粒、红花一钱，水煎服，毒尽从大便出矣。此三者，虽不敢谓解毒之法尽乎此，然大约亦不能出乎此。毋论服毒、中毒与初起疮毒，皆可以三法治之。此用甘草解毒之法，人亦可以闻吾言而善用之乎。

或问甘草乃和中之药，攻补俱用，不识亦有不宜否？夫甘草，国老也，其味甘，甘宜于脾胃。然脾胃过受其甘，则宽缓之性生，水谷入之，必不迅于传导，而或至于停积瘀滞。

夫水谷宜速化者也，宜速化而不速化，则传于各脏腑，未免少失其精华，而各脏腑因之而不受其益者有之。世人皆谓甘草有益而无损。谁知其益多而损亦有之乎；知其益而防其损，斯可矣。

或疑甘草在药中不过调和，无大关系，此论轻视甘草矣。甘草实可重用以收功，而又能调剂以取效，盖药中不可缺之药，非可有可无之品也。

或疑甘草视之平平，世医无不轻之，先生独重者，何好恶与人殊乎？曰：甘草乃夺命之药，如之何而忽之，诚观上、中、下解毒之妙，神效无比，亦可以悟甘草之宜重而不宜轻矣，况调和百药更有殊功乎。

或问细节甘草，其性少寒，可泻阴火，不识阴虚火动之症，亦可多用之乎？吾谓甘草乃泻火之品，原不在细小也。细小泻火，岂粗大者反助火乎。惟是甘草泻火，用之于急症者可以多用，用之于缓症者难以重加。盖缓症多是虚症，虚则胃气必弱，而甘草性过于甘，多用难以分消，未免有饱胀之虞，不若少少用之，则甘温自能退大热耳。若阴虚之症，正胃弱也，如何可多用乎。毋论粗大者宜少用，即细小者亦不可多用也。

白 术

白术，味甘，气温。可升可降，阳中阴也，无毒。入心、脾、胃、肾、三焦之经。除湿消食，益气强阴，尤利腰脐之气。有汗能止，无汗能发，与黄芪同功，实君药而非偏裨。往往可用一味以成功，世人未知也，吾今泄天地之奇。如人腰痛也，用白术二三两，水煎服，一剂而痛减半，再剂而痛如失矣。夫腰痛乃肾经之症，人未有不信。肾属水，用熟地、山萸以补水未效也，用杜仲、破故纸以补火未效也，何以用白术一味而反能取效。不知白术最利腰脐。腰痛乃水湿之气侵入于肾宫，故用补剂，转足以助其邪气之盛，不若独用白术一味，无拘无束，直利腰脐之为得。夫二者之气，原通于命门，脐之气通，而腰之气亦利，腰脐之气既利，而肾中之湿气何能久留，自然湿去而痛忽失也。通之而酒湿作泻，经年累月而不愈者，亦止消用此一味，一连数服，未有不效者。而且湿去而泻止，泻止而脾健，脾健而胃亦健，精神奋发，颜色光彩，受益正无穷也。是白术之功，何亚于人参乎？不特此也，如人患疟病，用白术二两、半夏一两，米饭为丸，一日服尽即愈。夫疟病，至难愈之病也。用柴胡、青皮散邪不效，用鳖甲、首乌逐邪不效，用草果、常山伐邪不效，何以用白术二两为君，半夏一两为臣，即以奏功？不知白术健脾开胃之神药，而其妙尤能去湿，半夏祛痰，无痰不成疟，而无湿亦不成痰。利湿则痰自清其源，消痰则疟自失其党。况脾胃健旺，无非阳气之升腾，疟鬼又于何地存身哉。此效之所以甚捷也。

由此观之，则白术非君药而何？推之二陈汤，必多加白术所以消痰也；四君子汤，必多加白术所以补气也；五苓散，必多加白术所以利水也；理中汤，必多加白术所以祛寒也；香薷饮，必多加白术所以消暑也，至于产前必多加白术以安胎也，产后必多加白术以救脱也，消食非多用白术何以速化，降气非多用白术何以遽定，中风非多用白术安能夺命于须臾？痞块非多用白术安能救困于败坏哉。人知白术为君药而思多用也，必能奏功如神矣。

或问白术利腰脐而去湿，若湿不在腰脐者，似非可利。胡为凡有湿病皆不能外耶？此未明乎腰脐之义也。人之初生，先生命门。命门者，肾中之主，先天之火气也。有命门而后生五脏七腑，而脐乃成。是脐又后天之母气也。命门在腰而对乎脐，腰脐为一身之主宰。腰脐利而人健，腰脐不利而人病矣。凡有水湿，必侵腰脐，但有轻重之分耳。治水湿者，一利腰脐而水即入于膀胱，从小便而化出，所以得水必须利腰脐，而利腰脐必须用白术也。况白术之利腰脐者，利腰脐之气，非利腰脐之水也。腰脐之气利，则气即通于膀胱，而凡感水湿之邪，俱不能留，尽从膀胱外泄，是白术不利之利，正胜于利也。

或问白术健脾去湿，为后天培土圣药，真缓急可恃者也。虽然人知白术益人，而不知白术之损人也。白术利水，则其性必燥。世人湿病，十居其四，而燥症十居其六。肺气之燥也，更用白术以利之，则肺气烁尽津液，必有干嗽之忧；胃气之燥也，更用白术以利之，则胃气炎蒸津液，必有口渴之虑；脾气之燥也，更用白术以利之，则脾气焦枯津液，必有肠结之苦。盖宜湿，不宜于燥也。去湿既受其益，则添燥安得不受其损哉。

或疑白术乃去湿生津之上品，而先生谓其性燥，不可治肺、胃、脾三家之燥病，吾不得其义也。夫白术生津，但能生水火既济之津，不能生水火未济之津也。如湿病宜去其湿，则燥病宜解其燥，亦明矣，乃不解其燥，而反用燥以治之，即能生津，亦为火所烁矣。况白术去湿，则内无津液而外无水气，又从何而生津乎。此白术止可治湿而不可治燥也。虽然白术性虽燥，终是健脾之物，脾健而津液自生。用滋润药以佐其燥，则白术且自失其燥矣，又何能助燥哉。

或疑白术健脾生胃，用白术而脾胃不能受补者何也？此虚不受补也。脾胃之气，喜生发而不喜闭塞。白术正开胃开脾之圣药，何至用之而反无功。明是土崩瓦解之象。而土崩瓦解之故，由于肾火之大败也。

土非火不生，火非土不旺，脾胃之土必得肾中之火相生，而土乃坚刚，以消水谷。今因肾水既枯，而肾火又复将绝，土既无根培之，又何益乎。徒用白术以健脾开胃，而肾中先天之火已耗尽无余，如炉中烬绝，益之薪炭，而热灰终难起焰。此生之不生，乃脾不可生，非白术能生而不生也。

或又问脾土固肾火所生，而胃土实心火所生，肾火绝而心火未绝，宜用白术以健胃，尚可以生土也。夫胃土非心火不生，而心火必得肾火以相济，肾火绝，又何以济心之不足乎？心火因肾火之绝，而心火欲救肾火而未遑，又何能救胃哉。胃既不可救，则胃无二火之生，胃气欲不亡，不可得矣。胃气既亡，而白术虽能健脾，而欲生胃无从也。

或又问心、肾二火既绝，故用白术而无功，吾救心、肾之火而兼用白术，则不生者可以生矣。嗟乎。先天之火虽绝而未绝也，后天之火一绝而俱绝矣。肾中之火，先天之火也。心中之火，后天之火也。后天火绝者，由于先天之火先绝也。救先天之火，则后天之火自生。救后天之火，则先天之火难活。故救火者，必须先救肾中之火，肾火生则心火不死，肾火绝则心火不生。

故欲救脾胃之生，不可徒救心火之绝，非心火之不宜救也，救肾火正所以救心火耳。倘肾火之绝不及救，而徒救夫心火，多用桂、附于白术、人参之中，欲救心以救肾也，终亦必亡而已矣。况仅用白术，又何以救之哉。

或疑白术性燥，脾胃有火者不宜用，恐其助热也。此等议论，真民生之大不幸也。夫白术甘温，正能去热，脾胃有火者，安在不相宜。惟胃中邪火沸腾，不可用之以助邪。倘胃中虚火作祟，非白术之甘温，又何以解热哉。世人一见白术，无论有火无火，与火之是虚是邪，一概曰白术助火不宜用，更有疑白术为闭气者，尤为可笑。白术利腰脐之气，岂有腰脐利而脾胃反不利者乎。

或疑白术闭气，闭上焦之气也。先生谓利腰脐之气，乃利下焦之气，上下各不相同，恐未可以利下而并疑上焦之俱利也。曰：腰脐为生气之根，岂有根本大利而枝叶不舒发之理。彼言白术之闭气者，言气虚散失者，白术能补而收闭其耗散之气也。世人错认闭字，致使白术利气之药，反同闭气之品而弃之。此千古之冤也。

或问白术阳药，能益脾土之阴，是白术自能生阳中之阴乎，抑必有藉于补阴之味以生阳也？曰：阳药补阳，而白术偏能于阳中补阴，是白术亦阴分之药也。白术既阴阳兼补，得阴阳之药，皆相济而成功，安在入诸补阴以生阳，入诸补阳而不能生阴哉。

或疑白术阳药，而补脾气之阴，是阳能生阴也，又何以阳又能生阳乎？夫阴阳原两相生也，阳以生阳，不若阳以生阴之速，但不可谓阳不生阳也。白术阳药，以生脾中之阴者十之八，而生脾中之阳者十之二耳。

苍术

苍术，气辛，味厚。性散能发汗。入足阳明、太阴经。亦能消湿，去胸中冷气，辟山岚瘴气，解瘟疫尸鬼之气，尤善止心疼。但散多于补，不可与白术并论。《神农经》曰：必欲长生，当服山精。此言白术，非指苍术也。苍术可辟邪，而不可用之以补正。各本草诸书混言之，误矣。然而苍术善用之，效验如响。如人心气疼，乃湿挟寒邪，上犯膻中也，苍术不能入膻中，然善走大肠而祛湿，实其专功也。故与川乌同用，引湿邪下行，使寒气不敢上犯膻中，而心痛立定。若不用苍术而用白术，则白术引入心中，反大害矣。

或问苍术阳药，最能辟邪，宜乎凡有邪气，皆可尽除，何以有效有不效也？夫邪之所凑，其气必虚。然而气虚亦有不同，有气虚而兼湿痰者，有气虚而带燥痰者。苍术补气，兼善去湿，以治气虚湿痰而中邪者，自是神效。

以治气虚燥痰之中邪者，则苍术性燥，不燥以增燥乎。势必邪得燥而更甚，又何以祛邪哉，此所以治之而不效也。

或问苍术发汗，不及白术远甚，谓白术能止汗也。嗟乎。苍术之妙，全在善于发汗，其功胜于白术。凡发汗之药，未有不散人真气者。苍术发汗，虽亦散气，终不甚也。虚人感邪，欲用风药散之者，不若用苍术为更得。盖邪出而正又不大伤，汗出而阳又不甚越也。

或疑苍术之功，不及白术远甚，何《神农本草》不分别之耶？不知苍术与白术，原是两种，以神农首出之圣智，岂在后人下哉，是必分辨之明矣。因传世久远，叠遭兵火，散失不存耳。今经后人阐发甚精，其不可同治病也。既彰彰矣，又何可二术之不分用哉。

或问苍术与白术，性既各别，而神农未辨明者，必有其故。吾子谓是世久散失，似乎臆度之辞，非定论也。嗟乎。白术止汗，苍术出汗，其实相反，关系甚钜，安有此等之悬殊，以神农之圣而不亟为指示乎。吾故信其必先辨明而后乃遗失也。

熟　地

熟地，味甘，性温，沉也，阴中之阳，无毒。入肝肾二经。生血益精，长骨中脑中之髓。真阴之气非此不生，虚火之焰非此不降。洵夺命之神品，延龄之妙味也。世人以其腻滞，弃而不用，亦未知其功效耳。夫肾有补而无泻，是肾必宜补矣。然而补肾之药，正苦无多。山茱萸、牛膝、杜仲、北五味之外，舍熟地又用何药哉。况山茱萸、牛膝不可为君，而杜仲又性过于温，可以补肾火之衰，而不可补肾水之乏。此熟地之必宜用也。熟地系君药，可由一两以用至八两。盖补阴之药与补阳之药，用之实有不同。补阳之药，可少用以奏功，而补阴之药，必多用以取效。以阳主升而阴主降。阳升，少用阳药而气易上腾；阴降，少用阴药而味难下达。熟地至阴之药，尤与他阴药有殊，非多用之，奚以取胜。或谓熟地至阴之药，但其性甚滞，多用之而腻膈生痰，万一助痰以生喘，亦甚可危也。此正不知熟地之功力也。自神农尝草之后，将此味失谈，遂使后世不知其故。虽历代名医多有发明，而亦未尝言其秘奥。未熟地岂特不生痰，且能消痰，岂特不滞气，且善行气，视人用之何如耳。夫痰有五脏之异。痰出脾、肺者，用熟地则助其湿，用之似乎不宜。倘痰出于心、肝、肾者，舍熟地又何以逐之耶。故人有吐痰如清水者，用二陈消痰化痰之药，反无成功，乃服八味汤，而痰气之汹涌者顷刻即定，非心、肝、肾之痰用熟地之明验乎。更有一种，朝夕之间，所吐皆白沫，日轻而夜重，甚则卧不能倒。用六味汤，大加熟地、山茱萸，一连数服，而痰即大减，再服数十剂，白沫尽消而卧亦甚安，又非熟地消痰之明验乎？熟地消痰而不生痰，又何疑哉。至于气之滞也，服地黄汤而消痰于顷刻，犹谓气之不行也可乎。

人生饮食，脾肾之气行，水谷入腹，不变痰而变精。惟其脾肾之虚也，水谷入腹，不化精而化痰矣。用地黄汤而痰消者，往往多能健饭，是熟地乃开胃之圣品也。其所以能开胃者何也？胃为肾之关，肾水旺而胃之津液自润，故肾气足而胃气亦足，肾气升而胃气亦升也。然则熟地行气而非滞气，不又可共信哉。气行痰消，乌能作喘，尤所不必疑者矣。

或问熟地既是君药，亦可单用一味以奏功乎？夫熟地虽是君药，不可独用之以取胜。盖阳药可以奇用，而阴药必须偶用也。况熟地乃至阴之品，性又至纯，非佐之偏胜之药，断断不能成功，此四物汤补血所以必益之当归、白芍、川芎也。推之而与人参同用，可以补心肾之济既；与白术同用，可以补脾肾之有亏；与麦冬、五味同用，可以滋肺肾之将枯；与白芍同用，可以益肝肾之将绝；与肉桂同用，可以助命门之火衰；与枣仁同用，可以安膻中之火沸；与地榆同用，可以清大肠之血；与沙参同用，可以凉胃中之炎；与元参同用，可以泻阳明之焰。然必用至一二两为君，而加所佐之味，或五钱或八钱，自易取胜于万全也。倘熟地少用，其力不全，又何以取胜哉。惟肉桂止可用一二钱，不可用至三钱之外，余则可与熟地多用而无忌者也。

或问产前必用熟地以补血，不识产后亦可重用乎？曰：产后正宜重用也。产妇血大亏，不用熟地以生新血，用何药乎？虽佛手散乃产后圣药，然能加入熟地，则生血尤奇。凡产后血晕诸病，同人参、当归并用，必建殊功，不特产后脐腹急痛者始可用之也。夫肾中元气，为后天之祖，熟地禀先天之气而生，产妇亏损血室，元气大耗，后天之血既不能速生，正藉先天之气以生之。用熟地以助后天，实有妙理，非泛论也。

或问熟地腻膈生痰，世人以姜汁、砂仁制之可乎？顾熟地何尝腻膈也。熟地味甘而性温，味甘为脾胃所喜，性温为脾胃所宜，脾胃既不相忤，又何所忌而腻膈哉。况熟地乃阴分之药，不留胃中，即留肾中。胃为肾之关门，胃见肾经之味，有不引导至肾者乎？腻膈之说，起于不知医理之人，而不可惑深知医理之士也。虽姜汁开胃，砂仁苏脾，无碍于熟地，而终不可谓熟地之腻膈生痰耳。

或谓熟地既不腻隔，何以六味地黄丸中加茯苓、山药、泽泻，非因其腻隔而用之乎？是以茯苓、山药、泽泻，为制熟地之品，亦何其轻视茯苓、山药、泽泻哉。肾宜补而不宜泻，既用熟地以补肾，岂可复用利药以泻肾，况又用利药以制补肾之药，使之有泻而无补乎，是熟地之不宜制也明矣。熟地既不宜制，用茯苓、山药、泽泻之三味，非因制熟地也，亦明矣。熟地既不宜制，用茯苓、山药、泽泻之三味，非因熟地之腻膈也，抑又明矣。然则用三味之意谓何？因熟地但能滋阴而不能去湿，但能补水而不能生阳，用三味以助其成功，非用三味而掣其手足也。

或问熟地既不腻膈，何以生痰，前人言之，岂无见而云然乎？曰：熟地实消痰圣药，而世反没其功，此余所以坚欲辨之也。凡痰之生也，起于肾气之虚，而痰之成也，因于胃气之弱。肾气不虚，则胃气亦不弱。肾不虚则痰无从生，胃不弱则痰无由成也。然则欲痰之不成，必须补胃，而欲痰之不生，必须补肾。肾气足而胃气亦足，肾无痰而胃亦无痰。熟地虽是补肾之药，实亦补胃之药也。胃中津液原本于肾，补肾以生胃中之津液，是真水升于胃矣。真水升于胃，则胃中邪水自然难存，积滞化而痰涎消，有不知其然而然之妙。熟地消痰不信然乎，而可谓其腻膈而生痰乎。

或问熟地补肾中之水，何必又用山药、山萸以相佐。盖肾水非得酸不能生，山茱萸味酸而性又温，佐熟地实有水乳之合。然而山茱萸味过于酸，非得熟地之甘温，山茱萸亦不能独生肾水也。配合相宜，如夫妇之好合，以成既济之功也。

或问熟地入于八味地黄丸中，何独为君？盖八味丸补肾中之火也。然火不可以独补，必须于水中补之。补火既须补水，则补水之药必宜为君矣。方中诸药，惟熟地乃补水之圣药，故以之为君。有君则有臣，而山药、山茱佐之；有臣则有佐使，而丹皮、泽泻、茯苓从之。至于桂、附，反似宾客之象。盖桂、附欲补火而无能自主，不得不推让熟地为君，补水以补火也。

或问熟地可独用以治病乎？熟地亦可以独用者也。凡遇心肾不交之病，只消熟地二两，煎汤饥服，而心肾交于眉睫。人以为熟地乃肾经之药，谁知其能上通于心乎。夫心肾不交之病，多是心火太过而肾水大亏也。用熟地以滋其肾中之枯干，肾得水之滋，而肾之津即上济于心，心得肾之济，而心之气即下交于肾，又何黄连、肉桂之多事哉。

或问熟地既可单用以成功，凡遇心肾不交之病，竟用熟地一味为丸，朝夕吞服之得乎？此则又不宜也。熟地单用，止可偶尔出奇，要必须辅之以茯神、山药，佐之以山茱、枣仁，始可久用以成功耳。

或问熟地宜多用以奏功，抑宜少用以取效乎？熟地宜多不宜少也。然而用之得宜，虽重用数两不见多；用之失宜，虽止用数钱未见少。用之于肾水大亏之日，多用犹觉少；用之于脾土大崩之时，少用亦觉多；用之于肾火沸腾之病，用多而殊欠其多；用之于胃土喘胀之症，用少而殊憎其少。全在用之得宜，而多与不多，不必计也。

或疑熟地腻滞，补阴过多，终有相碍，未可单用一味以取胜，然前人亦有用一味以成功者何也？愚谓熟地单用以出奇，实偶然权宜之法，不若佐之他味，使两味以建功之更胜。如治心肾之亏也，加入龙眼肉；如肝肾之亏也，加入白芍；如治肺肾之亏也，加入麦冬；如治脾肾之亏也，加入人参，或加白芍。既无腻膈，更多捷效，是在人之权变耳。

或疑肾虚者，宜用熟地，以阴补阴也，何以补胃者亦用之，补胆者亦用之耶？此固古人权宜之法，然亦至当之法也。夫胃为肾之关门，肾虚则胃亦虚，补肾正所以补胃也。胆虽附于肝，而胆之汁必得肾之液渗入，始无枯涸之优。肾虚则胆亦虚，补肾正所以补胆也。倘见胃之虚而徒用补胃之药，则香燥之品，愈烁其肾水之干；见胆之虚而止用补胆之味，则酸涩之剂，愈耗其肾水之竭。肾水既虚，而胃胆愈弱矣。惟用熟地以补肾，而胃与胆取给于肾而有余，自然燥者不燥，而枯者不枯，谁谓阳症不宜补阴哉。

或疑熟地至阴之药，多用之以滋肾宜也。然何以至阳之病，古人亦用以奏效，岂熟地亦阳分药乎？熟地非阳分药也。非阳分之药而偏用之以治阳病者，阳得阴而平也。阳非阴不伏，用熟地以摄至阳之气，则水升火降，阴阳有既济之美矣。

或疑熟地滋阴而不能开胃，孰知熟地正开胃之神药也。

胃为肾之关门，肾中枯槁，全藉胃之关门，搬运水谷以济其困乏，岂有肾中所喜之物，而胃反拒绝之理。况肾虚无水，则胃中无非火气，亦望真阴之水以急救其干涸也。然则熟地正胃之所喜，不独肾之所喜也。安有所喜者投之，不亟为开关以延入者乎，所以肾虚之人，必用熟地以开胃耳。至于肾水不亏，胃中无火，一旦遽用熟地，未免少加胀闷，是不善用熟地也。谁谓熟地尽闭胃之物哉。

生 地

生地，味苦甘，气寒，沉也，阴也。入手少阴及手太阴。凉头面之火，清肺肝之热，亦君药也。其功专于凉血止血，又善疗金疮，安胎气，通经，止漏崩，俱有神功。但性寒，脾胃冷者不宜多用。夫生地既善凉血，热血妄行，或吐血、或衄血、或下血，宜用之为君，而加入荆芥以归其经，加入三七根末以止其路，又何热之不除而血之不止哉。然而此味可多用而不可频用，可暂用而不可久用也。当血之来也，其势甚急，不得已重用生地，以凉血而止血。若血一止，即宜改用温补之剂，不当仍以生地再进也。今人不知其故，惊生地止血之神，视为灵丹妙药，日日煎服，久则脾胃太凉，必至泄泻，元气困顿，而血又重来。不悟生地用多，反疑生地用少，仍然更进，且有增其分两，至死而不悟者，亦可悲也夫！

或问生地与熟地同是一物，而寒温各别，入汤煎服，非生地变为熟地耶？曰：生地不先制为熟，则味苦，苦则凉。生地已制为熟，则味甘，甘则温，何可同日而语。譬如一人，先未陶淑，其性刚；后加涵养，其性柔。生熟地何独不然。

或问生地凉血以止血，是生地实救死妙药也。吾见世人服生地以止血，不敢再用，改用他药，而仍然吐血，一服生地而血又即止，安在生地之不宜久服乎？曰：服生地止血之后，改用他药，而仍吐血者，非不用生地之故，乃改用他药，不得其宜之故耳。夫止血之后，不可不补血，然而补血实难。补血之药，未有不温者，而吐血之后，又最忌温，恐温热之性引沸其血也。补血之药，又未有不动者，而吐血之后，又最忌动，恐浮动之气又催迫其血也。然则用生地止血，当用何药以善其后乎？六味地黄汤加五味、麦冬，则平而不热，静而不动，服之则水升火降，永无再犯之忧，又安在生地之必宜服哉。

或疑生地虽凉，要亦不甚，以治虚热之病，似应相宜，何禁用甚严也？不知生地之凉，不特沁入于胃，且沁入于脾，不特沁入于脾，又沁入于肾。故久服则脾肾俱伤，往往致大瘕之泻，不可不慎用也。

或疑生地止血甚神，而泻中有补，似亦与元参之类可齐驱而并驾也。然而元参尚可重用，而生地断宜轻用也。盖生地沉阴之性，凉血是其所长，退火是其所短，不比元参既退浮游之火，而又滋枯涸之水也。生地凉血，则血虽止而不行。生地不能退火，则火欲炎而难静，久则火上腾而血亦随沸矣。

或疑生地寒凉，可以止血，以血得寒而止乎，抑血得补而止乎？夫生地凉中有补，血得凉而止，亦得补而止也。盖血非凉则无以遏其上炎之势，非补亦无以投其既济之欢，故生地止血建功实神者，正以凉中有补也。

或疑生地清肺肝之热，肺肝俱属阴，补阴即不能奏功之速，自宜久服之为得，安在生地止可暂用而不可常服耶？曰：生地清肺肝之热，亦止清一时之热耳。肺肝之火，初起多实，久病多虚。生地清初起之热，则热变为寒；清久病之热，则热愈增热。盖实火得寒而势解，虚火得寒而焰起也。故生地止可一时暂用，而断不可常用耳。

当归

当归，味甘辛，气温。可升可降，阳中之阴，无毒。虽有上下之分，而补血则一。东垣谓尾破血者，误。入心、脾、肝三脏。但其性善动。入之补气药中则补气，入之补血药中则补血，入之升提药中则提气，入之降逐药中则逐血也。而且用之寒则寒，用之热则热，无定功也。功虽无定，然要不可谓非君药。如痢疾也，非君之以当归，则肠中之积秽不能去；如跌伤也，非君之以当归，则骨中之瘀血不能消；大便燥结，非君之以当归，则硬粪不能下；产后亏损，非君之以当归，则血晕不能除。肝中血燥，当归少用，难以解纷；心中血枯，当归少用，难以润泽；脾中血干，当归少用，难以滋养。是当归必宜多用，而后可以成功也。倘畏其过滑而不敢多用，则功用薄而迟矣。而或者谓当归可臣而不可君也，补血汤中让黄芪为君，反能出奇以夺命；败毒散中让金银花为君，转能角异以散邪，似乎为臣之功胜于为君。然而当归实君药，而又可以为臣、为佐使者也。用之彼而彼效，用之此而此效，充之五脏七腑，皆可相资，亦在人善用之耳。用之当，而攻补并可奏功；用之不当，而气血两无效。用之当，而上下均能疗治；用之不当，而阴阳各难调和。又何论于可君而不可臣，可臣而不可佐使哉。

或问当归补血，而补气汤中何以必用，岂当归非血分之药乎？曰：当归原非独补血也，实亦气分之药，因其味辛而气少散，恐其耗气，故言补血，而不言补气耳。其实补气者十之四，而补血者十之六，子试思产后非气血之大亏乎。佛手散用当归为君，川芎为佐，人以为二味乃补血之圣药也，治产后血少者，似乎相宜，治产后气虚者，似乎不足。乃何以一用佛手散而气血两旺，非当归补血而又补气，乌能至此，是当归亦为气分之药，不可信哉。

或问当归性动而滑，用之于燥结之病宜也，用之下利之症，恐非所宜，何以痢症必用之耶？当归治痢，夫痢疾与水泻不同。水泻者，脾泻也；痢疾者，肾泻也。脾泻最忌滑，肾泻最忌涩。而肾泻之所以忌涩者何故？盖肾水得邪火之侵，肾欲利而火阻之，肾欲留而火迫之，故有后重之苦。夫肾水无多，宜补而不宜泻也。若下多亡阴，肾水竭而愈加艰涩矣。故必用当归以下润其大肠。大肠润而肾水不必来滋大肠，则肾气可安。肾气安而大肠又有所养，火自不敢阻迫于肾矣，自然火散而痢亦安，此当归所以宜于下痢而必用之也。

或问当归既是君主之药，各药宜佐当归以用之矣，何以时为偏裨之将反易成功，得毋非君主之药乎？士铎曰：当归性动，性动则无不可共试以奏功也。所以入之攻则攻，入之补则补。然而当归虽为偏裨之将，其气象自有不可为臣之意，倘驾御不得其方，未必不变胜而为负，反治而为乱也。

或问当归不宜少用，亦可少用以成功乎？曰：用药止问当与不当，不必问多与不多也。大约当归宜多用者，在重病以救危，宜少用者，在轻病以杜变。不敢多用，固非疗病之奇；不肯少用，亦非养病之善也。

或问当归滑药也，有时用之而不滑者何故？凡药所以救病也。肠胃素滑者，忌用当归，此论其常也。倘变生意外，内火沸腾，外火凌逼，不用润滑之当归，又何以滋其枯槁哉。当是时，吾犹恐当归之润滑，尚不足以救其焦涸也，乌可谓平日畏滑而不敢用哉。

或问当归专补血而又能补气，则是气血双补之药矣。曰：当归是生气、生血之圣药，非但补也。血非气不生，气非血不长。当归生气而又生血者，正其气血之两生，所以生血之中而又生气，生气之中而又生血也。苟单生气，则胎产之门，何以用芎、归之散，生血于气之中；苟单生血，则止血之症，何以用归、芪之汤，生气于血之内。惟其生气而即生血，血得气而自旺，惟其生血而即生气，气得血而更盛也。

或问当归气味辛温，虽能活血补血，然终是行走之性，每致滑肠。缪仲醇谓与胃不相宜，一切脾胃恶食与食不消，并禁用之，即在产后、胎前亦不得入，是亦有见之言也。嗟嗟！此似是而非，不可不亟辨也。当归辛温，辛能开胃，温能暖胃，何所见而谓胃不相宜耶。夫胃之恶食，乃伤食而不能受也。辛以散之，则食易化。食不消者，乃脾气寒也。脾寒则食停积而不能化矣，温以暖之，则食易消。至于产前产后，苟患前症，尤宜多用，则胃气开而脾气健，始可进饮进食，产前无堕产之忧，产后无退母之怯。试问不用当归以救产后之重危，又用何物以救之。岂必用人参而后可乎。夫人参止可治富贵之家，而不可疗贫寒之妇，天下安得皆用人参以尽救之哉。此当归之不可不用，而不可误听仲醇之言，因循坐视，束手而不相救也。如畏其滑肠，则佐之白术、山药之味，何不可者。

或疑当归滑肠，产妇血燥，自是相宜。然产妇亦有素常肠滑者，产后亦可用当归乎？曰：产后不用当归补血，实无第二味可以相代。即平素滑肠，时当产后，肠亦不滑，正不必顾忌也。或过虑其滑，即前条所谓佐之白术、山药，则万无一失矣。

或疑当归乃补血之圣药，凡见血症自宜用之，然而用之有效有不效者，岂当归非补血之品乎？当归补血，何必再疑，用之有效有不效，非当归之故，乃用而不得其法之故也。夫血症有兼气虚者，有不兼气虚而血虚者，有气血双虚而兼火者，原不可一概用当归而单治之也。血症而兼气虚，吾治血而兼补其气，则气行而血自归经；血症而气血双虚，吾平补气血，而血亦归经；血症气血双虚而兼火作祟，吾补其气血而清其火，气血旺而火自消，又何至血症之有效有不效哉。

或问缪仲醇谓疗肿痈疽之未溃者，忌用当归，亦何所见而云然耶？夫仲醇之谓不可用者，恐当归性动，引毒直走胃中，不由外发，致伤胃气故耳。殊不知引毒外散，不若引毒内消之为速。用当归于败毒化毒药中，正取其性动，则引药内消，直趋大便而出，奏功实神。故已溃者断宜大用，使之活血以生肌，即未溃者尤宜急用，使之去毒而逐秽也。

牛 膝

牛膝，味甘酸，气平，无毒。蜀产者佳。善走十二经络，宽筋骨，补中绝续，益阴壮阳，除腰膝酸疼，最能通尿管涩痛，引诸药下走。

近人多用此药以治血癥血瘕，绝无一效，亦未知其功用而一思之也。夫血癥血瘕，乃脾经之病。牛膝能走于经络之中，而不能走于肠腹之内。况癥瘕之结痰包血也。牛膝乃阴分之药，总能逐血而不能逐痰，此所以终岁而无效耳。至于血晕血虚，儿枕作痛，尤不宜轻用，而近人用之，往往变生不测，亦未悟牛膝而误用也。牛膝善走而不善守，产晕，血虚之极也，无血以养心，所以生晕。不用归芎以补血，反用牛膝以走血，不更下之石乎。虽儿枕作痛，似乎有瘀血在腹，然而产后气血大亏，多有阴寒之变，万一不是瘀血，而亦疑是儿枕作痛，妄用牛膝以逐瘀，反去远矣。故必手按之而痛甚者，始可少用牛膝于归芎之内，否则勿轻用耳。

或问牛膝最善堕胎，是非补剂，似产前均宜忌之。然前人间用于产前，而胎安然不损者何耶？夫牛膝岂堕胎药哉，乃补损药也。凡有断续者，尚可再接，岂未损者而反使堕乎？古人用牛膝，合之麝香之中，外治以堕胎，取其性走之意。然而堕胎实麝香之故，而非牛膝也。从未闻用牛膝内治而能堕胎者，但性既善走，在胎产亦不宜多用，而终不可谓牛膝是堕胎之物也。

或问牛膝乃下部之药，用之以补两膝，往往未见功效，岂牛膝非健步之药乎。夫牛膝治下部，前人言之未可尽非，但膝之坚实，非牛膝之可能独健也。膝之所以健者，由于骨中之髓满，髓空斯足弱矣。故欲膝之健者，必须补髓，然而髓之所以满者，又由于肾水之足，肾水不足，则骨中之髓何由满。故欲补骨中之髓者，又须补肾中之精也。虽牛膝亦补精之味，而终不能大补其精，则单用牛膝以治肾虚之膝，又何易奏效哉。

或问牛膝健足之药，近人见下部之病辄用之，而取效甚少，得毋止可健膝而不可健足耶？不知健膝即所以健足，而健膝不可徒健夫膝也。凡足之所以能步者，气充之也。不补气以运足，而徒用牛膝以健膝，膝且不能健，又何以健足哉。

或疑牛膝血分之药，入气分药中转易成功，其故何也？盖牛膝性善走，气亦善走，两相合则气无止遏，而血无凝滞，自然血易生而气易旺，又安有不成功者哉。

或疑牛膝乃补中续绝之圣药，何子反略而不谈？曰：牛膝补中续绝，前人已言之矣，何必再论。惟是补中续绝，实别有说。盖牛膝走而不守，能行血于断续之间，而不能补血于断续之内，必须用牛膝于补气、补血之中，而后能收其续绝之效。此补中续绝之义，实前人所未及也。

远志

远志，味苦，气温，无毒。而能解毒，安心气，定神益智。多服强记，亦能止梦遗，乃心经之药，凡心经虚病俱可治之。然尤不止治心也，肝、脾、肺之病俱可兼治，此归脾汤所以用远志也。而吾以为不止治心、肝、脾、肺也。夫心肾常相通者也，心不通于肾，则肾之气不上交于心，肾不通于心，则心之气亦不下交于肾。远志定神，则君心宁静而心气自通于肾矣，心之气既下通于肾，谓远志但益心而不益肾，所不信也。是远志乃通心肾之妙药。故能开心窍而益智，安肾而止梦遗，否则心肾两离，何能强记而闭守哉？

或问远志既是心经之药，心气一虚，即宜多加以益心，何故前人少用也？不知心为君主，君心宁静则火不上炎。心虚而少益其火，则心转受大补之益。倘多用远志以益心，必至添火以增焰，是益心而反害心矣。所以远志止可少用，而断不可多用也。

或问远志益心，而子又曰益肾，毕竟补心多于补肾，抑补肾多于补心乎？盖远志益心，自是心经主药，补心多于补肾，何必辨哉。虽然心肾之气，实两相通也，既两相通，则远志之补心肾，又何有于两异？惟是用药者或有重轻，则补心补肾亦各有分别。补心之药，多用远志重在补心；补肾之药，多用远志重在补肾。补心、补肾虽若有殊，而通心、通肾正无或异也。

或问远志上通心下通肾，有之乎？曰：有之。有则何以上通心者每用远志，而下通肾者绝不用远志耶？不知肾药易通于心，而心药难通于肾，故用肾药，不必用远志，而用心药，不可不用远志也。

或问远志益心而不效，岂多用之故乎，然未尝多用而仍然不效者何也？盖肾气乘之也。夫肾益心者也。虽曰水克火，实水润心也。然则肾何以乘心也。肾之乘心者，非肾气之旺，乃肾气之衰。肾水旺则肾益心，肾水衰则肾克心也。不滋肾以益水，徒用远志以益火，则火愈旺而心愈不安矣，毋怪其少用而亦不效也。苟用远志于熟地、山萸之内，则肾得滋而心火胥受益矣。

或问陈言《三因方》用远志酒，治一切痈疽、发背、阴毒有效，子何略而不言？非不言也。陈言单举远志一味以示奇，其实酒中不止远志也。单藉远志以治痈，未有不败者。盖痈毒至于发背，其势最横、最大，岂区区远志酒汁予之，即能奏功乎，此不必辨而知其非也。或用金银花为君，佐之远志则可，然亦蛇足之说。不若竟用金银花半斤，加当归一二两、甘草四五钱，治之之为神。

或疑远志不可治痈，前人何故载之书册，以误后人，想亦有功于痈，吾子未识耳。嗟乎。远志治痈，余先未尝不信，每用之而不效。今奉岐夫子之教，不觉爽然自失，悔从前误信耳。至于用金银花方治痈，屡获奇效，故敢辟陈言而特载用新方，无使后人再误如铎也。

或疑远志益心而不益肾，而吾子必曰兼益肾，似乎心肾之亏者，单用远志一味，而心肾两补矣。何以肾虚者，必另加补肾之药，不单用远志乎？不知远志可引肾之气以通心，非助肾之水以滋心也。故通心肾者，用远志一味，而心肾已受两益矣。若心肾两虚者，乌可全恃远志哉。

石菖蒲

石菖蒲，味辛而苦，气温，无毒。能开心窍，善通气，止遗尿，安胎除烦闷，能治善忘。但必须石上生者良，否则无功。然止可为佐使，而不可为君药。开心窍，必须君以人参。通气，必须君以芪、术。遗尿欲止，非多加参、芪不能取效。胎动欲安，非多加白术不能成功。除烦闷，治善忘，非以人参为君，亦不能两有奇险也。

或问石菖蒲必得人参而始效，是石菖蒲亦可有可无之药也。此吾子过轻石菖蒲矣。石菖蒲实有专功也。凡心窍之闭，非石菖蒲不能开，徒用人参，竟不能取效，是人参必得菖蒲以成功，非菖蒲必得人参而奏效。盖两相须而两相成，实为药中不可无之物也。

或问石菖蒲何故必取九节者良，市上易者，且不止九节，节之多寡，可不问乎？石上菖蒲，凡细小者俱可用，而前人取九节者，取九窍之俱可通也。其实菖蒲俱能通心窍，心窍通而九窍俱通矣。

或疑石菖蒲能治健忘，然善忘之症用之绝少效验，何耶？善忘之症，因心窍之闭耳。心窍之闭者，由于心气之虚，补心之虚，舍人参无他药也。不用人参以补虚，惟恃菖蒲以开窍，窍开于一时而仍闭，又何益哉。夫开心窍尚君以人参，岂治善忘而反遗人参能取效乎。

本草新编·卷之二·商集

山阴陈士铎远公别号朱华子著
义乌金以谋孝艺甫云樵子订梓

天门冬

天门冬，味苦而甘，性凉，沉也，阴也，阴中有阳，无毒。入肺、肾二经。补虚痨，杀虫，润五脏，悦颜色。专消烦除热，止嗽定咳尤善，止血消肺痈有神。但性凉，多服颇损胃。世人谓天门冬善消虚热，吾以为此说不可不辨。天门冬止可泻实火之人也，虚寒之人最忌，而虚热亦宜忌之。盖虚热未有不胃虚也。胃虚而又加损胃之药，胃气有不消亡者乎。胃伤而传之脾，则脾亦受伤。脾胃两伤，上不能受水谷，而下不能化糟粕矣，又何望其补哉。大约天冬，凡肾水亏而肾火炎上者，可权用之以解氛；肾水寒而肾火又弱者，断不可久用之以滋阴也。

或谓天冬性润，可以解火，即可以益水，先生谓不可久用者，以肾火之寒也，但肾火寒者，自不可用矣，肾水未竭，而肾火未寒者，亦可用之乎。此则愚所未言也。肾水未竭，而肾火又未寒者，是平常无病之人也。似乎服天冬，可以无碍。然而补之药胜于天冬者甚多，何必择此性凉者，以日伐其火乎。夫人非水火不生活，且水非火不生，火非水不养。

止补其水而泻其火，初则火渐衰而水旺，久则火日去而水亡。此天冬所以止可暂以补水，而不可久以泻火也。

或问天冬同地黄用之，可以乌须发，此久治之法以滋肾者，而吾子谓天冬止宜泻实火之人，岂乌须发而亦可谓实火耶？夫须发之早白，虽由于肾水之不足，亦因于肾水之有余也。夫火之有余，既因于水之不足，刚寒凉以补水，正寒凉以泻火也。况天冬与地黄同用，则天冬之凉者不凉，肾得其滋补之益，而须发之焦枯，有不反黑者哉。然则天冬之乌须发，仍泻实火，而非泻虚火矣。

或问天门冬治痨瘵之病甚佳，而吾子谓止可暂服，岂治痨疾者，可一二剂愈乎？嗟乎。天门冬治痨瘵者，必脾健而大肠燥结、肺气火炎者宜之。然亦止可少服，而不可多服也。夫寒凉之物，未有不损胃者也。脾健，则胃气亦健。大肠燥结，则肺气亦必燥结。天冬凉肺而兼凉胃，宜其无恶，但久用天冬，胃凉则脾亦凉，肺凉则大肠亦凉，又势所必至也，乌可不先事而预防哉。

或问湿热不去，下流于肾，能使骨痿。肾欲坚，急食苦以坚之，天门冬、黄柏之类是也。是天门冬味苦气寒，正入肾以除热，可以治痿，而竟置不言，何也？此吾子知其一，不知其二也。夫治痿必治阳明。骨痿虽属肾，而治法必兼治胃。天门冬大寒，不利胃气，暂服可以治痿，久服必至损胃，胃损而肾又何益耶。况胃又肾之关门，关门无生气之固，而欲肾宫坚牢，以壮骨生髓，必不得之数也。世人遵黄柏、知母之教，以损伤胃气。铎又何敢复扬天门冬治痿之说，以劝人再用寒凉乎。此所以宁缺，以志予过也。

或疑天冬泻实火，不泻虚火，虚火禁用，实火安在不可常用耶？夫火虽有虚、实之分，而泻火之药，止可暂用，而不可常用也。天门冬泻实火，未尝不佳，特怪世人久服耳。人非火不活，暂损其有余，使火不烁水已耳，乌可经年累月服泻火之药哉。泻之日久，未有实火而不变为虚火者也。此常服之断宜戒也。

或疑天门冬性虽寒，以沙糖、蜜水煮透，全无苦味，则寒性尽失，不识有益阴虚火动之病乎？夫天门冬之退阴火，正取其味苦涩也。若将苦涩之味尽去，亦复何益。或虑其过寒，少去其苦涩，而加入细节甘草，同糖、蜜共制，庶以之治阴虚咳嗽，两有所宜耳。

或问天门冬，古人有服而得仙，吾子贬其功用，谓多服必至损胃，然则古语荒唐乎？嗟乎。《神农本草》服食多载，长生。岂皆不可信乎。大约言长生者，言其能延生也，非即言不死也。天门冬，食之而能却病，吾实信之，谓采服飞升，尚在阙疑。

麦门冬

麦门冬，味甘，气微寒，降也，阳中微阴，无毒。入手太阴、少阴。泻肺中之伏火，清胃中之热邪，补心气之劳伤，止血家之呕吐，益精强阴，解烦止渴，美颜色，悦肌肤。退虚热神效，解肺燥殊验，定嗽咳大有奇功。真可恃之为君，而又可藉之为臣使也。但世人未知麦冬之妙，往往少用之而不能成功，为可惜也。不知麦冬必须多用，力量始大。盖火伏于肺中，烁干内液，不用麦冬之多，则火不能制矣。热炽于胃中，熬尽真阴，不用麦冬之多，则火不能息矣。夫肺为肾之母，肺燥则肾益燥，肾燥则大小肠尽燥矣。人见大小肠之干燥，用润肠之药。然肠滑而脾气愈虚，则伤阴而肾愈虚矣。肾虚必取给于肺金，而肺又素燥，无气以滋肾，而干咳嗽之症起，欲以些小之剂益肺气以生肾水，必不得之数也。抑肺又为胃之子也，胃热则土亏，土亏而火愈炽。火炽，必须以水济之，而胃火太盛，肾水细微，不特不能制火，而且熬干津液。苟不以汪洋之水，速为救援，水立尽矣。然而大旱枯涸，滂沱之水，更不可骤得。倘肾水有源，尚不至细流之尽断，虽外火焚烁，而渊泉有本，犹能浸润，不至死亡也。故胃火之盛，必须补水，而补水之源，在于补肺。然而外火既盛，非杯水可解。阴寒之气，断须深秋白露之时，金气大旺，而后湛露湑湑，多且浓也。故欲肺气之旺，必用麦冬之重。苟亦以些小之剂，益其肺气，欲清胃火之沸腾也，又安可得哉？更有议者，肝木畏肺金之克者也。然肺过于弱，则金且不能克木，而肝且欺之。于是，木旺而挟心火以刑金，反不畏肺金之克。肺欲求救肾于子，而肾水又衰，自顾不遑，安能顾肺金之母哉。乃咳嗽胀满之病生，气喘痰塞之疾作。人以为肺之病也，用泻肺之药，益虚其肺气，而肝木更炽，心火愈刑，病有终年累月而不痊者。苟不用麦冬大补肺气，肝木之旺，何能衰乎。此麦冬之必须多用，又不可不知也。更有膀胱之火，上逆于心胸，小便点滴不能出。人以为小便大闭，由于膀胱之热也，用通水之药不效，用降火之剂不效，此又何故乎？盖膀胱之气，必得上焦清肃之令行，而火乃下降，而水乃下通。夫上焦清肃之令，禀于肺也，肺气热，则清肃之令不行，而膀胱火闭，水亦闭矣。故欲通膀胱者，必须清肺金之气。清肺之药甚多，皆有损无益，终不若麦冬清中有补，能泻膀胱之火，而又不损膀胱之气，然而少用之，亦不能成功。盖麦冬气味平寒，必多用之，而始有济也。

或问麦冬以安肺气，救肺即可生肾子矣，何以补肺者，仍须补肾乎？曰：肺肾之气，未尝不两相须也。肺之气，夜必归于肾，肾之气，昼必升于肺。麦冬安肺，则肺气可交于肾，而肾无所补，则肾仍来取给于肺母，而肺仍不安矣。此所以补肺母者，必须补肾子也。肾水一足，不取济于肺金之气，则肺气自安，且能生水，而肺更安也。麦冬止可益肺，不能益肾。古人所以用麦冬必加入五味子，非取其敛肺，正取其补肾也。

或问麦冬加五味以补肾，敬闻命矣，何孙真人加入人参为生脉散？吾子善辨，幸明以教我。此则子不下问，而铎亦急欲阐明之也。夫肺主气也，人参补气，汤名补气，谁曰不然。而孙真人不言生气而言生脉者，原有秘旨。心主脉，是生脉者，生心之谓也。或疑心主火，而肺主金，生心火，必至克肺金矣。

益气之谓何？而讵知心之子，乃胃土也。肺金非胃土不生，胃弱以致肺金之弱。补心火，自生胃土矣，胃土一生，而肺金之气自旺。又恐补心以克肺金，加麦冬以清肺，则肺不畏火之炎，加五味以补肾，则肾能制火之盛，调和制伏之妙，为千古生人之法，示天下以补心之妙，不必畏心之刑金也。所以不言生气而曰生脉者，其意微矣，人未之思尔。

或问麦冬补肺金而安肺气，肺气之耗者，宜加用麦冬以补肺金矣，然而日用麦冬，而不见肺金之气旺者，何故？盖肺金之母胃土之衰也。胃喜温而不喜寒，日用麦冬之寒以益肺，而反致损胃。胃寒，而气不能生金，徒用麦冬何益哉？必须用温胃之药，以生胃气，而后佐之以麦冬，则子母两补，自然胃气安，而肺气亦安也。

或疑胃中有火，最宜麦冬以清之，而吾子曰胃喜温不喜寒，不相反耶？非反也。胃，乃土也，土自喜温。胃中宜火，何以恶火？夫火多宜泻，而火少宜补，况胃中之火乃邪火，非正火也。邪火宜泻，而正火亦宜补。服麦冬而胃寒者，乃正火衰微，自宜补之，未可以胃中之正火，错认作邪火而并观也。

或问麦冬滋肺气者也，何以有时愈用而愈不效，岂麦冬非滋肺药乎？夫麦冬不滋肺气，又何药以滋肺。然用之不效者，非麦冬不滋肺气，乃肺绝不受麦冬之滋也。肺为娇脏，治肺原不宜直补肺也。肺至麦冬之不可滋者，脾胃之母气、肾经之子气，已先绝于肺之前，而欲用麦冬以救肺绝之际，又何可得哉。

或疑用麦冬以救肺气，肺绝而不可救，是麦冬为无用矣。不识舍麦冬，又用何药可救耶？曰：脾胃已绝，金不能生矣；肾经已绝，金无以养矣，实无药可以相救。惟胃气不绝者，尚有可救之机，仍用麦冬为君，加入人参、熟地、山药、山茱萸之内，尚可延留一线。然不节欲慎色，亦徒然也。

或问麦冬乃肺经之药，凡肺病固宜用之，不识于治肺之外，尚有何症宜用也？夫麦冬不止治肺也，胃火用之可降，肾水用之可生，心火用之可息，肝木用之可养，胆木用之可滋，心包火用之可旺，三焦火用之可安，膀胱水用之可泻，所治之病甚多，何独于治肺耶。

或问麦冬但闻可以内治成功，未知亦可以治外症乎？曰：麦冬之功效，实于内治独神，然又能外治汤火，世人固不识也。凡遇热汤滚水泡烂皮肉，疼痛呼号者，用麦冬半斤，煮汁二碗，用鹅毛沾汁扫之，随扫随干，随干随扫，少顷即止痛生肌，神效之极，谁谓麦冬无外治之功哉？

五味子

五味子，味酸，气温，降也。阴中微阳，非阳中微阴也。无毒。此药有南北之分，必以北者为佳，南者不可用。古以南北各有所长，误也。最能添益肾水，滋补肺金，尤善润燥，非特收敛肺气。盖五味子入肺、肾二经，生津止渴，强阴益阳，生气除热，止泻痢有神。但不宜多用，多用反无功，少用最有效。尤不宜独用，独用不特无功，且有大害。必须同补药用入汤丸之内，则调和无碍，相得益彰耳。

或问五味子乃收敛之药，用之生脉散中，可以防暑，岂北五味亦能消暑耶？曰：五味子，非消暑药也。凡人当夏热之时，真气必散，故易中暑。生脉，用人参以益气，气足则暑不能犯；用麦冬以清肺，肺清则暑不能侵；又佐之北五味，以收敛其耗散之金。则肺气更旺，何惧外暑之热。是五味子助人参、麦冬以生肺气，而非辅人参、麦冬以消暑邪也。

或问五味子补肾之药，人皆用之于补肺，而吾子又言宜少用，而不宜多用，不愈示人以补肺，而不补肾乎？曰：北五味子补肾，正不必多也，其味酸而气温，味酸则过于收敛，气温则易动龙雷，不若少用之，反易生津液，而无强阳之失也。

或问五味子，古人有独用以闭精，而吾子谓不宜独用，不独无功，且有大害，未知所谓大害者，何害也？夫五味子性善收敛，独用之者，利其闭精而不泄耳。精宜安静，不宜浮动。服五味子而能绝欲者，世无其人，保其遇色而不心动乎。心动，则精必离宫，无五味子之酸收，则精将随小便而暗泄。惟其不能不动心也，且有恃五味子之闭涩，搏久战以贪欢，精不泄而内败，变为痈疽发背而死者，多矣。所谓大害者如此，而可独用一味，经年累月吞服，以图闭涩哉？

或问五味子滋不足之肾水，宜多用为佳，乃古人往往少用，岂能生汪洋之肾水耶？曰：天一生水，原有化生之妙，不在药味之多也。孙真人生脉散，虽名益肺，其实全在生肾水。盖补肾以生肾水，难为力，补肺以生肾水，易为功。五味子助人参，以收耗散之肺金，则金气坚凝，水源渊彻，自然肺气足而肾水亦足也。又何必多用五味子始能生水哉，况五味子多用，反不能生水，何也？味酸故也。酸能生津，而过酸则收敛多，而生发之气少，转夺人参之权，不能生气于无何有之乡，即不能生精于无何有之宫矣。此古人所以少用，胜于多用也。

或问北五味补肾益肺，然有时补肾而不利于肺，或补肺而不利于肾，何也？曰：肾乃肺之子，肺乃肾之母，补肺益于肾，补肾益于肺。何以有时而不利耶？此邪火之作祟。补肾，则水升以入肺，而肺且恃子之水，与邪相斗，而肺金愈不安矣。益肺，则金刚以克肝，而肝且恃母之水，与邪相争，而肾亦不安矣。然则五味子之补肾益肺，宜于无邪之时，而补之益之也。

或疑精不足者，补之以味，未必非五味子之味也。嗟乎。何子言之妙也，实泄天地之奇。精不足者宜补，五味之补也。世人见五味子不可多用，并疑五味子不能生水。谁知此物补水，妙在不必多也。古云：精不足者，补之以味，人参、羊肉是也。谁知人参、五味子更胜哉？

或问五味子生精敛气之外，更有何病可以兼治之乎？五味子敛耗散之肺金，滋涸竭之肾水，二治之外，原无多治法也。然子既求功于二者之外，我尚有一法以广其功。五味子炒焦，研末，敷疮疡溃烂，皮肉欲脱者，可保全如故，不至全脱也。

菟丝子

菟丝子，味辛、甘，气温，无毒。入心、肝、肾三经之药。益气强阴，补精添髓，止腰膝疼痛，安心定魂，能断梦遗，坚强筋骨，且善明目。可以重用，亦可一味专用，世人未知也，余表而出之。遇心虚之人，日夜梦精频泄者，用菟丝子三两，水十碗，煮汁三碗，分三服，早、午、夜各一服即止，且永不再遗。其故何也？盖梦遗之病，多起于淫邪之思想，思想未已，必致自泄其精，精泄之后，再加思想，则心火暗烁，相火乘心之虚，上夺君权，火欲动而水亦动矣，久则结成梦想而精遗。于是，玉关不闭，不必梦而亦遗矣。此乃心、肝、肾三经齐病，水火两虚所致。菟丝子正补心、肝、肾之圣药，况又不杂之以别味，则力尤专，所以能直入三经以收全效也。他如夜梦不安，两目昏暗，双足乏力，皆可用至一二两。同人参、白术、山茱之类用之，多建奇功。古人云：能断思交，则不尽然也。

或问菟丝可多用以成功，何千古无人表出，直待吾子而后示奇乎？曰：轩岐之秘，不传于世也久矣。吾躬受岐夫子真传而秘之，则是轩岐之道，自我而传，亦自我而绝矣。故铎宁传之天下，使当世怀疑而不敢用，断不可不传之天下，使万世隐晦而不知用也。

或疑菟丝子无根之草，依树木而生，其治病，亦宜依他药而成功，似未可专用也。噫，何论之奇也。夫菟丝子，神药也，天下有无根草木如菟丝子者乎，亡有也。故其治病，有不可思议之奇。人身梦遗之病，亦奇病也。无端而结想，无端而入梦，亦有不可思议之奇。虽《灵枢经》有“淫邪发梦”之篇，备言梦症，而终不得其所以入梦之故。虽圣人，亦难言也。

用菟丝子治梦遗者，以异草治异梦也，乃服之而效验如响，亦有不可思议之奇，吾不意天地间之多奇如此。虽然菟丝治梦遗者何足奇，奇在吾子之发论，余得共阐其奇耳。惟其奇，故菟丝专用以出奇，又胡必依草木共治而后成功哉。

或问菟丝子治梦遗，奇矣，亦可更治他病，能收奇功乎？夫菟丝子，实不止治梦遗也，更能强阳不倒。用一味至二两，煎汤服，则阳坚而不泄矣。或人不信吾方之奇。不知菟丝子，实神药也，以神通神，实有至理。凡人入房而易泄者，以心君之神先怯耳。心之神怯，则相之神旺矣。相之神旺，则阳易举，亦易倒。心之神旺，则相之神严肃，而不敢犯君，则君之权尊，君之权尊，则令专而不可摇动，故阳不举则已，举则坚而不易倒也。菟丝子，能安心君之神，更能补益心包络之气，是君火与相火同补，阳安有不强者乎。况菟丝子更善补精髓，助阳之旺，又不损阴之衰，此强阳不倒之可以无虞，而不至有阴虚火动之失也。虽然铎创此论，宣菟丝子神奇，非导淫也。倘阳火衰微，服此方，可以获益而种子。设或阴虚火盛，服此方，必有虚阳亢炎之祸，至痨瘵而不可救者，非铎之过也。

甘菊花

甘菊花，味甘、微苦，性微寒，可升可降，阴中阳也，无毒。入胃、肝二经。能除大热，止头痛晕眩，收眼泪翳膜，明目有神，黑须鬓颇验，亦散湿去痺，除烦解燥。但气味轻清，功亦甚缓，必宜久服始效，不可责以近功。惟目痛骤用之，成功甚速，余则俱迂缓，始能取效也。近人多种菊而不知滋补方，间有用之者，又止取作茶茗之需以为明目也。然而，甘菊花不但明目，可以大用之者，全在退阳明之胃火。盖阳明内热，必宜阴寒之药以泻之。如石膏、知母之类。然石膏太峻，未免太寒，以损胃气。不若用甘菊花一二两，同元参、麦冬共济之，更能平胃中之火，而不伤胃中之气也。

或问甘菊花治目最效，似乎肝经之专药，而吾子独云可退阳明之胃火，不识退阳明何等之火病耶？夫甘菊花，凡有胃火，俱可清之，而尤相宜者，痿病也。痿病，责在阳明。然而治阳明者，多用白虎汤，而石膏过于寒凉，恐伤胃气。而痿病又多是阳明之虚热，白虎汤又泻实火之汤也，尤为不宜。不若用甘菊花一二两，煎汤以代茶饮。既退阳明之火，而又补阳明之气，久服而痿病自痊。甘菊花退阳明之火病，其在斯乎。

或问甘菊花，人服之延龄益算，至百岁外仙去者，有之乎？抑好事者之言也？吾子既遇异人传异术，必有所闻，幸勿自秘。曰：予实未闻也。或人固请，乃喟然叹曰：吾今而后，不敢以异术为一人延龄益算之资也，敢不罄传，与天下共之乎。夫菊得天地至清之气，又后群卉而自芳，傲霜而香，挹露而葩，而花又最耐久，是草木之种，而欲与松柏同为后凋也，岂非长生之物乎。但世人不知服食之法，徒作茶饮之需，又不识何以修合，是弃神丹于草莽，可惜也。我今将异人所传，备书于后，原人依方服食，入仙不难，岂独延龄益算已哉。方名菊英仙丹。采家园黄菊花三斤，晒干，入人参三两、白术六两、黄芪十两、干桑椹十两、熟地一斤、生地三两、茯苓六两、当归一斤、远志四两、巴戟天一斤、枸杞子一斤、花椒三两、山药四两、茯神四两、菟丝八两、杜仲八两，各为细末，蜜为丸，白滚水每日服五钱。

三月之后，自然颜色光润，精神健强，返老还童。可以久服，既无火盛之虞，又有添精之益，实可为娱老之方也，勿以铎之轻传，而易视之无能。盖菊英为仙人所采，实有服之而仙去者，非好事者之谈，乃成仙之实录也。

或疑甘菊花药味平常，未必服之可以延龄。古人采食而仙去者，徒虚语耳。嗟乎。

采菊英而仙去，吾不敢谓古必有是人，然菊英仙丹，实异人授铎。吾睹其方中之配合得宜，既无燥热之忌，实多滋益之良，服之即不能成仙，未必不可藉以难老也。

或疑甘菊花治目，杭人多半作茶饮，而目疾未见少者，是菊花非明目之药，而菊英仙丹亦不可信之方矣。嗟乎。菊花明目，明虚人之目，而非明有病人之目也。有病之目，即可用菊花治，亦必与发散之药同治，而不可单恃之，以去风去火也。夫人之疾病不常，而人之慎疾各异。菊花之有益于人目者甚多。岂可因一二病目成于外感，而即疑菊花之非明目也，亦太拘矣。若菊英仙丹，纯是生气生精之神药，非止明目已也。又乌可因杭城之病目，疑菊而并疑仙丹哉。

或疑真菊益龄，野菊泄人，有之乎？曰：有之。或曰有之，而子何以不载也？夫菊有野种、家种之分，其实皆感金水之精英而生者也。但家种味甘，补多于泻；野菊味苦，泻多于补。欲益精以平肝，可用家菊。欲息风以制火，当用野菊。人因《本草》之书有泄人之语，竟弃野菊不用，亦未知野菊之妙。除阳明之焰，正不可用家菊也。

薏 仁

薏仁，味甘，气微寒，无毒。入脾、肾二经，兼入肺。疗湿痹有神，舒筋骨拘挛，止骨中疼痛，消肿胀，利小便，开胃气，亦治肺痈。但必须用至一二两，始易有功，少亦须用五钱之外，否则，力薄味单耳。薏仁最善利水，又不损耗真阴之气。凡湿感在下身者，最宜用之。视病之轻重，准用药之多寡，则阴阳不伤，而湿病易去。人见用药之多，动生物议。原未知药性，无怪其然。余今特为阐明，原世人勿再疑也。凡利水之药，俱宜多用，但多用利水之药，必损真阴之气，水未利，而真阴已虚矣，所以他利水之药，不敢多用。惟薏仁利水，而又不损真阴之气，诸利水药所不及者也。可以多用，而反不用，与不可多用，而反大用者，安得有利乎。故凡遇水湿之症，用薏仁一二两为君，而佐之健脾去湿之味，未有不速于奏效者也。倘薄其气味之平和而轻用之，无益也。

或问薏仁味薄而气轻，何以利水之功犹胜？盖薏仁感土气而生，故利气又不损阴。所以可多用以出奇，而不必节用以畏缩也。

或问薏仁有取之酿酒者，亦可藉为利湿之需乎？夫薏仁性善利湿，似乎所酿之酒，亦可以利湿也。然用薏酒以治湿，而湿不能去，非特湿不能去，而湿且更重。其故何哉？酒性大热，薏仁既化为酒，则薏仁之气味亦化为热矣，既化为热，独不可化为湿乎。湿热以治湿热，又何宜哉。此薏仁之酒，断不可取之，以治湿热之病也。

或问薏仁可以消瘴气，而未言及，岂忘之耶？非忘也。薏仁止能消湿气之瘴，而不能消岚气之瘴。虽岚气即湿气之类，然而湿气从下受，而岚气从上感，又各不同。薏仁消下部之湿，安能消上部之湿哉。

或问薏仁得地之燥气，兼禀乎天之秋气，似与治痿相宜，何子忘之也？亦未曾忘也。经曰：治痿独取阳明。阳明者，胃与大肠也。二经湿热则成痿，湿去则热亦随解。故治痿者，必去湿也。吾前言用薏仁至一、二两者，正言治痿病也。天下惟痿病最难治，非多用薏仁，则水不易消，水不消，则热不能解，故治痿病断须多用耳。推之而凡有诸湿之症，无不宜多用。正不可因铎之未言，即疑而不用也。

或问薏仁功用甚薄，何不用猪苓、泽泻，可以少用见功，而必多用薏仁，何为乎？不知利水之药，必多耗气，薏仁妙在利水而又不耗真气，故可重用之。

山　药

山药，味甘，气温平，无毒。入手足太阴二经，亦能入脾、胃。治诸虚百损，益气力，开心窍，益心慧，尤善止梦遗，健脾开胃，止泻生精。山药可君、可臣，用之无不宜者也，多用受益，少用亦受益，古今颇无异议，而余独有微辞者，以其过于健脾也。夫人苦脾之不健，健脾，则大肠必坚牢，胃气必强旺而善饭，何故独取而贬之？不知脾胃之气太弱，必须用山药以健之。脾胃之气太旺，而亦用山药，则过于强旺，反能动火。世人往往有胸腹饱闷，服山药而更甚者，正助脾胃之旺也。人不知是山药之过，而归咎于他药，此皆不明药性之理也。盖山药入心，引脾胃之邪，亦易入心。山药补虚，而亦能补实，所以能添饱闷也。因世人皆信山药有功而无过，特为指出，非贬山药也。山药舍此之外，别无可议矣。

或问山药乃补阴精之物，而吾子谓是健脾胃之品，何子之好异也？曰：山药益人无穷，损人绝少。余谈《本草》，欲使其功过各不掩也。山药有功而无过。言其能助脾胃之火者，是求过于功之中也。然而天下之人脾胃太旺者，千人中一、二，不可执动火之说，概疑于脾胃之未旺者，而亦慎用之也。脾胃未旺，则肾气必衰，健脾胃正所以补阴精也。予道其常，何好异之有。

或问山药补肾，仲景张公所以用之于六味地黄丸中也，然而山药实能健脾开胃，意者六味丸非独补肾之药乎？曰：六味丸实直补肾水之药也，山药亦补肾水之药，同群共济何疑。然而，六味丸中之用山药，意义全不在此。山药，乃心、肝、脾、肺、肾无经不入之药也。六味丸虽直补肾中之水，而肾水必分资于五脏，而五脏无相引之使，又何由分布其水，而使之无不润乎。

倘别用五脏佐使之品，方必杂而不纯，故不若用山药以补肾中之水。而又可遍通于五脏。此仲景张夫子补一顾五，实有鬼神难测之机也。

或问山药入于六味丸中之义，予既已闻之，不识入于八味丸中，亦有说乎？曰：八味丸，由六味而加增者也，似乎知六味，即可知八味之义矣。谁知八味丸中之用山药，又别有妙义乎。六味，补肾中之水；而八味，则补肾中之火也。补肾中之火者，补命门之相火也。夫身之相火有二：一在肾之中，一在心之外。补肾中之相火，则心外之相火，必来相争，相争则必相乱，宜豫有以安之，势必下补肾中之火，即当上补心下之火矣。然而既因肾寒而补其下，又顾心热以补其上，毋论下不能温其寒，而上且变为热矣。用药之杂，可胜叹哉。妙在用山药于八味丸中，山药入肾者十之七，入心者十之三，引桂、附之热，多温于肾中，少温于心外，使心肾二火各有相得，而不致相争，使肾之气通于心，而心之气通于肾，使脾胃之气安然，健运于不息，皆山药接引之功也。仲景公岂漫然用之哉。

或疑山药不宜多用，何以六味地黄丸终年久服而无害也，得毋入于地黄丸可以多用，而入于他药之中即宜少用耶？不知山药可以多用而无忌。吾前言脾健之人宜忌者，虑助火以动燥，而非言其不可以多用也。

或疑山药津滑，何能动燥？曰：山药生精，自然非助燥之物。吾言其助燥者，助有火之人，非助无火之人也。

或问山药色白，何能乌须，何吾子用之为乌须圣药？曰：山药何能乌须哉。山药入肾，而尤通任督。任督之脉，上行于唇颊，故借山药用之于乌芝麻、黑豆、地黄、南烛、何首乌之内，导引以黑须鬓，非山药之能自乌也。或又问山药既为引导之药，则不宜重用之为君矣。不知山药虽不变白，而性功实大补肾水者也。肾水不足者，须鬓断不能黑，我所以重用山药而奏功也。

知　母

知母，味苦、辛，气大寒，沉而降，阴也，无毒。入足少阴、阳明，又入手太阴。最善泻胃、肾二经之火，解渴止热，亦治久疟。此物止可暂用，而不可久服。丹溪加入六味丸中，亦教人暂服，以泻肾中浮游之火，非教人长服也。近世竟加知母、黄柏，谓是退阴虚火热之圣方，令人经年长用，以致脾胃虚寒，不能饮食，成痨成瘵者，不知几千万人矣。幸薛立斋、赵养葵论知母过寒，切戒久食，实见到之语，有功于世。总之，此物暂用，以泻胃中之火，实可夺命；久用，以补肾中之水，亦能促命。

谓知母竟可杀人，固非立论之纯，谓知母全可活人。亦非持说之正也。

或问知母泻肾，肾有补而无泻，不可用知母，宜也。若用之以泻胃，似可常用，何吾子亦谓止可暂用乎？曰：胃火又何可常泻也，五脏六腑皆仰藉于胃，胃气存则生，胃气亡则死。胃中火盛，恐其消烁津液，用石膏知母以救胃，非泻胃也。然而石膏过于峻削，知母过于寒凉，胃火虽救，而胃土必伤。故亦宜暂用以解氛，断不宜常用以损气也。

或问知母古人皆言是补肾滋阴妙药，吾子乃言是泻火之味，此余所以疑也。不知毋疑也。天下味温者能益人，未闻苦寒者而亦益也。知母苦而大寒，其无益于脾胃，又何必辨。惟是既无益于脾胃，何以泻胃中之火，能夺命于须臾乎。似乎泻即补之之义了。然而暂用何以相宜，久用何以甚恶？是泻火止可言救肾，而终不可言补肾也。

或问知母性过寒凉，久服损胃，何不改用他药以救胃，而白虎汤中必用知母，以佐石膏之横，不以寒济寒乎？嗟乎。何问之善也。夫白虎汤，乃治胃火之初起，单用石膏以救胃，犹恐不胜，故又加知母，以止其肾中之火，使胃火之不增焰也。若胃火已炽之后与将衰之时，知母原不必加入之也。或去知母，而易之天冬、元参之味，亦未为不可也。

或问知母、黄柏用之于六味丸中，朱丹溪之意以治阴虚火动也，是岂无见者乎？嗟乎。阴虚火动，六味汤治之足矣，何必又用知母、黄柏以泻火乎。夫火之有余，因水之不足也，补其水，则火自息矣。丹溪徒知阴虚火动之义，而加入二味，使后人胶执而专用之，或致丧亡，非所以救天下也。

或问知母既不宜轻用，何不竟删去之，乃既称其功，又辟其过耶？嗟乎。吾言因丹溪而发，岂谓知母之等于鸠毒哉。盖知母止可用之以泻胃火之有余，而不可用之以泻肾火之不足，故泻胃火则救人，而泻肾火则杀人也。丹溪只主泻肾，而不主泻胃，此生死之大关，不可不辨也。

或问李时珍发明知母是气分之药，黄柏是血分之药。黄柏入肾，而不入肺；知母下润肾，而上清肺金，二药必相须而行。譬之虾之不能离水母也。是黄柏、知母，必须同用为佳，而吾子谓二药不可共用，得毋时珍非欤？曰：时珍殆读书而执者也。不知黄柏未尝不入气分，而知母未尝不入血分也。黄柏清肾中之火，亦能清肺中之火；知母泻肾中之热，而亦泻胃中之热。胃为多气多血之腑，岂只入于气分，而不入于血分耶？是二药不必兼用，不可即此而悟哉。

金钗石斛

金钗石斛，味甘、微苦，性微寒，无毒。不可用竹斛、木斛，用之无功。石斛却惊定志，益精强阴，尤能健脚膝之力，善起痹病，降阴虚之火，大有殊功。今世吴下之医，颇喜用之，而天下人尚不悉知其功用也。盖金钗石斛，生于粤闽岩洞之中，岩洞乃至阴之地，而粤闽又至阳之方也，秉阴阳之气以生，故寒不为寒，而又能降虚浮之热。夫虚火，相火也，相火宜补，而不宜泻。金钗石斛妙是寒药，而又有补性，且其性又下行，而不上行。若相火则易升，而不易降者也，得石斛则降而不升矣。夏月之间，两足无力者，服石斛则有力，岂非下降而兼补至阴之明验乎。故用黄柏、知母泻相火者，何如用金钗石斛之为当乎。盖黄柏、知母泻中无补，而金钗石斛补中有泻也。

或问金钗石斛降阴虚之火，乃泻阴之物也，何以能健脚膝之力，其中妙义，尚未畅发。曰：肾有补而无泻，何以金钗石斛泻肾，而反补肾，宜子之疑也。余上文虽已略言之，而今犹当罄言之。夫肾中有水、火之分，水之不足，火之有余也；火之有余，水之不足也。是水火不能两平者，久矣。脚膝之无力者，肾水之不足也。水不足则火觉有余，火有余则水又不足，不能制火矣。不能制火，则火旺而熬干骨中之髓，欲其脚膝之有力也，必不得之数矣。金钗石斛，本非益精强阴之药，乃降肾中命门虚火之药也，去火之有余，自然益水之不足，泻肾中之虚火，自然添骨中之真水矣，故曰：强阴而益精。此脚膝之所以健也。然则黄柏、知母亦泻肾火之药，何以不能健脚膝。不知肾中之火，大寒则泻而不补，微寒则补而能泻。此金钗石斛妙在微寒，以泻为补也。

或问子恶用黄柏、知母之泻火，何又称金钗石斛？不知金钗石斛，非知母、黄柏可比。知母、黄柏大寒，直入于至阴，使寒入于骨髓之中。金钗石斛不过微寒，虽入于至阴，使寒出于骨髓之外，各有分别也。

或疑金钗石斛使寒出于骨髓，实发前人之未发，但无徵难信耳。曰：石斛微寒，自不伤骨，骨既不伤，则骨中之热自解，骨中热解，必散于外，此理之所必然，不必有徵而后信也。

肉苁蓉

肉苁蓉，味甘温而咸、酸，无毒，入肾。最善兴阳，止崩漏。久用令男女有子，暖腰膝。但专补肾中之水火，余无他用。若多用之，能滑大肠。古人所以治虚人大便结者，用苁蓉一两，水洗出盐味，另用净水煮服，即下大便，正取其补虚而滑肠也。然虽补肾，而不可专用，佐人参、白术、熟地、山茱萸诸补阴阳之药，实有利益。使人阳道修伟，与驴鞭同用更奇，但不可用锁阳。盖锁阳非苁蓉可比，苁蓉，乃马精所化，故功效能神；锁阳，非马精所化之物，虽能补阴兴阳，而功效甚薄，故神农薄而不取。近人舍苁蓉，而用锁阳，余所以分辨之也。至于草苁蓉，尤不可用。凡用肉苁蓉，必须拣其肥大而有鳞甲者，始可用。否则，皆草苁蓉而假充之者，买时必宜详察。

或问肉苁蓉既大补，又性湿无毒。多用之正足补肾，何以反动大便？不知肉苁蓉，乃马精所化之物，马性最淫，故能兴阳。马精原系肾中所出，故又益阴。然而马性又最动，故骤用之多，易动大便，非其味滑也。

或问肉苁蓉之动大便，恐是攻剂，而非补药也？夫苁蓉，乃有形之精所生，实补而非泻。试观老人不能大便者，用之以通大便。夫老人之闭结，乃精血之不足，非邪火之有余也，不可以悟其是补而非攻乎。

或疑肉苁蓉性滑而动大便，凡大肠滑者，可用乎，抑不可用乎？夫大肠滑者，多由于肾中之无火，肉苁蓉兴阳，是补火之物也。补火而独不能坚大肠乎？故骤用之而滑者，久用之而自涩矣。

或疑肉苁蓉，未必是马精所生，此物出之边塞沙土中，岁岁如草之生，安得如许之马精耶？曰：肉苁蓉，是马精所生，非马精所生，吾何由定。但此说，实出于神农之《本草》，非后人之私臆也。肉从蓉不得马精之气，而生于苦寒边塞之外，又何能兴阳而补水火哉？

或问王好古曾云："服苁蓉以治肾，必妨于心"，何子未识也？曰：此好古不知苁蓉，而妄诫之也。凡补肾之药，必上通于心，心得肾之精，而后无焦枯之患。苁蓉大补肾之精，即补心之气，何妨之有？

补骨脂　即破故纸

补骨脂，即破故纸也。味苦、辛，气温，无毒。入脾、肾二经。治男子劳伤，疗妇人血气，止腰膝酸疼，补髓添精，除囊涩而缩小便，固精滑而兴阳事，手足冷疼，能定诸逆气。但必下焦虚寒者，始可久服。倘虚火太旺，止可暂用，以引火归原，否则，日日服之，反助其浮游之火上升矣。古人用破故纸，必用胡桃者，因其性过于燥，恐动相火，所以制之使润，非故纸必须胡桃也。

或问补骨脂既不可轻用，而青娥等丸，何以救人终日吞服，又多取效之神耶？不知青娥丸，治下寒无火之人也。下寒无火者，正宜久服，如何可禁其少用乎。命门火衰，以致腰膝之酸疼，手足之逆冷，甚则阳痿而泄泻。

苟不用补骨脂，急生其命门之火，又何以回阳而续命乎。且补骨脂尤能定喘，肾中虚寒，而关元真气上冲咽喉，用降气之药不效者，投之补骨脂，则气自归原，正藉其温补命门，以回阳而定喘也。是补骨脂，全在审命门之寒与不寒而用之耳，余非不教人久服也。

或问破故纸虽善降气，然亦能破气，何子未言也？曰：破故纸，未尝破气，人误见耳。破故纸，乃纳气归原之圣药，气之不归者，尚使之归，岂气之未破者而使之破乎？惟是性过温，恐动命门之火，火动而气动，气动而破气者有之。然用故纸者，必非单用，得一二味补阴之药以济之，则火且不动，又何能破气哉？

或问补骨脂治泻有神，何以脾泻有宜有不宜乎？不知补骨脂，非治泻之药，不治泻而治泻者，非治脾泄，治肾泄也。肾中命门之火寒，则脾气不固，至五更痛泻者，必须用补骨脂，以温补其命门之火，而泻者不泻矣。若命门不寒而脾自泻者，是有火之泻，用补骨脂正其所恶，又安能相宜哉。

或问补骨脂无胡桃，犹水母之无虾，然否？嗟乎。破故纸何藉于胡桃哉？破故纸属火，收敛神明，能使心包之火与命门之火相通，不必胡桃之油润，始能入心入肾也。盖故纸，自有水火相生之妙，得胡桃仁而更佳，但不可谓破故纸，必藉于胡桃仁也。

或疑破故纸阳药也，何以偏能补肾？夫肾中有阳气，而后阴阳有既济之美。破故纸，实阴阳两补之药也，但两补之中，补火之功多于补水。制之以胡桃仁，则水火两得其平矣。

或问破故纸补命门之火，然其气过燥，补火之有余，恐耗水之不足。古人用胡桃以制之者，未必非补水也。不知胡桃以制破故纸者，非制其耗水也，乃所以助肾中之火也。

盖肾火非水不生，胡桃之油最善生水，肾中之水不涸，则肾中之火不寒，是破故纸得胡桃，水火有两济之欢也。

羌活 独活

羌活，味苦、辛，气平而温，升也，阳也，无毒。入足太阳、足少阴二经，又入足厥阴经。善散风邪，利周身骨节之痛，除新旧风湿，亦止头痛齿痛。古人谓羌活系君药，以其拨乱反正，有旋转之力也，而余独以为止可充使，而并不可为臣佐。盖其味辛而气升，而性过于散，可用之为引经，通达上下，则风去而湿消。若恃之为君臣，欲其调和气血，燮理阴阳，必至变出非常，祸生反掌矣。故羌活止可加之于当、芎、术、苓之内，以逐邪返正，则有神功耳。

羌活与独活，本是两种，而各部《本草》俱言为一种者，误。仲景夫子用独活，以治少阴之邪，东垣先生用羌活，以治太阳之邪，各有取义，非取紧实者谓独活，轻虚者谓羌活也。盖二物虽同是散邪，而升降之性各别，羌活性升，而独活性降。至于不可为君臣，而止可充使者，则彼此同之也。

或问九味羌活汤，古人专用之以散风寒之邪，今人无不宗之，而吾子贬羌活为充使之药，毋乃太轻乎？曰：羌活虽散风邪，而实能损正，邪随散解，正亦随散而俱解矣。九味羌活汤，杂而不纯，余最不取。外感风邪治法，安能出仲景夫子之范围；内伤而兼外感治法，安能出东垣先生之范围。余治外感，遵仲景夫子；治内伤之外感，遵东垣先生，又何风邪之不去，而必尚九味羌活汤为哉。

或疑洁古老人创造九味羌活汤，以佐仲景公之不逮，是其半生学问，全在此方。而先生薄羌活，而并轻其方，窃谓先生过矣？嗟乎。洁古创造九味羌活汤者，因仲景公方法不明于天下，而东垣先生尚未创制补中益气之汤。不得已而立此方，以治外感，实所以治内伤也。今东垣先生既立有补中益气汤，实胜于九味羌活汤远甚，又何必再用洁古之方哉。至于治外感之法，莫过仲景公《伤寒》书之备。外感善变，岂羌活区区一方，即可以统治六经传经之外感耶。况仲景公《伤寒》书，经铎与喻嘉言之阐发而益明，故外感直用其方，断乎无疑。若九味羌活汤，实可不用。洁古老人半生精力。徒耗于此方，杂而不纯，亦何足尚，余是以轻之，岂为过哉。

或谓羌活、独活同是散药，羌活性升，而独活性降，升则未免有浮动之虞，与其用羌活，不若用独活之为安。嗟乎。有邪宜散，升可也，降亦可也。无邪可散，散药均不可用，又何论于升降乎。况二味原自两种，散同而升降各别，又乌可乱用之哉。

柴　胡

柴胡，味苦，气平，微寒。气味俱轻，升而不降，阳中阴也。无毒。入手足少阳、厥阴之四经。泻肝胆之邪，去心下痞闷，解痰结，除烦热，尤治疮疡，散诸经血凝气聚，止偏头风，胸胁刺痛，通达表里邪气，善解潮热。伤寒门中必须之药，不独疟症、郁症之要剂也。妇人胎产前后，亦宜用之。目病用之亦良，但可为佐使，而不可为君臣。盖柴胡入于表里之间，自能通达经络，故可为佐使，而性又轻清微寒，所到之处，春风和气，善于解纷，所以用之，无不宜也。然世人正因其用无不宜，无论可用不可用，动即用之。如阴虚痨瘵之类，亦终日煎服，耗散真元，内热更炽，全然不悟，不重可悲乎。夫柴胡止可解郁热之气，而不可释骨髓之炎也。能入于里以散邪，不能入里以补正。能提气以升于阳，使参、芪、归、术共健脾而开胃，不能生津以降于阴，使麦冬、丹皮同益肺以滋肾；能入于血室之中，以去热，不能入于命门之内，以去寒。

无奈世人妄用柴胡以杀人也，余所以深辨之耳。

或问柴胡不可用之以治阴虚之人是矣，然古人往往杂之青蒿、地骨皮、丹皮、麦冬之内，每服退热者，又谓之何？曰：此阴虚而未甚者也。夫阴虚而火初起者，何妨少用柴胡，引诸补阴之药，直入于肝、肾之间，转能泻火之速。所恶者，重加柴胡，而又久用不止耳。用药贵通权达变，岂可拘泥之哉。

又问柴胡既能提气，能补脾而开胃，何以亦有用之而气上冲者，何故？此正见柴胡之不可妄用也。夫用柴胡提气而反甚者，必气病之有余者也。气之有余，必血之不足也，而血之不足也，必阴之甚亏也。水不足以制火，而反助气以升阳，则阴愈消亡，而火愈上达，气安得而不上冲乎。故用柴胡以提气，必气虚而下陷者始可。至于阴虚火动之人，火正炎上，又加柴胡以升提之，火愈上腾，而水益下走，不死何待乎？此阴虚火动，断不可用柴胡，不更可信哉。

或问柴胡乃半表半里之药，故用之以治肝经之邪最效，然而肝经乃阴脏也，邪入于肝，已入于里矣，又何半表半里之是云。乃往往用柴胡而奏效如神者，何也？夫肝经与胆经为表里，邪入于肝，未有不入于胆者，或邪从胆而入于肝，或邪已入肝，而尚留于胆，彼此正相望而相通也。柴胡乃散肝邪，而亦散胆邪之药，故入于肝者半，而入于胆者亦半也。所以治肝而胆之邪出，治胆而肝之邪亦出也。

或问柴胡既是半表半里之药，邪入于里，用柴胡可引之以出于表，则病必轻。邪入于表，亦用柴胡，倘引之以入于里不病增乎？不知柴胡乃调和之药，非引经之味也。邪入于内者，能和之而外出，岂邪入于内者，反和之而内入乎。此伤寒汗、吐、下之病，仲景夫子所以每用柴胡，以和解于半表半里之间，使反危为安，拨乱为治也。

又问柴胡既是调和之药，用之于郁症者固宜，然有时解郁，而反动火，又是何故？此必妇女郁于怀抱，而又欲得男子，而不可得者也。论妇女思男子而不可得之脉，肝脉必大而弦出于寸口。然其怀抱既郁，未用柴胡之前，肝脉必涩而有力，一服柴胡，而涩脉必变为大而且弦矣。郁开而火炽，非柴胡之过，正柴胡之功，仍用柴胡，而多加白芍、山栀，则火且随之而即散矣。

或问柴胡为伤寒要药，何子不分别言之？曰：伤寒门中，柴胡之症甚多，何条宜先言，何条宜略言乎。虽然柴胡之症虽多，而其要在寒热之往来，邪居于半表半里之言尽之矣，用柴胡而顾半表半里也，又何误用哉。

或问柴胡开郁，凡男子有郁，亦可用之乎？盖一言郁，则男妇尽在其中矣，岂治男一法，而治女又一法乎。世人治郁，多用香附，谁知柴胡开郁，更易于香附也。

或问柴胡本散风之味，何散药偏能益人，此予之未解也。盖克中不克，克即是生也。柴胡入肝，而性专克木。何以克木而反能生木？盖肝属木，最喜者水也，其次则喜风。然风之寒者，又其所畏，木遇寒风则黄落，叶既凋零，而木之根必然下生而克土矣。土一受伤，而胃气即不能开而人病，似乎肝之不喜风也，谁知肝不喜寒风，而喜温风也。木一遇温风，则萌芽即生，枝叶扶疏，而下不生根，又何至克土乎。土不受伤，而胃气辄开，人病顿愈。柴胡，风药中之温风也，肝得之而解郁，竟不知抑滞之气何以消释也。故忘其性之相制，转若其气之相宜。克既不克，非克即所以生之乎。克即是生，克非真克，生乃是克，生实非生。全生于克之中，制克于生之外，是以反得其生之之益，而去其克之之损也。

或疑柴胡用之于补中益气汤，实能提气，何以舍补中益气汤用之，即不见有功，意者气得补而自升，无藉于柴胡耶？曰：柴胡提气，必须于补气之药提之，始易见功，舍补气之药，实难奏效。盖升提之力，得补更大，非柴胡之不提气也。

或疑柴胡用之补中益气汤中，为千古补气方之冠，然吾以为柴胡不过用之升提气之下陷耳，胡足奇。此真不知补中益气汤之妙也。补中益气汤之妙，全在用柴胡，不可与升麻并论也。盖气虚下陷，未有不气郁者也。

惟郁故其气不扬，气不扬，而气乃下陷，徒用参、归、芪、术以补气，而气郁何以舒发乎。即有升麻以提之，而脾胃之气，又因肝气之郁来克，何能升哉。得柴胡同用舒肝，而肝不克土，则土气易于升腾。方中又有甘草、陈皮，以调和于胸膈之间，则补更有力，所以奏功如神也。是柴胡实有奇功，而非提气之下陷一语可了。使柴胡止提气之下陷，何风药不可提气，而东垣先生必用柴胡，以佐升麻之不及耶。夫东垣先生一生学问，全在此方，为后世首推，盖不知几经踌度精思，而后得之也，岂漫然哉？

或问大、小柴胡汤，俱用柴胡，何以有大小之分，岂以轻重分大小乎？不知柴胡调和于半表半里，原不必分大小也，而仲景张夫子分之者，以大柴胡汤中有攻下之药，故以大别之。实慎方之意，教人宜善用柴胡也，于柴胡何豫哉。

升麻

升麻，味苦、甘，气平、微寒，浮而升，阳也，无毒。入足阳明、太阴之经。能升脾胃之气。得白芷、葱白同用，又入手阳明、太阴二经，其余他经，皆不能入。能辟疫气，散肌肤之邪热，止头、齿、咽喉诸痛。并治中恶，化斑点疮疹，实建奇功。疗肺痈有效，但必须同气血药共用。可佐使，而亦不可以为君臣。世人虑其散气，不敢多用也，然而，亦有宜多用之时。本草如《纲目》《经疏》，尚未及言，况他书乎。夫升麻之可多用者，发斑之症也。

凡热不太甚，必不发斑，惟其内热之甚，故发出于外，而皮毛坚固，不能遽出，故见斑而不能骤散也。升麻，原非退斑之药，欲退斑，必须解其内热，解热之药，要不能外元参、麦冬与芩、连、栀子之类。然元参、麦冬与芩、连、栀子，能下行，而不能外走，必藉升麻，以引诸药出于皮毛，而斑乃尽消。倘升麻少用，不能引之出外，势必热走于内，而尽趋于大、小肠矣。

夫火性炎上，引其上升者，易于散，任其下行者，难于解。此所以必须多用，而火热之毒，随元参、麦冬与芩、连、栀子之类而行，尽消化也。

大约元参、麦冬用至一、二两者，升麻可多用至五钱，少则四钱、三钱，断不可止用数分与一钱已也。

或问升麻能止衄血，先生置而不讲，岂仲景张夫子非欤？曰：以升麻为止血之药，此不知仲景夫子用升麻之故也。夫吐血出于胃，衄血出于肺。止血必须地黄，非升麻可止。用升麻者，不过用其引地黄，入于肺与胃耳。此等病，升麻又忌多用，少用数分，便能相济以成功，切不可多至于一钱之外也。

又问升麻升而不降，何以大便闭结反用升提，必取于升麻，岂柴胡不可代耶？曰：升麻与柴胡，同是升提之药，然一提气而一提血。大便燥急，大肠经之火也。大肠有火，又由于肾水之涸也。欲润大肠，舍补血之药无由，而补血又责之补肾，使肾之气通于大肠，而结闭之症可解。然则通肾之气，以生血可也，而必加升麻于补肾、补血之中者，盖阴之性凝滞而不善流动，取升麻而升提其阴气，则肺金清肃之令行。况大肠与肺又为表里，肺气通，而大肠之气亦通，肺气通，而肾之气更通，所以闭者不闭，而结者不结也。若用柴胡，虽亦入肝，能提升血分之气，终不能入于大肠，通于肺、肾之气，此柴胡之所以不可代升麻也。

或问升麻与犀角迥殊，何以古人有无犀角，用升麻代之之语，以升麻、犀角同属阳明也，然否？夫升麻虽与犀角同属阳明，而仲景夫子用升麻以代犀角，非特为其同属阳明也。犀角地黄汤所以治肺经之火也，犀角引地黄以至于肺，而升麻亦能引地黄以至于肺也。肺与大肠为表里，清肺而大肠阳明之火自降，瘀血必从大便而出，是升麻清肺，正所以清阳明也。

或问升麻用之于补中益气汤中，岂虑柴胡不能升举，故用之以相佐耶？曰：柴胡、升麻同用之补中益气汤者，各升提其气，两不相顾，而两相益也。柴胡从左而升气，升麻从右而提气，古人已言之矣。然而柴胡左升气，而右未尝不同提其气，升麻右提气，而左亦未尝不共升其气，又两相顾，而两相益也。

车前子

车前子，味甘、咸，气微寒，无毒。入膀胱、脾、肾三经。功专利水，通尿管最神，止淋沥泄泻，能闭精窍，祛风热，善消赤目，催生有功。但性滑，利水可以多用，以其不走气也；泻宜于少用，以其过于滑利也。近人称其力能种子，则误极矣。夫五子衍宗丸用车前子者，因枸杞、覆盆过于动阳，菟丝子、五味子过于涩精，故用车前子以小利之。用通于闭之中，用泻于补之内，始能利水而不耗气。水窍开，而精窍闭，自然精神健旺，入房始可生子，非车前子之自能种子也。大约用之补药之中，则同群共济，多有奇功。未可信是种子之药，过于多用也。

或问车前子利水之物，古人偏用之，以治梦遗而多效者，何也？曰：此即余上文所言，尿窍开而精窍闭也，然而车前子之能闭精，又不止此。车前子最泻膀胱之火，火邪作祟，煽动精门，则生淫邪之梦。用车前子以利膀胱，则火随水散，精门无炎蒸之煽动，则肾中之精气自安，神不外走，自无淫邪之梦，又何至阴精之外泄乎。此种秘理，前人未谈，予实得之扁鹊公之传也。

或问《诗经》载芣苢为催生之药。芣苢，即车前子草也，果可备之为催生乎？曰：车前子性滑，自易于生产，然而不可单藉车前子也。凡产妇之易于生产者，必以气血旺健之主，气足则儿之身易于转头，血旺则儿之身易于出户。使气怯则儿无力，难于速转，血涸则胞无浆，难于顺送。使不补其气血，而惟图车前之滑胞，吾恐过利其水，胎胞干燥，转难生产。必须于补气、补血之中，而佐车前子之滑利，庶几催生有验乎。

或问缪仲醇注车前子，说“男女阴中有二窍，一通精，一通水。命门真阳之火，道家谓之君火。膀胱湿热，浊阴之水，渗出窍外为小便，道家谓之民火”，“民火”二字甚新，何以《内经》未言也？嗟乎。此臆说也。夫人身之火止有二，一君火，一相火也，安有民火哉。此好异而过者也。其言二窍不并开，水窍开，而精窍闭，车前子利水，而能闭精，实阐微之论。

或问车前子孕妇宜戒，嫌其过滑以堕胎也。曰：车前子利水而不耗气，气既不耗，又何能堕胎。惟是过于利水，日用车前子，未免气不耗，而胎浆太干，恐有难于生产之虞。然古之妇人采芣苢以滑胎者，乃取之备临产之用，非恃之易产，而日日常饮也。然则孕妇因小水不利，偶一用之，何损于胎乎。竟戒绝口不服，岂知车前子哉。

蒺藜子 沙苑蒺藜、白蒺藜

蒺藜子，味甘、辛，气温、微寒，无毒。沙苑者为上，白蒺藜次之，种类各异，而明目去风则一。但白蒺藜善破癥结，而沙苑蒺藜则不能也。沙苑蒺藜善止遗精遗溺，治白带、喉痹，消阴汗，而白蒺藜则不能也。今世专尚沙苑之种，弃白蒺藜不用，亦未知二种之各有功效也，余所以分别而并论之。

或问蒺藜能催生堕胎，而先生略之，岂著《本草》者误耶？夫蒺藜无毒之药，何能落胎，谓其催生，而性又不速。然则从前《本草》，何所据而言之耶。见白蒺藜之多刺耳。凡刺多者，必有碍于进取，留而不进则有之，未闻荆棘之中，反行之而甚速者也。是蒺藜既不能催生，又何能堕胎哉。且沙苑蒺藜，乃解火之味，凡妇人堕胎，半由于胎气之太热。古人谓黄芩能安胎者，正取其寒而能去火也。况蒺藜微寒，不同于黄芩之大冷，而性又兼补，且能止精之滑，安有止精涩味，而反堕胎者乎。此传闻者之误，不足信也。

或问蒺藜，以同州沙苑者为胜，近人以之治目，谓补而又明目也。先生又云与白蒺藜同为明目之药。岂同州者非补，而白蒺藜反补耶？曰：二味各有功效，余上文已言之矣。而吾子又问，余更当畅谈之。沙苑蒺藜，补多而泻少；白蒺藜，泻多而补亦多。沙苑蒺藜补肝肾而明目，乃补虚火之目，而不可补实邪之目也，补实邪之目，则目转不明，而羞明生瘴之病来矣；白蒺藜补肝肾而明目，乃泻实邪之目，而又可补虚火之目也，补虚火之目，则目更光明，泻实邪之目则目更清爽。二者相较，用沙苑蒺藜以明目，反不若用白蒺藜之明目为佳，而无如近人之未知也。

青　黛

青黛，即靛之干者。《本草》辨其出波斯国者，始真转误矣。味苦，气寒，无毒。杀虫除热，能消赤肿疔毒，兼疗金疮，余无功效。他书盛称之，皆不足信也，惟喉痹之症，倘系实火，可以内外兼治，而《本草》各书反不言及。大约此物，止可为佐使者也。惟杀虫可以多用，止消一味，用至一两，研末，加入神曲三钱、使君子三钱，同为丸，一日服尽，虫尽死矣。他病不必多用，盖青黛气寒，能败胃气，久服，则饮食不能消也。

或问青黛微物，先生亦慎用之，毋乃太过乎？嗟乎。用药一味之失，便杀一人。况发明《本草》，而可轻言之乎。故物虽至微，不敢忽也。

或问青黛物虽至微，仲景公用以治发斑之伤寒，何子未之言及？曰：吾前言赤肿，即发斑之别名，非满身肿起为赤肿也。青黛至微，而能化斑者，以其善凉肺金之气。肺主皮毛，皮肤之发斑，正肺之火也。然而发斑，又不止肺火，必挟胃火而同行，青黛又能清胃火，仲景公所以一物而两用之，退肺、胃之火，自易解皮肤之斑矣。

天 麻

天麻，味辛、苦，气平，无毒。入肺、脾、肝、胆、心经。能止昏眩，疗风去湿，治筋骨拘挛瘫痪，通血脉，开窍，余皆不足尽信。此有损无益之药，似宜删去。然外邪甚盛，壅塞于经络血脉之间，舍天麻又何以引经，使气血攻补之味，直入受病之中乎？故必须备载，但悉其功用，自不致用之之误也。总之，天麻最能祛外来之邪，逐内闭之痰，而气血两虚之人，断不可轻用耳。

或问天麻世人多珍之，何先生独戒人以轻用乎？曰：余戒人轻用者，以天麻实止可袪邪。无邪之人用之，未有不受害者也。

余所以言其功，又示其过，虑世之误用以损人也。

蒲 黄

蒲黄，味甘，气平，无毒。入肺经。能止衄血妄行，咯血、吐血亦可用，消瘀血，止崩漏白带，调妇人血候不齐，去儿枕痛，疗跌仆折伤。亦佐使之药，能治实，而不可治虚。虚人用之，必有泄泻之病，不可不慎也。《本草》谓其益气力，延年作仙，此断无之事，不可尽信。

或问蒲黄非急需之药，而吾子取之以备用，不知何用也？夫蒲黄治诸血症最效，而治血症中尤效者，咯血也。咯血者，肾火上冲，而肺金又燥，治肾以止咯血，而不兼治肺，则咯血不能止。蒲黄润肺经之燥，加入于六味地黄汤中，则一服可以奏功，非若他药如麦冬、五味，虽亦止咯，而功不能如是之捷。此所以备之，而不敢删耳。

何首乌

何首乌，味甘而涩，气微温，无毒。神农未尝非遗之也。以其功效甚缓，不能急于救人，故尔失载。然首乌蒸熟，能黑须鬓，但最恶铁器。凡入诸药之中，曾经铁器者，沾其气味，绝无功效。世人久服而不变黑者，正坐此耳，非首乌之不黑须鬓也。近人尊此物为延生之宝，余薄而不用。惟生首乌用之治疟，实有速效，治痞亦有神功，世人不尽知也。虽然首乌蒸熟，以黑须鬓，又不若生用之尤验。盖首乌经九蒸之后，气味尽失，又经铁器，全无功效矣。不若竟以石块敲碎，晒干为末，同桑叶、茱萸、熟地、枸杞子、麦冬、女贞子、乌饭子、黑芝麻、白果，共捣为丸，全不见铁器，反能乌须鬓，而延年至不老也。

或问何首乌蒸熟则味甘，生用则味涩，自宜制熟为黑，则白易变为黑矣，此情理之必然也，先生独云生用为佳，亦有说乎？曰：首乌制黑，犹生地之制熟也，似宜熟者胜生。

然而首乌不同生地也，生地性寒而味苦。制熟则苦变甘，而寒变温矣，故制熟则佳。首乌味本甘而气温，生者原本益人，又何必制之耶。况生者味涩，凡人之精，未有不滑者也，正宜味涩以止益，奈何反制其不涩，使补者不补也。余所以劝人生用之也。

或疑何首乌乃乌须圣药，不制之，何能乌须？先生谓生胜于熟，读先生之论，则实有至理，然未见先生之自效，恐世人未必信先生之言也。曰：吾谈其理，何顾吾须之变白不变白哉。况吾须之白而乌，乌而白者屡矣，乃自不慎酒色，非药之不验也。盖服乌须之药，必须绝欲断酒，否则无功耳。

或疑何首乌既能延年，而神农未尝言，先生又薄其功用之缓，是此药亦可有可无之药也。虽然，何首乌乌可缺也，亦顾人用之何如耳。大约用之乌须延寿，其功缓，用之攻邪散疟，其功速。近人用之，多犯铁器，所以皆不能成功也。

或疑何首乌今人艳称之，吾子薄其功用，得毋矫枉之过欤？嗟乎。何首乌实有功效，久服乌须鬓，固非虚语。吾特薄其功用之缓，非薄其无功用也。如补气也，不若黄芪、人参之捷。如补血也，不若当归、川芎之速。如补精也，不若熟地、山茱之易于见胜。此余之所以宁用彼，而不用此也。至于丸药之中，原图缓治，何首乌正宜大用，乌可薄而弃之哉。

或问何首乌毕竟以大者为佳，近人用何首乌而不甚效者，大抵皆细小耳，未必有大如斗者也。曰：古人载何首乌，而称极大者为神，乃夸诩之辞，非真亲服而有验也。且何首乌小者之力胜于大者，世人未知也。近来士大夫得一大首乌，便矜奇异，如法修制，九蒸九晒，惟恐少越于古人，乃终年吞服，绝不见发之乌而鬓之黑，可见大者功用劣于细小者矣。无如今人为古人所愚，舍人参、熟地之奇，而必求首乌为延生变白之药，绝无一效，而不悔惑矣。

益母草

益母草，味辛、甘，气微温。无毒。胎前、产后，皆可用之，去死胎最效，行瘀生新，亦能下乳。其名益母，有益于妇人不浅。然不佐之归、芎、参、术，单味未能取胜。前人言其胎前无滞，产生无虚，谓其行中有补也。但益母草实非补物，止能佐补药以收功，故不宜多用。大约入诸补剂之中，以三钱为率，可从中再减，断不可此外更增。

或问益母草，以益母得名，宜其有益于产母。今人未产之前用之，犹曰治产母也，无孕之妇人杂然并进，益母之谓何？曰：益母草，实不止专益于产母，凡无产之妇，均能受益。盖益母草治妇人之病，居十之七，治产母之病，反不过十之三。无产之妇，可以多用，而有产之妇，转宜少用耳。

或疑益母草古今共誉，而吾子何独有贬辞？曰：吾言益母草佐补药以收功，正显益母草之奇耳，何为贬辞哉？

或疑益母草，古人单用以收功，而吾子必言佐补以取效，何也？不知益母草单用以收功，不若佐补收功之更多而且捷。

续 断

续断，味辛，气微温，无毒。善续筋骨，使断者复续得名。亦调血脉，疗折伤最神，治血症亦效。固精滑梦遗，暖子宫，补多于续，但不可多用耳。盖续断气温，多用则生热，热生则火炽矣。少用则温而不热，肾水反得之而渐生。阴生于阳之中也。他本谓其能愈乳痈、瘰疬、肠风痔瘘，岂有气温之药，而能愈温热之病乎？恐非可信之论也。

或问续断能接筋骨，何以单用续断，未见奏功，入之于生血活血药中，反能奏效，何欤？曰：此正续断之奇也。夫断者不能复续，犹死者不能重生也。欲使断者复续，必须使死者重生矣。筋骨至于断，其中之血先死矣。

续断止能接筋骨之断，不能使血之生也。用之于生血、活血之中，则血之死者既庆再生，而筋骨之断者自庆再续。又何疑于单用之无功，而共用之甚效哉。

或疑续断不宜用之于补药之中，恐牵掣其手也。嗟乎。惟补可续，不补何续耶。

或疑续断因补以接骨，则凡补之药，皆可接骨矣。曰：单补又何能接续哉。惟续断于补中接骨，则补即有生之义，生即有续之功也。

金银花

金银花，一名忍冬藤。味甘、温，无毒。入心、脾、肺、肝、肾五脏，无经不入，消毒之神品也。未成毒则散，已成毒则消，将死者可生，已坏者可转。故痈疽发背，必以此药为夺命之丹。但其味纯良，性又补阴，虽善消毒，而功用甚缓，必须大用之。如发背痈，用至七八两，加入甘草五钱、当归二两，一剂煎饮，未有不立时消散者。其余身上、头上、足上各毒，减一半投之，无不神效。近人治痈毒，亦多识用金银花，然断不敢用到半斤。殊不知背痈之毒，外虽小而内实大，非用此重剂，则毒不易消。且金银花少用则力单，多用则力厚，尤妙在补先于攻，消毒而不耗气血，败毒之药，未有过于金银花者也。故毋论初起之时与出脓之后。或变生不测，无可再救之顷，皆以前方投之，断无不起死回生者。正勿惊讶其药剂之重，妄生疑畏也。或嫌金银花太多，难于煎药，不妨先取水十余碗，煎取金银花之汁，再煎当归、甘草，则尤为得法。至于鬼击作痛，又治之小者。止痢除湿，益寿延龄，则不可为训矣。

或问金银花败毒则有之，而吾子曰补阴，得毋惑于《本经》长年益寿之语乎？曰：金银花补之性实多于攻。攻毒之药，未有不散气者也，而金银花非惟不散气，且能补气，更善补阴，但少用则补多于攻，多用则攻胜于补。故攻毒之药，未有善于金银花者也。若疑金银花为长年益寿之药，则不可。盖至纯之品，始可长服以延龄，偏霸之味，止可暂投以奏效。金银花止宜用之以攻毒，而不宜用之以补虚。若惑于长年益寿之说，始信金银花为补阴之药，则余且劝人长服为添寿之助，何以止言攻毒哉。

或问金银花之解毒，近人亦多知之。然未有若吾子之赞叹甚神者，子欲显书之奇，不顾言之大乎？曰：金银花化毒，吾言止扬其十之五，余尚未尽言也。今因吾子之问，而罄悉之。夫痈毒之初生也，其身必疼痛而欲死，服金银花，而痛不知何以消也；当痈毒之溃脓也，其头必昏眩而不能举，服金银花，而眩不知何以去也；及痈毒之收口也，其口必黑黯而不能起，服金银花，而陷不知何以起也，然此犹阳症之痈毒也。若阴症之痈毒，其初生也，背必如山之重，服金银花，而背轻如释负也；其溃脓也，心必如火之焚，服金银花，而心凉如饮浆也；

其收口也，肉必如刀之割，服金银花，而皮痒如爪搔也，然此犹阴症而无大变者也。倘若痛痒之未知，昏愦之不觉，内可洞见其肺腑，而外无仅存之皮骨，与之食而不欲食，与之汤而不欲饮，悬性命于顷刻，候死亡于须臾，苟能用金银花一斤，同人参五、六两，共煎汁饮之，无不夺魂于垂绝，返魄于已飞也。谁谓金银花非活人之仙草乎。其功实大，非吾言之大也。

或问金银花散毒则有之，未必如是之神。曰：金银花之功效，实不止此。金银花无经不入，而其专入之经，尤在肾、胃二经。痈毒，止阴、阳之二种，阳即胃，而阴即肾。阳变阴者，即胃之毒入于肾也；阴变阳者，即肾之毒入于胃也。消毒之品，非专泻阳明胃经之毒，即专泻少阴肾经之毒。欲既消胃毒，而又消肾毒之药，舍金银花，实无第二品也。金银花消胃中之毒，必不使毒再入于肾脏，消肾中之毒，必不使毒重流于胃腑。盖金银花能先事而消弥，复能临事而攻突，更善终事而收敛也。

或疑金银花性甚缓，而痈疽毒势最急，何以功用之大竟至如此，岂急症缓治之法欤？曰：痈疽势急，治法不啻救焚，乌可以缓治之哉。金银花性缓，而用之治痈疽也，则缓而变为急矣，况用之四五两，以至半斤、一斤，则其力更专，而气更勇猛，此正急症急治之也。

巴戟天

巴戟天，味甘、温，无毒。入心、肾二经。补虚损劳伤，壮阳道，止小腹牵痛，健骨强筋，定心气，益精增志，能止梦遗。此臣药，男妇俱有益，不止利男人也。世人谓其能使痿阳重起，故云止利男子。不知阳事之痿者，由于命门火衰，妇人命门与男子相同，安在不可同补乎。夫命门火衰，则脾胃寒虚，即不能大进饮食，用附子、肉桂，以温命门，未免过于太热，何如用巴戟天之甘温，补其火，而不烁其水之为妙耶。

或问巴戟天近人罕用，止用之于丸散之中，不识亦可用于汤剂中耶？曰：巴戟天，正汤剂之妙药，无如近人不识也。巴戟天，温而不热，健脾开胃，既益元阳，复填阴水，真接续之利器，有近效，而又有远功。夫巴戟天虽入心、肾，而不入脾、胃，然入心，则必生脾胃之气，故脾胃受其益。汤剂用之，其效易速，必开胃气，多能加餐，及至多餐，而脾乃善消。又因肾气之补，熏蒸脾胃之气也，谁谓巴戟天不宜入于汤剂哉。

巴戟天温补命门，又大补肾水，实资生之妙药。单用一味为丸，更能补精种子，世人未知也。

或疑巴戟天入汤剂最妙，何以前人未见用之？曰：前人多用，子未知之耳。夫巴戟天，补水火之不足，益心肾之有余，实补药之翘楚也。用之补气中，可以健脾以开胃气；用之补血之中，可以润肝以养肺阴，古人不特用之，且重用之，自黄柏、知母之论兴，遂置巴戟天于无用之地。嗟乎！人生于火，而不生于寒，如巴戟天之药，又乌可不亟为表扬哉。

五加皮

五加皮，味辛而苦，气温而寒，无毒。近人多取而酿酒，谓其有利益也，甚则夸大其辞，分青、黄、赤、白、黑，配五行立论，服三年可作神仙，真无稽之谈也。此物止利风湿，善消瘀血则真。若言其扶阳起痿，止小便遗沥，去妇人阴痒，绝无一验。而举世宗之，牢不可破，亦从前著书者之误也。余故辨之，使世人毋再惑耳。

或问五加皮，举世皆以为补，先生独言非补，世人饮此酒未见有损，何也？曰：有其功则言功，有其弊而言弊。五加皮，实有损无益之药，而举世宗之，余所以大声疾呼也。此酒江淮之间最多，然饮之而未见损者，亦有其故。盖江淮地势卑湿，服五加皮之酒以去湿，似乎得宜。若非江淮污下之所，而地处高燥，则燥以益燥，吾日见其损，而不见其益矣。

或问东华真人煮石法用五加皮，世为仙经所需，而昔年鲁定公母单服五加皮，以致不死，岂皆不可信耶？曰：此皆造酒附会之辞也。五加皮实止除湿，而不能延年，欲藉其轻身耐老，此余之所不敢信也。

川　芎

川芎，味辛，气温，升也，阳也，无毒。入手、足厥阴二经。功专补血。治头痛有神，行血海，通肝经之脏，破癥结宿血，产后去旧生新，凡吐血、衄血、溺血、便血、崩血，俱能治之。血闭者能通，外感者能散，疗头风甚神，止金疮疼痛。此药可君可臣，又可为佐使，但不可单用，必须以补气、补血之药佐之，则利大而功倍。倘单用一味以补血，则血动，反有散失之忧；单用一味以止痛，则痛止，转有暴亡之虑。若与人参、黄芪、白术、茯苓同用以补气，未必不补气以生血也；若与当归、熟地、山茱、麦冬、白芍以补血，未必不生血以生精也。所虑者，同风药并用耳，可暂而不可常，中病则已，又何必久用哉。

或问川芎既散真气，用四物汤以治痨怯，毋乃不可乎？不知四物汤中，有当归、熟地为君，又有芍药为臣，用川芎不过佐使，引入肝经，又何碍乎？倘四物汤，减去川芎，转无效验。盖熟地性滞，而芍药性收，正藉川芎辛散以动之也。又未可鉴暴亡之失，尽去之以治虚劳也。

或问佛手散用川芎，佐当归生血，为产门要药，我疑其性动而太散，何以产后之症偏服之，而生血且生气也？夫血不宜动，而产后之血，又惟恐其不动也。产后之血一不动，即凝滞而上冲，则血晕之症生矣。佛手散，正妙在于动也，动则血活，旧血易去，而新血易生。新血既生，则新气亦自易长，又何疑川芎性动而太散哉。

或问川芎散气是真，何以补血药必须用之，岂散气即生血乎？曰：血生于气，气散则血从何生。不知川芎散气，而复能生血者，非生于散，乃生于动也。血大动，则走而不能生；血不动，则止而不能生矣。川芎之生血，妙在于动也。单用一味，或恐过动而生变，合用川芎，何虞过动哉。所以为生血药中之必需，取其同群而共济也。

或问川芎妙在于动而生血，听其动可也。胡必用药以佐之，使动而不动耶？不知动则变者，古今之通义。防其变者，用药之机权。川芎得群补药，而制其动者，正防其变也。虽然，天下不动则不变，不制其动，而自动者，必生意外之变，其变为可忧；制其动，而自动者，实为意中之变，其变为可喜。盖变出意外者，散气而使人暴亡；变出意中者，生血而使人健旺。血非动不变，血非变不化也。

或疑川芎生血出于动，又虑其生变，而制其动，则动犹不动也，何以生血之神哉？曰：不动而变者，无为而化也。川芎过动，而使之不动，则自安其功矣。其生血化血，亦有不知其然而然之妙，是不动之动，正治于动也。

或疑川芎生血，而不生气，予独以为不然。盖川芎亦生气之药，但长于生血，而短于生气耳。世人见其生血有余，而补气不足，又见《神农本草》言其是补血之药，遂信川芎止补血，而不生气，绝无有用补气之中。岂特无有用之于补气，且言耗气而相戒。此川芎生气之功，数千年未彰矣，谁知川芎之能生气乎？然而川芎生气，实不能自生也，必须佐参、术以建功，辅芪、归以奏效，不可嫌其散气而不用之也。

或疑川芎生气，终是创谈，仍藉参、术、芪、归之力，未闻其自能生气也。曰：用川芎，欲其自生气也，固力所甚难；用川芎，欲其同生气也，又势所甚易。盖川芎得参、术、芪、归，往往生气于须臾，生血于眉睫，世人以为是参、术、芪、归之功也。然何以古人不用他药以佐参、术、芪、归，而必用川芎以佐之，不可以悟生气之说哉。

或疑川芎用之于佛手散中，多获奇功，离当归用之，往往偾事，岂川芎与当归，性味之相宜耶？夫当归性动，而川芎亦动，动与动相合，必有同心之好，毋怪其相得益彰也。然而两动相合，反不全动，故不走血，而反生血耳。

或问川芎性散而能补，是补在于散也。补在散，则补非大补，而散为大散矣。不知散中有补，则散非全散。用之于胎产最宜者，盖产后最宜补，又虑过补，则血反不散，转不得补之益矣。川芎于散中能补，既无瘀血之忧，又有生血之益，妙不在补而在散也。

芍　药

芍药，味苦、酸，气平、微寒，可升可降，阴中之阳，有小毒。入手足太阴，又入厥阴、少阳之经。能泻能散，能补能收，赤白相同，无分彼此。其功全在平肝，肝平则不克脾胃，而脏腑各安，大小便自利，火热自散，郁气自除，痈肿自消，坚积自化，泻痢自去，痢痛自安矣。盖善用之，无往不宜，不善用之，亦无大害。无如世人畏用，恐其过于酸收，引邪入内也。此不求芍药之功，惟求芍药之过。所以，黄农之学，不彰于天下，而夭札之病，世世难免也，予不得不出而辨之。

夫人死于疾病者，色欲居其半，气郁居其半。纵色欲者，肝经之血必亏，血亏则木无血养，木必生火，以克脾胃之土矣。脾胃一伤，则肺金受刑，何能制肝。木寡于畏，而仍来克土，治法必须滋肝以平木。而滋肝平木之药，舍芍药之酸收，又何济乎。犯气郁者，其平日肾经之水，原未必大足以生肝木，一时又遇拂抑，则肝气必伤。夫肝属木，喜扬而不喜抑者也，今既拂抑而不舒，亦必下克于脾土，脾土求救于肺金，而肺金因肝木之旺，肾水正亏，欲顾子以生水，正不能去克肝以制木，而木气又因拂抑之来，更添恼怒，何日是坦怀之日乎。治法必须解肝木之忧郁，肝舒而脾胃自舒，脾胃舒，而各经皆舒也。舍芍药之酸，又何物可以舒肝乎。是肝肾两伤，必有资于芍药，亦明矣。然而芍药少用之，往往难于奏效。盖肝木恶急，遽以酸收少济之，则肝木愈急，而木旺者不能平，肝郁者不能解。必用至五六钱，或八钱，或一两，大滋其肝中之血，始足以慰其心而快其意，而后虚者不虚，郁者不郁也。然则芍药之功用，如此神奇，而可以酸收置之乎。况芍药功用，又不止二者也，与当归并用，治痢甚效；与甘草并用，止痛实神；与栀子并用，胁痛可解；与蒺藜并用，目疾可明，且也与肉桂并用，则可以祛寒；与黄芩并用，则可以解热；与参、芪并用，则可以益气；与芎、归、熟地并用，则可以补血。用之补则补，用之泻则泻，用之散则散，用之收则收，要在人善用之，乌得以酸收二字而轻置之哉。

或问芍药有不可用之时，先生之论，似乎无不可用，得毋产后亦可用，而伤寒传经亦可用乎？曰：产后忌芍药者，恐其引寒气入腹也，断不可轻用。即遇必用芍药之病，止可少加数分而已。若伤寒未传太阳之前，能用芍药，则邪尤易出。惟传入阳明，则断乎不可用。至于入少阳、厥阴之经，正须用芍药和解，岂特可用而已哉。

或问芍药平肝气也，肝气不逆，何庸芍药，吾子谓芍药无不可用，毋乃过于好奇乎？夫人生斯世，酒、色、财、气，四者并用，何日非使气之日乎。气一动，则伤肝，而气不能平矣。气不平，有大、小之分，大不平，则气逆自大；小不平，则气逆亦小。人见气逆之小，以为吾气未尝不平也，谁知肝经之气已逆乎？故平肝之药，无日不可用也，然则芍药又何日不可用哉。

或问郁症利用芍药，亦可多用之乎？曰：芍药不多用，则郁结之气，断不能开。世人用香附以解郁，而郁益甚，一多用芍药，其郁立解，其故何也？盖郁气虽成于心境之拂抑，亦终因于肝气之不足，而郁气乃得而结也。用芍药以利其肝气，肝气利，而郁气亦舒。但肝因郁气之结，则虚者益虚，非大用芍药以利之，则肝气未易复，而郁气亦未易解也。故芍药必须宜多用以平肝，而断不可少用以解郁耳。

或问芍药虽是平肝，其实乃益肝也。益肝则肝木过旺，不畏肝木之克土乎？曰：肝木克土者，乃肝木之过旺也。肝木过旺则克土，肝木既平，何至克土乎。因肝木之过旺而平肝，则肝平而土已得养。土得养，则土且自旺，脾胃既有旺气，又何畏于肝木之旺哉。况肝木因平而旺，自异于不平而自旺也。不平而自旺者，土之所畏；因平而旺者，土之所喜。盖木旺而土亦旺，土木有相得之庆，又何畏于肝木之克哉。

或问芍药妙义，先生阐发无遗，不识更有异闻，以开予之心胸乎？曰：芍药之义，乌能一言而尽哉，但不知吾子欲问者。用芍药治何经之病也，或人以克胃者，何以用芍药耶。夫芍药平肝，而不平胃，胃受肝木之克，泻肝而胃自平矣，何必疑。

或又曰非此之谓也。余所疑者，胃火炽甚，正宜泻肝木，以泻胃火，何以反用芍药益肝以生木，便木旺而火益旺耶？曰：胃火之盛，正胃土之衰也。胃土既衰，而肝木又旺，宜乎克土矣。谁知肝木之旺，乃肝木之衰乎。肝中无血则干燥，而肝木欲取给于胃中之水以自养，而胃土之水，尽为木耗，水尽则火炽，又何疑乎。用芍药以益肝中之血，则肝足以自养其木，自不至取给于胃中之水，胃水不干，则胃火自息，山下出泉，不可以济燎原之火乎。此盖肝正所以益胃也。或人谢曰：先生奇论无穷，不敢再难矣。

或又问曰肝木之旺，乃肝木之衰，自当用芍药以益肝矣，不识肝木不衰，何以亦用芍药？曰：子何以见肝木之不衰也。或人曰：胁痛而至手不可按，目疼而至日不可见，怒气而血吐之不可遏，非皆肝木之大旺而非衰乎。嗟乎！子以为旺，而我以为衰也。夫胁痛至手不可按，非肝血之旺，乃肝火之旺也，火旺由于血虚；目痛至日不可见，非肝气之旺，乃肝风之旺也，风旺由于气虚怒极；至血之狂吐，非肝中之气血旺也，乃外来之事，触动其气，而不能泄，使血不能藏而外越，然亦因其平日之肝木素虚，而气乃一时不能平也。三症皆宜用芍药以滋肝，则肝火可清，肝风可去，肝气可舒，肝血可止。否则，错认为旺，而用泻肝之味，变症蜂起矣。总之，芍药毋论肝之衰旺、虚实，皆宜必用，不特必用，而更宜多用也。

或又问曰肝虚益脾，敬闻命矣，何以心虚而必用芍药耶？夫肝为心之母，而心为肝之子也，子母相关，补肝正所以补心，乌可弃芍药哉。或人曰：予意不然。以心为君主之官，心虚，宜五脏兼补，何待补肝以益心哉。嗟乎！补肾可以益心，必不能舍肝木而上越；补脾可以益心，必不能外肝木而旁亲；补肺可以益心，亦不能舍肝木而下降。盖肾交心，必先补肝，而后肾之气，始可交于心之中，否则，肝取肾之气，而心不得肾之益矣。脾滋心，必先补肝，而后脾之气，始足滋于心之内，否则，肝盗脾之气，而心不得脾之益矣。肺润心，必先补肝，而后肺之气，始得润于心之宫，否则，肝耗肺之气，而心不得肺之益矣。可见肾、脾、肺三经之入心，俱必得肝气而后入，正因其子母之相亲，他脏不得而间之也。三脏补心，既必由于肝，而肝经之药，何能舍芍药哉。非芍药，不可补肝以补心，又何能舍芍药哉。

或问芍药，平肝之药也，乃有时用之以平肝，而肝气愈旺，何故乎？曰：此肺气之衰也。肺旺，则肝气自平，金能克木也。今肝旺之极，乃肺金之气衰极也，不助金以生肺，反助木以生肝，则肝愈旺矣，何畏弱金之制哉，此用芍药，而不能平肝之义也。

或问芍药不可助肝气之旺，敬闻命矣。然有肝弱而用之，仍不效者，又是何故？此又肺气之过旺也。肝弱补肝，自是通义。用芍药之益肝，谁曰不宜。然而肝之所畏者，肺金也，肺气大旺，则肝木凋零。用芍药以生肝气，而肺金辄来伐之，童山之萌芽，曷胜斧斤之旦旦乎。故芍药未尝不生肝经之木，无如其生之而不得也。必须制肺金之有余，而后用芍药，以益肝木之不足。樵采不入于山林，枝叶自扶苏于树木，此必然之势也，又何疑于芍药之不生肝木哉？

或问芍药生心，能之乎？夫心乃肝之子也，肝生心，而芍药生肝之物，独不可生肝以生心乎。独是生肝者，则直入于肝中，而生心者，乃旁通于心外，毕竟入肝易，而入心难也。虽然，心乃君主之宫，补心之药不能直入于心宫，补肝气，正所以补心气也。母家不贫，而子舍有空乏者乎。即有空乏，可取之于母家而有余。然则芍药之生心，又不必直入于心中也。

或疑芍药味酸以泻肝，吾子谓是平肝之药，甚则誉之为益肝之品，此仆所未明也。嗟乎？肝气有余则泻之，肝气不足则补之。平肝者，正补泻之得宜，无使不足，无使有余之谓也。芍药最善平肝，是补泻攸宜也。余言平肝，而泻在其中矣，又何必再言泻哉？或疑芍药赤、白有分，而先生无分赤、白，又何所据而云然哉。夫芍药之不分赤、白，非创说也，前人已先言之矣。且世人更有以酒炒之者，皆不知芍药之妙也。夫芍药正取其寒，以凉肝之热，奈何以酒制，而使之温耶。既恐白芍之凉，益宜用赤芍之温矣，何以世又尚白而尚赤也？总之，不知芍药之功用，而妄为好恶，不用赤而用白，不用生而用熟也，不大可哂也哉。

黄芩

黄芩，味苦，气平，性寒，可升可降，阴中微阳，无毒。入肺经、大肠。退热除烦，泻膀胱之火，止赤痢，消赤眼，善安胎气，解伤寒郁蒸，润燥，益肺气。但可为臣使，而不可为君药。近人最喜用之，然亦必肺与大肠、膀胱之有火者，用之始宜，否则，不可频用也。古人云黄芩乃安胎之圣药，亦因胎中有火，故用之于白术、归身、人参、熟地、杜仲之中，自然胎安。倘无火，而寒虚胎动，正恐得黄芩而反助其寒，虽有参、归等药补气、补血、补阴，未必胎气之能固也。况不用参、归等药，欲望其安胎，万无是理矣。

或问黄芩清肺之品也，肺经之热，必须用之，然亦有肺热用黄芩，而转甚者，何也？曰：用黄芩以清肺热，此正治之法也。正治者，治肺经之实邪也。肺经有实邪，黄芩用之，可以解热；肺经有虚邪，黄芩用之，反足以增寒。盖实邪宜正治，而虚邪宜从治也。

或问黄芩举世用而无疑，与用知母、黄柏颇相同，乃先生止咎用知母、黄柏之误，而不咎用黄芩，何也？曰：黄芩亦非可久用之药，然其性寒而不大甚，但入于肺，而不入于肾。世人上热多，而下热者实少，清上热，正所以救下寒也。虽多用久用，亦有损于胃，然肾经未伤，本实不拨，一用温补，便易还原，其弊尚不至于杀人。若知母、黄柏泻肾中之火矣，肾火消亡，脾胃必无生气，下愈寒而上愈热，本欲救阴虚火动，谁知反愈增其火哉。下火无根，上火必灭，欲不成阴寒世界得乎。此用黄柏、知母之必宜辟也。

或问黄芩乃清肺之药，肺气热，则肾水不能生，用黄芩以清肺金，正所以生肾水乎？曰：黄芩但能清肺中之金，安能生肾中之水。夫肺虽为肾经之母，肺处于上游，居高润下，理之常也，何以清金而不能生水。盖肺中之火乃邪火，而非真火也，黄芩止清肺之邪火耳，邪火散，而真水自生，安在不可下生肾水。不知肾水之生，必得真火之养，黄芩能泻邪火，而不能生真火，此所以不能生肾水也。予之取黄芩者，取者暂用以全金，非取其久用以益水。

或疑黄芩之寒凉，不及黄柏、知母，以黄芩味轻，而性又善散，吾子攻黄柏、知母宜也，并及黄芩，毋乃过乎？曰：黄芩之多用，祸不及黄柏、知母远甚，余未尝有过责之辞，独是攻击知母、黄柏，在于黄芩门下而畅论之，似乎并及黄芩矣。谁知借黄芩，以论黄柏、知母，意重在黄柏、知母也。见黄芩之不宜多用，益知黄柏、知母之不可重用矣。世重寒凉，病深肺腑，不如此，又何以救援哉。

黄 连

黄连，味苦，寒，可升可降，阴也，无毒。入心与胞络。最泻火，亦能入肝。大约同引经之药，俱能入之，而入心，尤专经也。止吐利吞酸，善解口渴。治火眼甚神，能安心，止梦遗，定狂躁，除痞满，去妇人阴户作肿。治小儿食土作疳，解暑热、湿热、郁热，实有专功。但亦臣使之药，而不可以为君，宜少用，而不宜多用，可治实热，而不可治虚热也。盖虚火宜补，则实火宜泻。以黄连泻火者，正治也；以肉桂治火者，从治也。故黄连、肉桂，寒热实相反，似乎不可并用，而实有并用而成功者。盖黄连入心，肉桂入肾也。凡人日夜之间，必心肾两交，而后水火始得既济，火水两分，而心肾不交矣。心不交于肾，则日不能寐；肾不交于心，则夜不能寐矣。黄连与肉桂同用，则心肾交于顷刻，又何梦之不安乎。

或问苦先入心，火必就燥，黄连味苦而性燥，正与心相同，似乎入心之相宜矣，何以久服黄连，反从火化，不解心热，而反增其焰者，何也？曰：此正见用黄连之宜少，而不宜多也。盖心虽属火，必得肾水以相济，用黄连而不能解火热者，原不可再泻火也。火旺则水益衰，水衰则火益烈，不下治而上治，则愈增其焰矣。譬如釜内无水，止成焦釜，以水投之，则热势上冲而沸腾矣。治法当去其釜下之薪，则釜自寒矣。故正治心火而反热者，必从治心火之为安，而从治心火者，又不若大补肾水之为得。盖火得火而益炎，火得水而自息耳。

或问黄连止痢而厚肠胃，吾子略而不谈，何也？曰：此从前《本草》各书，无不载之，无俟再言也。然而予之不谈者，又自有在。盖黄连非治痢之物，泻火之品也。痢疾湿热，用黄连性燥而凉，以解湿而除热似矣。殊不知黄连独用以治痢，而痢益甚，用之于人参之中，治噤口之痢最神；用之于白芍、当归之中，治红赤之痢最效，可借之以泻火，而非用之以止痢，予所以但言其泻火耳。况上文曾言止吐利吞酸，利即痢也，又未尝不合言之矣。至于厚肠胃之说，说者谓泻利日久，下多亡阴，刮去脂膜，肠胃必薄矣，黄连既止泻利，则肠胃之薄者，可以重厚。嗟乎！此臆度之语，而非洞垣之说也。夫黄连性燥而寒凉，可以暂用，而不可久用。肠胃之脂膜既伤，安得一时遽厚哉。夫胃薄者，由于气血之衰，而肠薄者，由于精水之耗。黄连但能泻火，而不能生气血、精水，吾不知所谓厚者，何以厚也。

或问黄连泻火，何以谓之益心，可见寒凉未必皆是泻药。曰：夫君之论，是欲扬黄柏、知母也。吾闻正寒益心，未闻正寒益肾。夫心中之火，君火也；肾中之火，相火也。正寒益心中之君火，非益心中之相火。虽心中君火，每藉心外相火以用事，然而心之君火则喜寒，心之相火则喜热。以黄连治心之君火，则热变为寒；以黄连治心之相火，则寒变为热。盖君火宜正治，而相火宜从治也。夫相火在心火之中，尚不用寒以治热，况相火在肾水之内，又乌可用寒以治寒乎。昔丹溪用黄柏、知母，入于六味丸中，未必不鉴正寒益心，亦可用正寒以益肾也。谁知火不可以水灭，肾不可与心并论哉。

或疑世人用黄连，不比用黄柏、知母，先生辟黄柏、知母，何必于论黄连之后，而大张其文澜哉？嗟乎！是有说焉，不可不辨也。夫人生于火，不闻生于寒也。以泻火为生，必变生为死矣。从来脾胃喜温，而不喜寒，用寒凉降火，虽降肾火也，然胃为肾之关门，肾寒则胃寒，胃寒则脾亦寒。脾胃既寒，又何以蒸腐水谷哉。下不能消，则上必至于不能受，上下交困，不死何待乎。

又肺金之气，必夜归于肾之中，肾火沸腾，则肺气不能归矣。然补其肾水，而益其肺金，则肾足，而肺气可复归于肾。倘肾寒则肾火不归，势必上腾于肺，而又因肾之寒，不敢归于下，则肺且变热，而咳嗽之症生。肺热而肾寒，不死又何待乎。慨自虚火实火、正火邪火、君火相火之不明，所以有治火之错也。夫黄连，泻实火也，补正火也，安君火也，不先将黄连之义，罄加阐扬，则虚火、邪火、相火之道，终不明于天下。吾所以于黄连门中，痛攻黄柏、知母，使天下后世知治火之药，不可乱用寒凉，实救其源也。

桔 梗

桔梗，味苦，气微温，阳中阴也，有小毒。入手足肺、胆二经。润胸膈，除上气壅闭，清头目，散表寒邪，祛胁下刺痛，通鼻中窒塞，治咽候肿痛，消肺热有神，消肺痈殊效，能消恚怒，真舟楫之需，引诸药上升。解小儿惊痫，提男子血气，为药中必用之品，而不可多用者也。盖少用，则攻补之药，恃之上行以去病；多用，则攻补之药，借之上行而生殃。惟咽喉疼痛，与甘草多用，可以立时解氛，余则戒多用也。

或问桔梗乃舟楫之需，毋论攻补之药，俱宜载之而上行矣，然亦不能载之者，何故？曰：桔梗之性上行，安有不能载之者乎。其不能载者，必用药之误也。夫桔梗上行之药，用下行之药于攻补之中，则桔梗欲上而不能上，势必下行之药，欲下而不能下矣。余犹记在襄武先辈徐叔岩，闻余论医，阴虚者宜用六味地黄汤，阳虚者宜用补中益气汤。徐君曰：余正阴阳两虚也。余劝其夜服地黄汤，日服补中益气汤，服旬日，而精神健旺矣。别二年复聚，惊其精神不复似昔，问曾服前二汤否，徐君曰：子以二汤治予病，得愈后，因客中无仆，不能朝夕煎饮消息子之二方，而合为丸服，后气闭于胸膈之间，医者俱言二方之不可长服，予久谢绝。今幸再晤，幸为我治之。予仍以前二方，令其朝夕分服，精神如旧。徐君曰：何药经吾子之手，而病即去也，非夫医而何？余曰：非余之能，君自误耳。徐问故。余曰：六味地黄汤，补阴精之药，下降者也；补中益气汤，补阳气之药，上升者也。二汤分早晚服之，使两不相妨，而两有益也。今君合而为一，则阳欲升，阴又欲降，彼此势均力敌，两相持，而两无升降，所以饱闷于中焦，不上不下也。徐君谢曰：医道之渊微也如此。夫桔梗与升麻、柴胡，同是升举之味，而升麻、柴胡用之于六味汤丸之内，其不能升举如此，然则桔梗之不能载药上行，又何独不然哉。正可比类而共观也。

或问桔梗散邪，而不耗正气，何以戒多用也？曰：桔梗亦有多用而成功。少阴风邪，致喉痛如破者，多用之，而邪散如响。是邪在上者，宜多用；而邪在下者，即不宜多用。

或问《古今录验方》中载桔梗治中蛊毒，下血如鸡肝片者血块石余，服方寸匕，七日三服而愈，其信然乎？曰：此失其治蛊之神方，止记其引导之味也。中蛊必须消毒，下血必须生血，一定之理也。桔梗既非消毒之品，又非生血之药，乌能治蛊而止血乎。盖当时必有神奇之丸，以酒调化，同桔梗汤送之奏功，而误传为桔梗，《古今录》遂志之也。

或问桔梗不可多用，而吾子又谓可以多用，何言之相背也？曰：邪在上者宜多，邪在下者宜少，余已先辨之，未尝相背也。虽然，用药贵得其宜，要在临症斟酌。有邪在上，多用桔梗而转甚；有邪在下，少用桔梗而更危。

盖邪有虚实之不同，而桔梗非多寡之可定，故实邪可用桔梗，而虚邪断不可用桔梗也。

栝蒌实 附天花粉

栝蒌实，味苦，气寒，降也，阴也，无毒。入肺、胃二经。最能下气涤秽，尤消郁开胃，能治伤寒结胸，祛痰，又解渴生津，下乳。但切戒轻用，必积秽滞气结在胸上，而不肯下者，始可用之以荡涤，否则，万万不可孟浪。

盖栝蒌实最消人之真气，伤寒结胸，乃不得已用之也。苟无结胸之症，何可轻用。至于消痰、解渴、下乳，止可少少用之，亦戒不可重任。他本言其能治虚怯劳嗽，此杀人语，断不可信，总惑于补肺之说也。夫栝蒌乃攻坚之药，非补虚之品。

天花粉，即栝蒌之根，而性各不同。盖栝蒌实其性最悍，非比天花粉之缓，用栝蒌实，不若以天花粉代之。天花粉，亦消痰降气，润渴生津，清热除烦，排脓去毒，逐瘀定狂，利小便而通月水。其功用多于栝蒌实，虚人有痰者，亦可少用以解燥而滋枯，又何必轻用栝蒌实哉。

或问栝蒌实能陷胸中之邪，为伤寒要药，而吾子切切戒之，何不删去栝蒌，独存天花粉之为当哉？曰：医道必王、霸并用，而后出奇制胜，始能救生死于顷刻。结胸之症，正死在须臾也，用天花粉以消痞满，其功迟，用栝蒌以消痞满，其功捷。但结胸之痞满不同，小痞小满之症，不妨用天花粉以消之；大痞大满之症，非栝蒌断然不可。又在人临症细辨，非栝蒌之竟可不用也。

或疑栝蒌推胸中之食，荡胃中之邪，其势甚猛。伤寒至结胸，其正气已大丧矣，又用此以推荡之，不虚其虚乎？先生又谓不可用天花粉相代，岂伤寒之虚，可以肆然不顾乎？曰：伤寒不顾其虚，则邪且铄尽人之元气，顷刻即死矣，乌可肆然不顾乎。用栝蒌以陷胸，正所以顾其虚也。夫陷胸之成，由于邪退之时，而亟用饮食，则邪仍聚而不肯散。夫邪之所以散者，由于胃中空虚，邪无所得，故有不攻而散之意。邪甫离胃，而胃气自开，以致饥而索食，此时而能坚忍半日，则邪散尽矣。无如邪将散，而人即索食，食甫下喉，而邪复群聚而逐矣。仲景张夫子所以又立陷胸汤，用栝蒌为君，突围而出，所向无前，群邪惊畏，尽皆退舍，于是，渐次调补，而胸胃之气安焉。是推荡其邪气，非即急救其正气之明验乎。倘畏首畏尾，不敢轻用栝蒌，虽久则食消，亦可化有事为无事。然所伤正气多矣，此栝蒌之宜急用，而不可失之观望耳。

或问栝蒌陷胸，以救胃中之正气是矣，然吾恐栝蒌祛邪以入脾，走而不守，则脾当其害，不犹以邻国为壑乎？曰：栝蒌但能陷胸，而不能陷腹。胸中之食，可推之以入于腹，脾中之食，不必荡之以入于肠。盖脾主出而易化，胃主纳而难消也。

或问栝蒌陷胸中之邪，抑陷胸中之食耶？曰：结胸之症，未有不因食而结者也。陷胸汤乃陷食，而非陷邪也。虽然，邪因食而复聚，虽邪不入于胃之中，而邪实布于胃之口。陷胸中之食，而邪解散，即谓之陷邪亦可也。然而食可陷，而邪不可陷。食陷必入于脾，邪陷必入于肾。入脾者，栝蒌可乘胜而长驱，入肾者，栝蒌不能入肾，势必变生不测。今用陷胸，而食消邪散，是陷胸汤实陷食，而非陷邪也。但止陷食，而不陷邪，而邪何以竟散耶？是结胸之症因得食而结，则陷胸之汤，其邪亦因陷食而散也。

或疑陷胸汤用栝蒌，不止陷胸中之邪，亦陷腹中之邪也，邪在腹中，安知不祛之入肾乎？曰：陷胸汤势最捷。邪逢栝蒌即散，安在又入于肾乎。况邪已在腹，与在胸者有别，在胸者，居高临下，恐有走失入肾之虞；在腹者，邪趋大肠，其势甚便，岂返走于肾经哉。

或问栝蒌与天花粉，同为一本，何以天花粉反不似栝蒌之迅扫胸中之邪耶。曰：天花粉消痞满，其功缓；栝蒌实消痞满，其功捷，余前条已言，但未言其所以缓与捷也。夫栝蒌为天花粉之子，而天花粉为栝蒌之根，子悬于天下，而性实顾根，故趋于下者甚急；根藏于地中，而性实恋子，故育于上者自缓。缓、捷之故，分于此，而陷消之功，亦别于此。故宜缓者用天花粉，宜急者用栝蒌实，又何虑功效之不奏哉。

紫　菀

紫菀，味苦、辛，温，无毒。入手太阴，兼入足阳明。主咳逆上气，胸中寒热结气，去蛊毒，疗咳唾脓血，止喘悸、五劳体虚，治久嗽。然亦只可为佐使，而不可单用以取效。

或问缪仲醇云：观紫菀能开喉痹，取恶涎，则辛散之功烈矣。然而又云：其性温，肺病咳逆喘嗽，皆阴虚肺热症也，不宜多用等语，似乎紫菀并不可以治嗽也。曰：紫菀舍治嗽之外，原无多奇功。治缠喉风、喉闭者，正取其治肺经咳逆、阴虚肺热也，而仲醇以此相戒，何哉。夫喉闭，未有非下寒上热之症也。紫菀性温，而又兼辛散，从其火热之性而解之，乃从治之法，治之最巧者也。仲醇最讲阴虚火动之旨，何独于紫菀而昧之，此铎所不解也。

或谓紫菀治肺之热，而性温而辛散，从火热之性而解之是矣。然而肺经最恶热，以热攻热，必伤肺矣。吾恐邪去而肺伤也。

曰：久嗽则肺必寒，以温治寒，则肺且受益，何伤之有。

贝 母

贝母，味苦，气平、微寒，无毒。入肺、胃、脾、心四经。消热痰最利，止久嗽宜用，心中逆气多愁郁者可解，并治伤寒结胸之症，疗人面疮能效。难产与胞衣不下，调服于人参汤中最神。黄瘅赤眼，消渴除烦，喉痹，疝瘕，皆可佐使，但少用足以成功，多用或以取败。宜于阴虚火盛，不宜于阳旺湿痰。世人不知贝母与半夏，性各不同，惧半夏之毒，每改用贝母。不知贝母消热痰，而不能消寒痰，半夏消寒痰，而不能消热痰也。故贝母逢寒痰，则愈增其寒；半夏逢热痰，则大添其热。二品泾渭各殊，乌可代用。前人辨贝母入肺，而不入胃，半夏入脾胃，而不入肺经，尚不知贝母之深也。盖贝母入肺、胃、脾、心四经，岂有不入脾、胃之理哉。正寒热之不相宜，故不可代用也。

或问贝母之疗人面疮，可信不可信乎？曰：此前人之成效，胡必疑之。然而有可疑者。人面疮，口能食，而面能愁，盖有祟凭之矣。祟凭必须解祟，何以用贝母即解，予久不得其故。后遇岐天师于燕市，另传治法，而后悟贝母之疗人面疮也，亦消其痰而已矣。夫怪病多起于痰，贝母消痰，故能愈也。如半夏亦消痰圣药，何治人面疮无效？不知人面疮，乃热痰结成热毒，半夏性燥，燥以治热，更添热矣。贝母乃治热痰圣药，以寒治热，而热毒自消，又何疑哉。

或问贝母消痰，消热痰也，然火沸为痰，非热乎，何以用之而绝无效耶？曰：火沸生痰，乃肾中之火上沸，非肺中之火上升。贝母止可治肺中之火痰，不化肾中之火痰也。岂惟不能化肾中之火痰，且动火而生痰矣。夫肾中之火，非补水不能除，肾火之痰，亦非补水不能消。贝母消肺中之痰，必铄肺中之气，肺虚则肾水之化源竭矣，何以生肾水哉。肾水不生，则肾火不降。肾火不降，又何以健脾而消痰哉。势必所用水谷不化精，而化痰矣。然则用贝母以治火沸为痰，不犹添薪而望止沸乎。毋怪沓无功效也。

或疑贝母不可治火沸为痰之症，吾用之六味丸中，亦可以治之乎？曰：六味汤止治火沸为痰之圣药也，加入贝母，则不效矣。盖火沸为痰，乃肾中之真水上沸而成痰，非肺中之津液上存而为痰也。六味汤补水以止沸，非化痰以止火，倘加入贝母，则六味欲趋于肾中，而贝母又欲留于肺内，两相牵掣，则药必停于不上不下之间。痰既不消，火又大炽，不更益其沸，而转添其咳嗽哉。此贝母断不可入于六味汤丸之中，以治火沸为痰之病也。

款冬花

款冬花，辛、甘而温，阳也，无毒。善止肺咳，消痰唾稠黏，润肺，泻火邪，下气定喘，安心惊胆怯，去邪热，除烦躁，平肝明目。烧烟吸之，亦善止嗽，尤能止肺咳肝嗽。近人喜用紫菀，而不用款冬者，殊不可解。紫菀虽亦止久嗽，而味苦伤胃，不若款冬之味甘，清中有补也。余所以取款冬，而弃紫菀耳。

或问款冬花，清中有补，多用之以益肺、益肝、益心，可乎？曰：款冬花虽清中有补，而多用亦复不宜，盖补少而清多也。夫款冬花入心则安心，入肝则明目，入肺则止咳，是其补也。然入心，则又泻心之火，多用则心火过衰，反不生胃以健食矣；入肝，则又泻肝之气，多用则心火过凋，反不能生心以定神矣；入肺，则又泻肺之气，多用则肾气过寒，反不能生脾以化物矣。

是款冬花多用则伤，少用则益，又何必多用哉？

本草新编·卷之三·角集

山阴陈士铎远公别号朱华子著
义乌金以谋孝艺甫云樵子订梓

广木香

广木香，味甘、苦，气温，降也，阴中阳也。无毒。能通神气，和胃气，行肝气，散滞气，破结气，止心疼，逐冷气，安霍乱吐泻，呕逆翻胃，除痞癖癥块、脐腹胀痛，安胎散毒，治痢必须，且辟疫气瘴疬。但此物虽所必需，亦止可少用之为佐使，使气行即止，而不可谓其能补气，而重用之也。大约用广木香由一分、二分，至一钱而止，断勿出于一钱之外，过多反无效功，佐之补而不补，佐之泻而亦不泻也。

或问广木香与青木香，同是止痢之药，子何取广木香，而弃青木香？盖广木香气温，而青木香气寒耳。夫痢乃湿热，青木香寒以去热，似相宜，而余毅然删去者，恶青木香之散气，虽有益于痢，终有损于气也。若广木香则不然，气温而不寒，能降气而不散气，且香先入脾，脾得之而喜，则脾气调而秽物自去，不攻之攻，正善于攻。此所以删青木香，而登广木香也。

木香气分药，又能开窍。气分药，与血分药不同，气止要引之使通，不须成队共行；若血药，则质沸而性腻，非多不能成功。

香　附

香附，味苦而甘，气寒而厚，阳中阴也，无毒。入肝、胆之经。专解气郁气疼，调经逐瘀，除皮肤瘙痒，止霍乱吐逆，崩漏下血，乳肿痈疮，皆可治疗。宿食能消，泄泻能固，长毛发，引血药至气分，此乃气血中必用之品。可为佐使，而不可为君臣。

今人不知其故，用香附为君，以治妇人之病，如乌金丸、四制香附丸之类，暂服未尝不快。久之而虚者益虚，郁者更郁，何也。香附，非补剂也，用之下气以推陈，非用之下气以生新；引血药至气分而散郁，非引血药入气分而生血也。舍气血之味，欲其阴生阳长得乎？故气虚宜补，必用参、芪；血少宜生，必须归、熟。香附不过调和于其内，参赞之寮佐，而轻任之为大将，鲜不败乃事矣。

或问香附为解郁圣药，吾子谓不可为君，岂香附不能解郁耶？曰：香附不解郁，又何药以解郁，但不可专用之为君耳。盖郁病未有不伤肝者也，香附入肝入胆之经，而又解气，自易开肝中之滞涩。但伤肝必伤其血，而香附不能生血也，必得白芍药、当归以济之，则血足而郁尤易解也。夫君药中之解郁者，莫善于芍药。芍药得臣使，速于解者，莫妙于香附、柴胡。是芍药为香附之君，而香附为芍药之佐，合而治郁，何郁不解乎。

或问香附解郁而开胃，乃有用香附，而郁仍不解，胃仍不开，岂又芍药、当归之未用乎？曰：是不尽然也。香附解郁者，解易舒之郁也；香附开胃者，开未伤之胃也。相思之病，必得其心上之人，而郁乃解；断肠之症，必得其意外之喜，而胃乃开。区区香附，固自无功，即益之以大料之芍药、厚味之当归，亦有无可如何者矣。岂尽可望于草木之解郁而开胃哉。

或问香附解郁之品，先生谓解郁之无用，是郁症乃不可解之症，吾甚为天下之有郁者危矣。嗟！郁之不解者，非草木之能开；而郁之可解者，舍草木，又奚以开之耶。香附正开郁之可解者也。可解之郁，而欲舍香附而求之草木之外，斯惑矣。

或疑香附性燥，故易入肝，肝气既郁，而肝木必加燥矣，以燥投燥，又何解郁之有？曰：香附之解郁，正取其燥也。惟燥，故易入于燥之中，惟燥，故不可单用于燥之内。和之以芍药、当归，则燥中有润而肝舒，燥中不燥而郁解也。

益 智

益智，味辛，气温，无毒，入肺、脾、肾三经。能补君、相二火，和中焦胃气，逐寒邪，禁遗精溺，止呕哕，摄涎唾，调诸气，以安三焦。夜多小便，加盐服之最效，但不可多用，恐动君相之火也，然能善用之，则取效甚捷。大约入于补脾之内，则健脾，入于补肝之内，则益肝，入于补肾之中，则滋肾也。

砂 仁

砂仁，味辛、苦，气温，无毒。入脾、肺、膀胱、大小肠。止哕定吐，除霍乱，止恶心，安腹痛，温脾胃，治虚劳冷泻，消宿食，止休息痢，安胎颇良。但止可为佐使，以行滞气，所用不可过多。用之补虚丸绝佳，能辅诸补药，行气血于不滞也。

或问砂仁消食之药，入之补虚之中，似乎不宜，何以绝佳？不知补药味重，非佐之消食之药，未免过于滋益，反恐难于开胃。入之砂仁，以苏其脾胃之气，则补药尤能消化，而生精生气，更易易也。

或问砂仁香能入脾，辛能润肾，虚气不归元，非用此为向导不济，殆胜桂、附热毒之害多矣。曰：此不知砂仁者也。砂仁止入脾，而不入肾，引补肾药入于脾中则可，谓诸补药，必借砂仁引其由脾以入肾则不可也。《神农本草》并未言其入肾，不过说主虚劳冷泻耳。夫冷泻有专属于脾者，何谓脾寒俱是肾寒乎。

肉豆蔻

肉豆蔻，味苦、辛，气温，无毒。一名肉果。入心、脾、大肠经。疗心腹胀疼，止霍乱，理脾胃虚寒，能消宿食，专温补心包之火，故又入膻中与胃经也。但能止下寒之泻，而不能止下热之痢，从前《本草》，多言治血痢有功，而不言其止泻痢。夫泻不同，五更时痛泻五六次，到日间反不泻，名大瘕泻也。大瘕泻者，肾泻也。肾泻，乃命门无火以生脾土，至五更亥子之时，正肾气正令之会，肾火衰微，何能生土，所以作泻。故大瘕病，必须补命门之火，火旺而土自坚矣。肉豆蔻，非补命门之药也，然命门之火上通，心包之火不旺，而命门愈衰，故欲补命门，必须上补心包也。膻中，即心包，一物而两名之。肉豆蔻补心包火，补心包，正所以补命门也。况理脾胃寒虚，原其长技，命门旺，而脾胃又去其虚寒。脾胃得肾气，自足以分清浊而去水湿，又何至五更之再泻哉。

或问肉豆蔻开胃消食，子舍而不谈，反言其能止大瘕之泻，亦何舍近而言远乎？曰：大瘕之泻，正所以表肉豆蔻之开胃而消食也。凡人命门之火不旺，则下焦阴寒何能蒸腐水谷。下不能消，所以泻也。泻久则亡阴，阴亡则肾不能交于心包，而心包亦寒。心包寒，则火不能生胃，而胃又寒。胃寒，则胃气萧索，又何能消食耶。肉豆蔻，温补命门而通胞，两火相生于上下，水泻止，而脾胃之气自开，不求其消食而食自化。言止肾泻，而开胃消食即在其中，又何必再言哉。

或问肉豆蔻，暖胃而健脾，温肾而止泻，故入之四神丸中，以治脾肾寒虚之作泻，然而有效、有不效者，何故？盖肾虚作泻，又有不是命门之寒，故服四神丸，而反多后重之症矣。夫肾虚未有不寒者，寒则泻。不寒何以泻。乃饮酒过多，又加色欲，使酒湿入于肾之中，故作泻也。倘用肉豆蔻治之，安能治肾寒者速效哉。

白豆蔻

白豆蔻，味辛，气大温，阳也，无毒。入手太阴肺经。别有清高之气，非草豆蔻之可比也。散胸中冷滞之气，益心包之元阳，温脾胃，止呕吐翻胃，消积食目翳。但此物尤难识，铺家多以草豆蔻充之，所以用多不效。总之，必须白者为佳，正不必问真假也。

或问白豆蔻与砂仁相似，用砂仁，可不必用白豆蔻矣。而不知各有功效，砂仁宜用之于补药丸中，而白豆蔻宜用之于补剂汤中。盖砂仁性缓，而白豆蔻性急也。

藿 香

藿香，味辛、甘，气微温，可升可降，阳也，无毒。入肺、脾二经。定霍乱有神，止呕吐尤效。开胃消食，去臭气，利水肿。但亦可佐使，而不可为君臣。盖藿香逐邪甚速，未免耗气亦多，故佐气血之药往往取效，否则，无功耳。

或问藿香散暑气，子未言也？不知藿香虽散暑气，亦散真气也。用藿香以散暑，是犹执热以止热，余所以不言耳。虽霍乱亦暑症之一，然用藿香以定霍乱，实取其降气，非取其消暑，又不可不知也。

或问藿香为定喘奇方，而子何以未言？夫藿香定喘，乃言感暑气而作喘也，非藿香于治暑之外而更定喘也。余所以止言其治霍乱逐邪，而不言其定喘。夫喘症多生于虚，误认虚喘为实喘，下喉即便杀人。故不敢言藿香之定喘，实有微意耳。

高良姜

良姜，味辛，气大温，纯阳，无毒。入心与膻中、脾、胃四经。健脾开胃，消食下气，除胃间逆冷，止霍乱转筋，定泻痢翻胃，祛腹痛心疼，温中却冷，大有殊功。倘内热之人误用之，必至变生不测，又不可不慎也。高良姜止心中之痛，然亦必与苍术同用为妙。否则，有愈、有不愈，以良姜不能祛湿故耳。

或问良姜最能解酒毒，何子之未言也？夫良姜辛温大热，治客寒犯胃者实效，倘胸腹大热者，愈增烦烧之苦矣。良姜宜于治寒，而不宜于治热也。酒性大热，投之解酒，不以热济热乎。缪仲醇谓其能解酒毒，此子所不信也。

紫苏叶 苏子

紫苏叶梗，味辛，气微温，无毒。入心、肺二经。发表解肌，疗伤风寒，开胃下食，消胀满，除脚气口臭。苏子降气定喘，止咳逆，消膈气，破坚癥利大小便，定霍乱呕吐。紫苏虽有叶与梗、子之分，而发表解肌，止喘定呕，未尝有异。但叶与梗宜少用，而子可多用也。盖叶、梗散多于收，而子则收多于散，亦在人临症而酌用之耳。

或问苏叶表散风邪，古人加人参同治，奏功如响，何也？曰：苏叶不得人参，其功不大。今人一见用人参以祛邪，辄惊骇不已，宜乎医生之不敢用，往往轻变重，而不可救。夫邪初入人体，正气敢与邪战，用参以助正气，则正气旺，而又得祛邪之便，则群邪自行解散，此用参于苏叶之内，大有深意也。至于风寒已感三四日，则不可轻用人参，当看虚弱壮盛而用药矣。

或又问苏子定喘，有喘症用之而不效者，何也？盖喘症有虚、有实，未可谓苏子定喘，而概用之也。苏子止可定实喘耳，虚喘而用苏子，增其喘矣，岂特不效而已哉。

或疑苏子正是治虚喘之药，先生反谓虚喘用苏子，而愈增喘，其义何乎？盖虚喘者，乃气虚也。苏子虽能定喘，而未免耗气，气耗则气愈虚，而喘更甚。故治虚喘者，必须大加人参、熟地之药，而不可增入苏子，以增其喘也。

或问苏叶散风邪之圣药，用之以发表中之风邪，尤为相宜，乃用之以散里中之风邪，往往不效，其必有义存焉。先生既深知《本草》之微，愿备有以教我。曰：苏叶之义，不过散表邪耳，原不深入于里。既不能深入，又何能散在里之风邪哉。然而以所不能深入之故，予则可宜也。苏叶性轻而味厚，性轻则上泛，味厚则下沉，宜乎可以通达内外矣。然而，性轻而香，味厚而辛，辛香则外驰易而内入难，故但散在表之风邪，而不散在里之风邪也。

或问宗奭有言：脾胃寒，入食紫苏多滑泄。果有之乎？曰：紫苏乃风药也，善能平肝。土为木制，则人多滑泄。肝木既平，则脾土得养矣。况紫苏辛温，辛能祛湿，温能祛寒，脾胃寒之人，宜无所忌，何致滑泄耶。惟是辛香之味，能散人真气，暂服无碍，而久服有伤，亦当知忌也。

防　风

防风，味甘、辛，气温，升也，阳也，无毒。系太阳本经之药，又通行脾、胃二经。古人曾分上、中、下以疗病，其实，治风则一。盖随所用而听令，从各引经之药，无所不达，治一身之痛，疗半身之风，散上下之湿，祛阴阳之火，皆能取效。但散而不收，攻而不补，可暂时少用以成功，而不可经年频用以助虚耳。

或问通圣散，专恃防风以散风邪，可常用乎？曰：此方暂服尚不可，乌可常哉。盖防风散人真气，即以之散风邪，亦未可专恃也。

或问防风得黄芪，则不散邪而辅正，是防风亦可补之物，先生何谓攻而不补乎？夫黄芪得防风，而其功更大，未闻防风得黄芪，而其功更神。然则防风仍是攻而不补，非攻而亦补之物也。近人皆以防风为散风神药，毋论外感与非外感俱用之，乃服而不效也。

或疑所用之不多也，更加分两，以致散尽真气，不可哂乎？殊不知防风宜于无风之时，同黄芪用之，可以杜邪风之不入于皮毛，非风邪已入而可用之物也。古人名一物，必在深意，顾名而可悟矣。

防 己

防己，味辛、苦，气寒，阴也，无毒。能入肾以逐湿，腰以下至足湿热、足痛脚气皆除，利大小二便，退膀胱积热，消痈散肿，除中风挛急，风寒湿疟热邪。似乎防己乃祛湿热行经之圣药也，然其性止能下行，不能上达。凡湿热在上焦者，断不可用，用之则真气大耗，必至危亡。说者谓防己乃下焦血分之药，可行于血分，而不可行于气分也。不知即是下焦湿热之病，止可一用，而亦不可再用。防己之气味尤悍，一服而湿热之在肾经者，立时解散。肾有补而无泻，多服则泻肾矣，如之何可再用乎。

或问《本草》俱言通十二经，而吾子止言入肾，予不能无疑也。防己果通十二经，则上焦头目之病、胸膈咽喉之间，宜无不治之矣，何以止见其治腰以下之病而能愈耶？夫腰至于足，正肾之所属，而谓非入肾者明验乎。然则言入十二经者，乃前人流传之误。而余说入肾者，实有据之谈也。

或问防己治肾中之湿，豨莶治肾内之风，二者合之，不识可治肾乎？此其言似善，而其祸实大也。夫肾有补而无泻，用一缓泻，尚为不得已之治法，二者同施，肾将立惫矣。原因吾子之问，以诫天下之人也。

或问防己利湿，不止在肾，而吾子独谓入肾，以为止能治腰足之湿也。然而，腰足之下，不尽属之肾，与腰相对者脐也；与足相附者，筋也。脐属脾而筋属肝，安在尽属于肾，而必谓防己之治肾，而不治肝脾，人谁信之。故肾病，而脐与筋无不病矣。防己治肾中之湿，而脐与筋中之湿尽消，非入肾而又入脾肝之谓也。防己入肾，不入肝脾，何必固疑乎。

荆　芥

荆芥，味辛、苦，气温，浮而升，阳也，无毒。能引血归经，清头目之火，通血脉，逐邪气，化瘀血，除湿痹，破结聚，散疮痍。治产后血晕有神，中风强直，亦能见效。但入之血分之药中，使血各归经，而不至有妄行之虞；若入之于气分药中，反致散气之失。荆芥性升，与柴胡、升麻相同，乃柴胡、升麻入之补气之中，能提气以升阳，而荆芥独不能者，以荆芥虽升而性浮动，补阳之药，尤恶动也。血过凝滞，荆芥之浮动则易流，所以可引之以归经。气易散乱，荆芥之不更助其动乎。气过动必散，此所以不可用之于补气之药耳。

或问荆芥引经，走血分甚速，走气分甚迟，前人言之，而子尚未阐扬，愿畅谈之。曰：荆芥本阳药，而非阴药。阳入阴则行速，阳入阳则行迟。夫阳属气，而阴属血。血行迟，而气行速。荆芥入血而速者，乃血行迟，而若见荆芥之行速也；荆芥入气而迟者，乃气行速，若见荆芥之行迟也。非荆芥走血分甚速，气分独迟也。

或问荆芥引血归经，亦有引之而不归经者乎？夫荆芥炒黑，则引血归经，生用则引气归经。引血归经者，有益于血者；引气归经者，有益于气。有益于血者，血无乱动之虞；益于气者，气有过动之失。气过动，而血不能静矣，故用荆芥必须黑炒也，炒黑以治，无不归经也。

或问荆芥亦能入肾乎？荆芥何能入肾。虽然用之补肾药中，未尝不可入肾，但必须炒至纯黑，则肾属黑，正可同色以相入。夫荆芥之药，本不必引入肾经。盖肾有补而无泻也，虽肾亦有感邪之日，祛肾中之风邪，风药原无几味，与其药用豨莶、防己之类以伐肾中之邪，不若用炒黑荆芥，虽散邪，而不十分耗正之为得也。

白芷

白芷，味辛，气温，升也，阳也，无毒。入手足阳明二经，又入手太阴之经。治头痛，解寒热中风，止崩漏、赤白带，血闭能通，散目中痒，止痢消瘕，治风通用，定心腹血痛，尤可外治各疮痈痔漏，消毒生肌，杀蛇虫。此药可为臣使，未可恃之为君，止外治可以为君耳。盖白芷辛散，多服恐耗散元阳也。

或问白芷散气，外治独不俱其坏事乎？子之何虑之深也。此药修合之时，便可验其有无之效。我有一法辨之尤佳。凡买白芷治病，其色皆白，持回家中修合，忽变为黑色者，不必修合之也；变为微黄色者，半效；变为老黄色者，效少；变为黄黯色者，无效也。辨其色之白者，多用之即愈。否则，递减用药，又何至外治散人真气哉。此药尤灵，故善变色。老医自有知之者，非创说也。

细辛

细辛，味大辛，气温，升也，阳也，无毒。入手足少阴。止头痛如神，治诸风湿痹，尤益肝、胆之经。肾得之而温。利窍清痰，止迎风泪眼，疗妇人血闭，祛在里之寒邪。口臭齿痛，含漱亦良。但止可少用，而不可多用，亦止可共用，而不能独用。多用，则气耗而病增；独用，则气尽而命丧，可不慎欤。

或问细辛既能温肾，自是补剂，何故又散气耶？夫细辛，阳药也，升而不沉，虽下而温肾中之火，而非温肾中之水也。火之性炎上，细辛温火，而即引火上升，此所以不可多用耳。

或问细辛散人真气，何以头痛能取效？盖头为太阳之首，清气升而浊气降，则头目清爽。惟浊气升，而清气降，则头目沉沉欲痛矣。细辛气清而不浊，故善降浊气，而升清气，所以治头痛如神也。但味辛而性散，必须佐之以补血之药，使气得血而不散也。

麻　黄

麻黄，味甘、辛，气寒，轻清而浮，升也，阳也，无毒。入手足太阳经，手太阴本经、阳明经。荣卫之药，而又入足太阳经、手少阴经也。发汗解表，祛风散邪，理春间温病，消黑斑赤痛，祛荣寒，除心热头痛，治夏秋寒疫。虽可为君，然未可多用。盖麻黄易于发汗，多用恐致亡阳。

或问麻黄既是太阳经散荣表肌圣药，凡太阳经有荣邪未散，而表症未解者，似宜多用之矣，而子何戒人多用也？夫君药原不论多寡也。太阳荣邪，能用麻黄，即为君主，用之，则邪自外泄，而不必多用之者，盖麻黄少用，邪转易散；多用，则不散邪，而反散正矣。

或问麻黄易于发汗，用何药制之，使但散邪，又不发汗耶？曰：麻黄之所尤畏者，人参也。用麻黄而少用人参，则邪既外泄，而正又不伤，何致有过汗之虞。倘疑邪盛之时不宜用参，则惑矣。夫邪轻者，反忌人参；而邪重者，尤宜人参也。用人参于麻黄汤中，防其过汗亡阳，此必重大之邪也，又何足顾忌哉。

或问麻黄误汗，以致亡阳，用何药以救之乎？曰：舍人参无他药也。夫人参止汗之药，何以能救麻黄之过汗。盖汗生于血，而血生于气也，汗出于外，而血消于内，非用人参以急固其气，则内无津液之以养心，少则烦躁，重则发狂矣。此时而欲用补血之药，则血不易生；此时而欲用止汗之药，则汗又难止。惟有人参补气，生气于无何有之乡，庶几气生血，而血生汗，可以救性命于垂绝，否则，汗出不已，阳亡而阴亦亡矣。

或问麻黄善用之则散邪，不善用之则散正，何不示人以一定之法，无使误用也。夫用麻黄，实有一定之法，而世人未知也。麻黄散营中之邪也。见营中之邪，即用麻黄，又何误哉。惟其不能明辨营中之邪，所以动手即错。而营中之邪，又尤易辨也。凡伤寒头疼除，而身热未退，即邪入营矣，便用麻黄，邪随解散，又宁有发汗亡阳之虑哉。夫亡阳之症，乃邪未入于营，而先用麻黄以开营之门，而方中又不入桂枝，以解卫中之邪，复不入石膏以解胃中之火，此所以邪两无所忌，汗肆然而大出也。倘合用桂枝、石膏、麻黄三味同入，必不至有亡阳之祸矣。

或疑麻黄一味乱用，已致出汗亡阳，何以合桂枝、石膏同用，反无死亡之祸，此仆所未明也。不知药单用则功专，同用则功薄。麻黄单用，则无所顾忌，专于发汗矣。苟与桂枝同用，则麻黄寒，而桂枝热，两相牵掣，而有以夺其权；苟与石膏同用，则石膏重，而麻黄轻，两相别而得以争其效，虽汗出而不致亡阳，又何有暴亡之惨哉。

或疑慎用麻黄，宜少而不宜多，乃何以亦有少用而亡阳者乎？此盖用之不当，虽少，阳亦亡也。故医贵辨症分明，不在用药谨饬也。

或疑麻黄有初病伤寒而即用，亦有久病伤寒而仍用者，又是何故？盖在营之风邪未散也。而在营之风邪未散，何从而辨？身热而畏寒者是也。凡见伤寒之症，虽时日甚久，而身热未退，又畏风寒，非前邪未退，即后邪之重入，宜仍用麻黄散之，但戒勿多用耳。盖初感之邪其势盛，再感之邪其势衰。邪盛者，少用而邪难出；邪衰者，多用而邪易变也。

或疑麻黄善变，何法以安变乎？不知麻黄未尝变也，人使之变耳。如宜汗不汗，不用麻黄□□□□□□□□□□[1]汗之，又用麻黄始汗大出，甚则出而不已，邪亦□□□□不死者幸也。可见，防变之道，不在麻黄之不汗，而在麻黄之过汗也。宜麻黄之发汗，汗之而变不生；不宜麻黄之发汗，汗之而变必甚。然则防过汗可也，何必防麻黄，而求安变之法哉。

或问麻黄性寒，而善治风邪，殊不可解矣。伤寒初入于卫，原是寒邪。因入于卫，得卫气之热，而寒变为热矣。邪既变为热，倘仍用桂枝汤，欲以热散热，安得而不变为更热乎。故仲景夫子不用桂枝之热，改用麻黄之寒，祛邪从营中出也。从来治风之药，未尝不寒者，以寒药散寒邪，似乎可疑，今以寒散热，又何疑乎。

或问麻黄气温，而吾子曰气寒，缪仲醇又曰味大辛，气大热，何者为是乎？曰：麻黄气寒，而曰微温犹可，曰热则非也。盖麻黄轻扬发散，虽是阳药，其实气寒。若是大热，与桂枝之性相同，用桂枝散太阳寒邪，不必又用麻黄散太阳热邪矣。惟其与桂枝寒热之不同，虽同入太阳之中，而善散热邪，与桂枝善散寒邪迥别。故桂枝祛卫中之寒，而麻黄解营中之热。不可因桂枝之热，以散太阳之邪，而亦信麻黄为大热也。

或疑麻黄性温，而吾子辨是性寒，得毋与仲景公伤寒之书异乎？夫仲景夫子何曾言麻黄是温也。观其用麻黄汤，俱是治太阳邪气入营之病。邪在卫为寒邪，入营中为热，此仲景夫子训也，铎敢背乎。此所以深信麻黄是寒，而断非热也。

或问麻黄发汗，而麻黄根节止汗，何也？此一种而分两治者，亦犹地骨皮泻肾中之火，而枸杞子补精而助阳也，原无足异。惟是麻黄性善行肌表，引诸药至卫分，入腠理，则彼此同之，故一用麻黄之梗，发汗甚速，一用麻黄之根节，而止汗亦神也。

或问麻黄世有用之数两以示奇者，宜乎？不宜乎？此杀

---

① 原古籍中此处文字缺失。

人之医也。麻黄易于发汗，多用未有不亡阳者，安能去病而得生哉。然而世人敢于多用者，必郁结之症，有可解之状，多用麻黄，以泄其汗，则汗出而郁亦解，犹可。倘见身热无汗，绝非郁症，而多用麻黄，未有不汗出如雨，气喘而立亡者，可不慎哉！

或问人不善用麻黄，以致发汗亡阳，将何药同麻黄共用，以救其失乎？夫麻黄，发汗之药也，制之太过，则不能发汗矣。宜汗而制之，使不汗，本欲制麻黄以救人，反制麻黄以杀人乎。无已则有一法，遇不可不汗之症，而又防其大汗，少用麻黄，多用人参，同时煎服，既得汗之益，而后无大汗之虞，则庶乎其可也。

或问王好古论麻黄治营实，桂枝治卫虚，是以二物为营卫之药也。又曰心主营为血，肺主卫为气，故以麻黄为手太阴肺之剂，桂枝为手少阴心之剂，即李时珍亦以麻黄为肺分之药，而不以为太阳经之药。其论可为训乎？曰：不可也。盖桂枝入卫，而麻黄入营，虽邪从皮毛而入，必从皮毛而出，但邪由皮毛既入于卫，必由卫而非于营矣。是邪在太阳，而不在肺也。传经伤寒，无由营卫而入心者。若入于心，且立死矣，桂枝亦何能救乎。若二人之论，皆似是而实非，子不得不辨之以告世也。

葛根

葛根，味甘，气平，体轻上行，浮而微降，阳中阴也，无毒。入胃足阳明，疗伤寒，发表肌热。又入肺经，解燥，生津止渴。解酒毒卒中，却温疟往来寒热，散疮疹止疼，提胃气，除热蒸。虽君药而切戒过用，恐耗散人真气也。

或问葛根解寒传营之圣药，何以有时用之以解营中寒邪，而风邪不肯散，得毋葛根非解营之圣药耶？夫葛根实解寒伤营之圣药也。因人多用，反致伤营之正气，正气伤，而寒邪欺正气之弱，不肯外泄，反致无功。盖葛根轻浮，少用则浮而外散，多用则沉而内降矣。

或问葛根解肌表之邪，何以仲景张公用之于葛根汤中，以入阳明耶？曰：葛根原是阳明之药，少用则散肌中之风，多用则解胃中之热，一物而可以两用也。况寒邪由营以入府，邪入胃中，而未必尽入胃也，半入于胃，而半留于营。用葛根，则营卫不两解乎，此葛根汤所以用葛根也。

或问用葛根以退胃中之邪热，而胃之热不能去，胃之邪不能解，必用石膏白虎汤而后解，似乎葛根非阳明之药也。不知葛根止能退阳明初入之邪，不能退阳明变热之邪。变热之邪，必须用石膏，而不可用葛根，非葛根不是阳明之药也。

或问葛根解肺之燥，何以又入胃中，以解肌中之热，得毋有误乎？非误也。葛根体轻则入肺，下降则入胃，又何疑焉。惟是解胃中之热，即所以解肺中之燥，不可不知其义也。伤寒肺燥者，邪入于胃也。胃热则火炽，火炽则金燥，胃本生肺，过燥，则生肺者转克肺矣。葛根解胃中之热，热解而火息，火息而土之气生，土之气生而金之气亦生，金之气生而肺之燥自解。用一葛根，肺与胃已两治之矣，不必解胃中之热，又去解肺中之燥也。

或问葛根发表除热，而表不能发，热不能除者，何故？此不善用葛根之故也。葛根轻清，少用则遂其性而上行，多用则违其性而下降。夫风邪在外，宜引而外出，不宜引而内入。火邪炎上，宜引而上散，不宜引而下散，乃不少用以遂其性，反多用以违其性，自然风邪不外出而内入，火邪不上散而下攻矣，欲其发表除热得乎，此葛根所以宜善用也。

或疑葛根发表解肌热，与麻黄功用相同，何以麻黄在亡阳之列，而葛根独不之戒耶？盖葛根未尝不能亡阳，但较麻黄则少轻耳，不然，亦何必劝人少用，而不可多用乎哉！

或疑葛根散邪而不补正，今人用之者甚多矣，未见其害人也。曰：葛根耗人元气，原在无形。天下有形之损，其损小；

无形之损，其损大，不可不知也。

或问葛根轻清之味，耗人之元气，亦必不甚，安有损于无形者大乎？曰：夫元气甚微，损伤于无形，从何而知其非大耶？大凡气之重者可防，味厚者可辨。葛根之味则淡也，气则微也，宜乎世不用信之，然铎实闻诸异人之言，故告世共知之，诚以淡之中而有危，微微之内而有死法，杀人于气味之外耳。

威灵仙

威灵仙，味苦，气温，可升可降，阴中阳也，无毒。入各经络。消肠中久积痰涎，除腹内痃癖气块，散爪甲皮肤风中痒痛，利腰膝胫踝湿渗冷疼，尤疗折伤，治风湿各病，皆宜用之，以其十二经络无处不到也。但其性走而不守，祛邪实速，补正实难。用之于补气补血之中，自得祛痛祛寒之效。倘单备此一味，或漉酒长饮，或为丸颇服，未有不散人真气，败人之血者也。

或问威灵仙乃攻痰去湿妙药，子谓散人真气，败人活血，是威灵仙乃害人之物，非益人之物乎？曰：吾戒人长饮频服者，恐风痰邪湿已去仍用之，非教人风痰邪湿之未去而用之，故戒之也。

秦 艽

秦艽，味苦、辛，气平、微温，可升可降，阴中阳也，无毒。入大肠之经。养血荣筋，通利四肢，能止诸痛，通便利水，散黄疸。又止头风，解酒毒，疗肠风下血。但小有补益，终非君药。前人称其能去骨蒸传尸，此乃所不敢信也。

或问秦艽散风邪之品，前人称其能去骨蒸传尸，而吾子不敢信，便余疑信相半，幸为我论之。曰：骨蒸，痨瘵之渐也，内无真阴之水，以冲养其骨中之体，故夜发热而日不热也。且夜热之时，在骨中内，皮之热反轻。此非外有邪犯，又非邪入肾中，乃精自内空。必须填补真阴，少加退阴火之味，始能奏效。秦艽止能散内风，病既无风，用之不益加内热乎。传尸之症，乃劳瘵之已成也，内生尸虫，食人精血，以致咳嗽不止，日事补阴尚难，秦艽况益之以散风利水之药，以重其虚乎。此余之所不敢信，又天下之所宜共信余之言者也。

薄 荷

薄荷，味辛苦，气温，浮而升，阳也，无毒。入肺与包络二经，又能入肝、胆。下气冷胀满，解风邪郁结，善引药入营卫，又能退热，但散邪而耗气，与柴胡同有解纷之妙。然世人止知用柴胡，而不知薄荷者，以其入糕饼之中，轻其非药中所需也。不知古人用入糕饼中，正取其益肝而平胃，况薄荷功用而实奇乎。惟前人称其退骨蒸之热，解劳乏之困，乃未免虚张其辞。余尝遇人感伤外邪，又带气郁者，不肯服药，劝服薄橘茶立效。方用薄菏一钱、茶一钱、橘皮一钱，滚茶冲一大碗服。存之，以见薄荷之奇验也。

或问薄荷实觉寻常，子誉之如此，未必其功之果效也？曰：余通薄荷之实耳。薄荷不特善解风邪，尤善解忧郁。用香附以解郁，不若用薄荷解郁更神也。

或问薄荷解风邪郁结，古人之有用之否？昔仲景张夫子尝用之，以解热入血室之病，又用之以治胸腹胀满之症，子未知之耳。夫薄荷入肝、胆之经，善解半表半里之邪，较柴胡更为轻清。木得风乃条达，薄荷散风，性属风，乃春日之和风也。和风，为木之所喜，故得其气，肝中之热不知其何以消，胆中之气不知其何以化。世人轻薄荷，不识其功用，为可慨也。

香　薷

香薷，味辛，气微温，无毒。入脾、胃、心、肺四经。主霍乱，中脘绞痛，治伤暑如神，通小便，散水肿，去口臭，解热除烦，调中温胃，有彻上彻下之功，拨乱反正之妙，能使清气上升，浊气下降也。但宜冷饮，而不可热饮，宜少用，不可大用。少用，助气以祛邪；大用，乃助邪以耗气；冷饮，乃顺邪解暑；热饮，乃拒邪以格热，此又用香薷者所宜知也。

或问香薷解暑，宜有暑气，尽可解之，何以有解有不解也？岂多用之故，抑热饮之故耶？夫香薷热饮，多用固难见效，然又有冷饮少用亦不效者。盖香薷止能散暑气之邪，不能助正气之乏也。正气虚，而后暑邪中，祛暑不补正气，焉能效耶。故香薷饮，宜多加参、术为妙矣。

或疑香薷祛暑，必须补正气，然有补正气以祛暑，而暑邪愈炽者，岂香薷不可用乎？抑正气不可补乎？曰：补正祛邪，王道也；单祛邪不补正，霸道也。补正多于祛邪，王道之纯也；祛邪多于补正，霸道之谲也。补正不敢祛邪，学王道误者也；祛邪又敢于泻正，学霸道之忍者。以上六者，皆能去暑。今谓补正气以祛暑气，是王霸兼施之道也，焉有暑气之不解，反谓暑邪愈炽，疑于正气之不可补哉。香薷用于补正之中，正千古不易之论也。

或问香薷用于补正之中，毕竟宜多宜少？曰：香薷解暑，感暑症者，自宜以香薷为君，多用之。倘元气素虚，又宜以香薷为佐，以补气之药为君。倘元气大虚，又不可以香薷为臣，以香薷为使，少少入之。总在人临症善用之也。

或疑香薷解暑之外无他用，《本草》称其功用甚多，又可信之乎？此固不可尽信也。然暑症多端，凡与暑症同时病者，香薷但有以治之，乃又不可谓香薷于解暑外，竟无他用矣。

萎蕤

萎蕤，味甘，气平，无毒。一名玉竹，即华佗所食漆叶青黏散中之青黏也。入心、肾、肺、肝、脾五脏。补中益气，润津除烦。主心腹结气，虚热湿毒。治腰脚冷痛，定狂止惊，眼目流泪，风淫手足，皆治之殊验。去黑皯，泽容颜，乌发须，又其小者。此物性纯，补虚热，且解湿毒。凡虚人兼风湿者，俱宜用之，但其功甚缓，不能救一时之急，必须多服始妙。近人用之于汤剂之中，冀目前之速效，难矣。且萎蕤补阴，必得人参补阳，乃阴阳既济之妙，所收之功用实奇。故中风之症，萎蕤与人参煎服，必无痿废之忧。惊狂之病，萎蕤与人参同饮，断少死亡之病。盖人参得萎蕤益力，萎蕤得人参鼓勇也。

或问萎蕤，华元化加入漆叶，以黑髭须，近人用之不验，何也？盖萎蕤原不能乌须，因得漆叶，乃能黑矣，然漆叶离萎蕤又无效，二味两相制，两相成，今人用之不效者，非轻重之不同，即服食之不如法。犹记楚大中丞林公讳天擎者，曾服此方，年七旬而须鬓如漆。间其服食方法，二味各等分，子、午、卯、酉之时，各服三分，数十年如一日也。天下能如林公之服法者乎。或一日服、一日不服，或早服、晚不服，或分两之多寡不同，安得尽效哉。

或问萎蕤功用甚缓，今人皆比于人参之补益，谓人参之功验无力，萎蕤之功缓有成，然乎？否乎？嗟乎！萎蕤、人参，乌可同日论。人参有近功，更有后力，岂萎蕤之可比。惟是萎蕤功缓，久服实有专效，如中风痿症，佐人参为调理之药，殊有益耳。

或疑萎蕤为黄精之别种，黄精功用甚缓，宜萎蕤之功久缓，先生删黄精，取萎蕤，又谓之何？夫萎蕤实与黄精相同，删黄精而不删萎蕤者，取其治痿废之症，宜于缓图而得效，为不同于黄精也。

蛇床子

蛇床子，味苦、辛，气平，无毒。治阴户肿疼且痒，温暖子宫，疗男子阴囊湿痒，坚举尿茎，敛阴汗，却瘾痫，拂疮疡，利关节，主腰膝胯痛，祛手足痹顽，治产后阴脱不起，妇人无娠，尤宜久服，则功用颇奇。内外俱可施治，而外治尤良。若欲修合丸散，用之于参、芪、归、地、山萸之中，实有利益，然又宜乎阴寒无火之人，倘阴虚火动者，服之非宜也。

或问蛇床子外治实佳，内治未必得如外治。不知蛇床子内、外治无不佳也。吾言其内治之，益绝阳不起，用蛇床子一两、熟地一两，二味煎服，阳道顿起，可以久战，大异平日，非内治之尤佳乎？以之修合丸散，尤有久力。可见，蛇床子煎丸并用，无不佳妙。不可谓外治佳，内治不佳也。

或问蛇床子除熟地同用之外，何药更可并用？曰：蛇床子同黄芪各一两，兴阳倍奇于用熟地，推之而当归可并用也，推之而白术可并用也，推之而杜仲可并用也，推之菟丝子可并用也。或健脾，或安神，或益血，要任人善用之何如耳，安在不可出奇哉。

或疑蛇床子乃外治之药，可妄言内治乎，试之杀人之咎将安归？曰：蛇床子实可内治，而世人以外治，而掩其内治之功，予所以表其奇也，岂好异哉。

龙胆草

龙胆草，味苦涩，气大寒，阴也，无毒。其功专于利水消湿，除黄疸，其余治目、止痢、退热、却肿，皆推广之言也。但此种过于分利，未免耗气败血，水去血又去，湿消气又消。初起之水湿黄疸用之，不得不亟；久病之水湿黄疸用之，又不可不缓。正未可全恃之为利水神丹、消湿除痹之灵药也。

或谓龙胆草治湿热尤利，瘴病正湿热之病也，然用龙胆草以治黄疸，多有不效者，何也？黄疸实不止湿热之一种也，有不热又成黄病者。龙胆草所能治也，龙胆草泻湿热，不能泻不热之湿也。

或疑龙胆草苦寒，虽为利湿热之要药，治黄之症，不能舍之他求，然多服损胃，黄疸之病未必全消，元气已失用矣。曰：治湿热与治虚火大异。湿热乃热结膀胱，虚火乃火炎于肾脏。热结于膀胱，不用龙胆之苦寒，乃膀胱之热不能下泻。湿且流于肢体，火炎于肾脏，一用知、柏之苦寒，乃肾脏之火不能下归，寒且留于脾胃。予辟用黄柏、知母之失，遇大寒之药，不论其治病之有益无益，尽戒人之不用也，不几因噎废食乎。龙胆草治黄疸，余所以教人亟用，而不可缓用也。

或问龙胆草治黄疸，何以有效、有不效？先生谓龙胆草，正治湿热之黄疸，非湿热者不能治，然实是湿热，仍不效，余不得其解也？夫湿热之不同也，久矣。湿热入肝者，其热易散；湿热入于胆者，其湿难祛。盖湿热之邪，无不从膀胱泻出也。胆主渗入，而不主渗出，膀胱止可泻胆中已出之湿，不能泻胆中已入之湿热。故在肝者易见功，在胆者难收效耳。

或问龙胆草不能泻胆中之湿热，又用何药以收功。子曰：泻湿热不用龙胆草，余未见其可也。然专用龙胆草，又苦不能去病。惟有如柴胡舒其胆中之气，使湿热之邪仍从外渗出，庶几难于收功者，变为易于收功乎，龙胆草正不必多用也。

或疑龙胆草利湿，利热中之湿也，不识又能利寒中之湿乎？曰：今人利湿，不问寒热，一见水症，尽用龙胆草以利湿。不知龙胆能泻湿热，又能泻湿寒，但消湿热其功速，消湿寒其功缓。速则去湿，而元气不伤，缓乃未免有伤元气矣。盖速乃龙胆草不必多用，而缓乃龙胆草势不得不久用矣。故利湿热宜用龙胆草，湿寒不宜用龙胆草。

泽泻

泽泻，味甘、酸、微咸，气寒，沉而降，阴中微阳，无毒。入太阳、少阳足经，能入肾。长于利水，去阴汗，利小便如神，除湿去渴之仙丹也。

或问泽泻，既是利水消湿之物，宜乎水去湿干，津液自少，胡为反能止渴？岂知泽泻不独利水消湿，原善滋阴。如肾中有水湿之气，乃所食水谷不化精而化火，此火非命门之真火，乃湿热之邪火。邪火不去，则真火不生，真火不生，乃真水不生也。泽泻善泻肾中邪火，泻邪火，即所以补真水也。苟非补肾火，六味丸中，仲景夫子何以用泽泻耶？夫肾有补无泻，泽泻补肾，非泻肾，断断无差。不然，何以泻水而口不渴，非泻邪水耶？所以生真水之明验乎。所以五苓散利膀胱，而津液自润也。

或曰泽泻泻中有补，敬闻命矣，然所泻者水而非火，吾子之谓是泻火，不亦异乎？盖泻火而不泻水，是有说焉。膀胱者，太阳之腑也，原属火，不属水。膀胱之水不能下通，本于寒者少，由于热者多。盖膀胱无火乃水闭，有火又水闭也。泽泻用之于五苓散中，虽泻水，实泻火也，因其为泻火之味，所以用之出奇。不然，二苓、白术泻水有余，又何必借重泽泻乎。此泻火之确有至理，人未之思耳。

或问泽泻利多补少，而子必曰补，想因仲景张公用之于六味丸中，故曰泽泻利中有补。不独六味丸中为然，即五苓散中用之，何独不然。凡小便不利之人，未有口不渴者，一利小便而口渴解。五苓散，利小便也。利小便口渴解者，口中生津液也。五苓利小便之水，去则无水以润口，宜其渴矣，乃不渴，而反生津液，非利中有补之明验乎？且小便之所以不利者，以膀胱之有邪火。膀胱有火，乃热干津液而口渴。泽泻在五苓散中，逐邪火而存真水，火去乃水自升，水升乃津液自润，津液润，而灌注于肾宫。谁谓泽泻有泻而无补乎。

或问泽泻用于六味丸中，乃泻中有补，不识用于八味丸中何意？曰：有深意也。夫肾中无火，故用八味地黄丸，于水中补火也。然而火性炎上，不用药以引其下行，乃龙雷之火未必不随火而沸腾。而用下行之药，但有泻无补，又恐补火，而火仍随水而下泄，又复徒然。使下行，但有补无泻，又恐补火，而火不随水而下泄，乃补火大旺，必有强阳不倒之虞。妙在泽泻性既利水，而泻中又复有补，引火下行，泻火之有余，而不损火之不足，辅桂、附以成其既济之功。谁谓仲景公用泽泻于八味丸中，竟漫无妙义哉。

或问泽泻举世皆以为泻，先生独言泻中有补，且各尽宣其异义，不识八味、六味、五苓之外，更有何说以广鄙见乎？夫泽泻之义，于三方可悟其微，三方最未尽其妙。泽泻不特泻火之有余，而且泻水之有余；不特不损火之不足，而且不损水之不足。此泻中有补，前文尽宣。然而，功不止此。泽泻更能入于水之中，以补火之不足；入于火之中，以泻水之有余。虚寒之人，夜多遗溺，此火之不足也，势必用益智仁、山茱萸、五味子、覆盆子之类，补以收涩其遗矣。然徒用酸收之味，不加咸甘之品于其中，乃愈涩而愈遗，泽泻正咸甘之味也。入于益智仁、山茱萸、五味子、覆盆子之内，遗溺顿痊。若非利中补火，不更助其遗乎？虚热之人，口必大渴，此水之不足也，势必用元参、生地黄、沙参、地骨皮、甘菊之类泻火，滋润其渴矣。然徒用苦寒之味，不加甘咸之品于其中，乃愈止而愈渴。泽泻正甘咸之味也，入之于元参、生地、沙参、地骨皮、甘菊之内，口渴自愈。若非利中补水，不益增其渴乎？此泽泻之微义又如此矣。

或疑泽泻有功有过，但言其功，而不言其过，恐非持论之平。不知泽泻利水，单用乃有功有过，共用乃少过多功。盖单用可以泻水盛之人，不可以泻水虚之子，泻水盛乃有功，泻水虚乃有过也。共用宜于补剂，不宜于攻剂，补虚乃多功，攻实乃少过也。有过有功，是人之不善用也，与泽泻何关哉。

或问扁鹊公云多服泽泻，病人服是泽泻，过于利水，非补阴之药矣？此非扁鹊公之言，乃后人记而传之者也。泽泻用之六味、八味诸肾药中，但补而无泻，多服、久服，正得大益，又安能损目哉。惟肾气乏绝，阳衰流精，肾气不固，精滑目痛，不可单服泽泻，以虚其虚。若入于群补肾药中，又正无害也。

元　参

元参，味苦、咸，气微寒，无毒。忌铜器，犯之噎喉丧目。入肺、肾、胃三经。强阴益精，补肾明目。治伤寒身热支满，忽忽如不知人；疗温疟寒热往来，洒洒时常发颤；除女人产乳余疾，祛男子骨蒸传尸，逐肠风血瘕坚癥，散颈下痰核痈肿。乃枢机之剂，领诸气上下，肃清而不致浊，治空中氤氲之气，散无根浮游之火，惟此为最。前人之论如此，近有轻之不用，即用之，不敢多。岂知元参乃君药，实可恃之夺命以救人者乎。

夫天下尤难治者，火症也；火症之中，尤难降者，无如胃、肾之二火。肾火沸腾，乃龙雷之火也，其势尤烈，以苦寒折之，反致增焰，焚林劈木，每在阴寒大雨之时，夏日炎氛之间，一遇凉风白露，龙雷收藏矣。故以苦寒直治，不若以微寒从治。元参正微寒之品，而又善散浮游之火，治之正复相宜，此治肾火之所必需也。若胃火之起，势若燎原，不尽不止，往往热气腾天，火星口出，登高而歌，弃衣而走，见水而入。苟不以辛凉大寒之药救之，乃发狂亡阳，立时身丧，此非急用白虎汤不可。然石膏过寒，多服损胃，虽一时救急，不可以善后。元参治空中氤氲之气，泻火正其所长。石膏之后，即续之以元参，则阳火自平，而阴火又长，何至有亡阳之惧乎，此又治胃之所必需也。但勺水难以救焚，反致至焰。若胃火乃阳火也，必多用元参，然后可以遏其势；而肾火乃阴火也，亦必多用元参，然后可以息其炽。况元参原是君药，多用始易成功，少用反致偾事，不妨自一两用至五六两，以出奇制胜。倘畏首畏尾，不敢多用，听其死亡而不救，冀免于无过难矣。吾愿行医者，闻吾言而重用元参，以治胃、肾之二火可乎。

或问元参以退胃、肾之火，既不损胃，又且滋阴，但必须多用，不妨一两以用至五六两，毋乃太多，恐脾胃难于承受，万一变生饱闷、不欲饮食之症奈何？噫！未免过虑矣。夫胃、肾之火上腾者，由于下之无水也。火旺之极，乃水亏之极，水不亏，乃火不旺。天地之道，阴阳之道，阴阳所以相根。人身之中，水火原以相召，有水以制火，乃火安平，下焦断不沸越于上焦也。故火不得水乃已，一得水乃相安，敛戢甚神且速也。然乃火之腾空，正望水不可得，惟恐水之细微，不足以解其燥烈之炎氛，岂有得滂沱反厌恶作祟之理。是以入于胃而胃苏，入于脾而脾乐，况胃、肾二火炎上，各经之水皆烁，水即滂沱，尚恐分润之不足，何至有触留于补，胃艰于承受，致生饱闷不欲食之症哉？此必无之事，可放胆用之。而吾犹以为少耳，更当佐之以麦冬，益之以生地、甘菊，庶几同群共济，有露足之快也。

或疑元参退浮游之火，退上焦之虚火，非退下焦之虚火。吾子盛称其功，得无错认肾中之火上游耶？非错也。夫浮游之火，正下焦之火，非上焦之火。凡火在上焦者，盛易消；火在下焦者，炎难息。元参解下焦之火，故非多用，不能成功。盖上焦之火，肺火也、心火也。肺火用黄芩，心火用黄连，不易之法也。肺火虽盛，黄芩用二钱，无不清凉；心火虽烈，黄连用三钱，无不消灭。正以上焦之火，原易炎上，又易解故也。若下焦之火，非出之于肝木，即出之于肾水。肝、肾之火，皆龙雷之火也，忽然上腾，忽然下降，其浮游无定之状，实予人难以捉摸，非大用元参，乃水不足济火，其焚林劈木之威，有不可言者矣。人见用元参不能降火，谁知是少用元参，不能以益水耶。总之，实火可泻，而虚火可补。泻实火，可少用寒凉，而泻虚火，必须多用滋润。此元参退肾、肝之虚火，断宜多用，以定浮游，切戒少用，以增其酷烈也。

或疑元参退浮游之火，火退又用何药，便浮游之火不再浮游，抑仍用元参为善后之策乎？夫元参可以退一时之火，安能退久远之火。火性炎上，非水不足以济一时之急；火性又善藏，非水不足以救万火之炎。用元参以降火，随用肉桂以安火，大用元参，而少用肉桂，或佐之以纯补真阴之药，自然火得水以相制，火得水而潜藏，又何至再为浮游哉？

或疑元参用之于肉桂之中，恐寒热之未宜，此乃未知阴阳之妙矣。夫阴阳之道，彼此相根，无阴，乃阳从何生；无阳，乃阴从何长。元参得肉桂，乃阴易生；肉桂得元参，乃阳又易长。惟阳长而后阴消，阴消于下，而火不腾于上矣。二味合用，正阴阳之妙用也。

或疑阴阳平而后无病，今用元参、肉桂，一多一少，吾恐轻重不同，阴阳不得其平也。夫阴阳之不平也，久矣。诚观天地，无不阴多于阳，群阴之中，得一阳而安，倘阳多于阴，乃成酷烈世界矣。人一身之中，五脏七腑，无非火气，然非水气之溺满，乃又成焦揩腹体矣。所以，补阴之药不可不多，而补阳之药不可不少。盖阴旺，则水旺可以制火；若阳旺，则乃火旺，必至烁水矣。用元参滋补，必宜多；肉桂益阳，必宜少。二味一多一少，似乎阴阳之不得其平，谁知阴多于阳，正阴阳两得其平哉。

或疑元参降火，又要知母、黄柏之流亚也，先生戒知母、黄柏之不宜轻用，又劝人治浮游之火者，多用元参，何其自相皆谬乎。非谬也。元参微寒，非大寒。大寒之地，草木不生，微寒之地，草木更茂。所以弃知母、黄柏，而用元参、地骨也。况元参、地骨微寒之中，又有滋补之味，异于黄柏、知母甚远，乌可同类而并论哉。

或疑寒凉既有损于脾胃，而微寒之药岂无损哉。夫治病去其甚者，未可一概尽去。吾患黄柏、知母过寒凉，非尽谓寒凉之不可用也。故倘知母、黄柏尚称其功，以示可用，岂元参、地骨微寒之药，而反去之乎。况元参、地骨治虚火之内热上游，实有殊功，余又何可不亟为表扬，以劝世之必用哉。

或问元参微寒，何以能泻浮游之火耶？盖火分虚、实，实火宜大寒之品，以降其炎腾之势；虚火宜微寒之味，以引其归敛之途。元参泻中有补，治虚火实宜，浮游之火，正虚火也，故亟需之耳。

或问玄参何宜于肾？曰：肾水虚，则寒而湿，宜用温以补之。肾火虚，则热而燥，宜用凉以补之。故玄参一味，特为肾脏君药也。

沙　参

沙参，味苦而甘，气微寒，无毒。入肺、肝二经。治诸毒，排脓消硬，宁五脏，益肺补肝，止疝气绞疼实神，散淫风瘙痒，除邪热，去惊烦。可为君药，但其功甚缓，必须多用分量为得。易老用代人参，乃过矣。说者论其能安五脏，与人参同功，又云人参补五脏之阳，沙参补五脏之阴，皆不知沙参之功用，而私臆之也。夫沙参止入肺、肝二经，诸经不能俱入也。既不能俱入，何以《本草》言其能安五脏。不知人身肺、肝病，乃五脏不安矣。沙参能滋肺气，乃上焦宁谧，而中、下二焦安有乱动之理。沙参又能通肝气，肝气通，乃中、下二焦之气又通。下气既通，岂有逆犯之变哉。此上焦又安其位，无浮动之病也。安五脏之义如此，古今差会其意，谓沙参能安五脏，用之以代人参，误矣。然则沙参非补阴之物乎？沙参不补阴，如何能入肝、肺之经。沙参益肝、肺二脏之阴，非补心、脾、肾三脏之阴也，且阴阳之功用不同，人参补阳，能回阳于顷刻；沙参补阴，乃不能回阳于须臾。故人参少用，可以成功；而沙参非多用，必难取效。是沙参不可以代人参，又明矣。

或问沙参益阴，何以能治疝气？前人但言其功，未彰其义也。夫沙参治疝，此缪仲醇之言也。其所以能治之故，仲醇又未明言，余当畅其故。凡疝病，成于湿者居其六，成于房劳而得风者居其三，成于胎气者居其一，然皆阴虚邪中之也。沙参补阴，阴足，邪自难留。况沙参又善消诸硬，疝症之不能久愈者，正以腹中有硬也。沙参消硬，而疝无巢穴，不攻自散矣。沙参治疝之义如此，而余更有说焉。沙参治疝，必须多用以益阴，少加野杜若根佐之，乃奏功更神。有沙参补阴为君，又得杜若根攻邪为佐，乃攻补并用，又何各疝病之不尽拔其根株哉。

或疑沙参益阴，为补阴圣药，何以仲景张公不入之于地黄丸中？夫地黄丸中之若干药，皆并入阴之中，沙参止补肝、肺之阴，所以仲景夫子不取也。虽肺为肾之母，肝为肾之子，子母可以同治。然而既欲独补肾，又顾母补肺，又顾子而补肝、胆，盼于子母之间，补肾功力反分纷而不全，故弃不用也。倘或肺气大虚，不妨加沙参，同麦冬、五味，入之丸中，为肺、肾之两治；倘或肝气大伤，不妨加沙参，同芍药、当归，入之丸中，为肝肾之双疗也。

或问沙参补五脏之阴，先生谓止补肺、肝之二脏，与前人之论大殊，何也？曰：沙参固能补五脏之阴，何以治肺、肝乃效，而治心、脾、肾则不效。安与补，各有义也。安者，宁静之辞；补者，滋润之谓。用沙参五脏宁静者，连心、脾、肾言；用沙参而滋润者，主肺、肝而言之也。用药先不知五脏之所益，何以治病哉。

或疑沙参补阴，不必论其补脏也。嗟乎。用药不知脏腑，又何以用药乎。知脏腑而用药，尚有不能取胜之时，况不知是补何脏之药，而昧昧从事，毋怪其用药之无功也。

地栗粉 荸荠

地栗粉，即荸荠，又名乌芋。切片，晒干入药。最消痞积，与鳖甲同用最佳，又不耗人真气。近人未知之，余故特表出之。地栗有家种、野产之分，用药宜野产为佳。然无野产，即拣家种之佳者，切片，连皮晒干用之，不特消痞积，更能辟瘴气也。

或问荸荠，吴越人喜啖，而吴越人最多痞积，似乎荸荠非攻消之品也，且其味甘甜，宜带补性。不知荸荠独用，乃消肾气者，泻无补；与鳖甲、神曲、白术、茯苓、枳壳之类并投，乃能健脾去积，有补兼攻。所以单食乃无功，而同用乃有益也。

丹 参

丹参，味苦，气微寒，无毒。入心、脾二经。专调经脉，理骨筋酸痛，生新血，去恶血，落死胎，安生胎，破积聚癥坚，止血崩带下。脚痹软能健，眼赤肿可消。辟精魅鬼祟，养正祛邪，治肠鸣亦效。仅可佐使，非君臣之药，用之补则补，用之攻乃攻，药笼中所不可缺也。其功效全在胎产之前后。大约产前可多加，产后宜少用，自然成功多，而取败少也。

或问丹参世所共用，吾子又亟称之，吾恐损胃伤脾不少也。是言何变余之深也。虽然余誉丹参，一乃曰仅可佐使，再乃曰产后多用取败，非戒之辞乎。可用而用，非教人不可用而又用也。

白 薇

白薇，味苦、咸，气平、大寒，无毒。入心、脾二经。主中风身热腹满，忽忽不知人事。疗温疟，寒热酸疼，洒洒发作有时。狂惑鬼邪堪却，伤中淋露可除。利气益精，下水渗湿。此佐使要药，非君臣主药也。用之必须同用参、芪、苓、术始可奏功。然又不可出二钱之外，以其大寒损胃也。

或问白薇却邪定神，是有益于正气之药，多用何伤？夫邪病多热，白薇寒以解热而却邪，非补正消邪也。大寒之物，多乃损胃，所以戒之也。

或问白薇功用止此乎？夫白薇功用不止此，而其尤效者，善能杀虫。用之于补阴之中，乃能杀劳瘵之虫也；用之健脾开胃之中，乃能杀寸白蛔虫也。以火焚之，可以辟蝇断虱；以酒敷之，可以愈疥而敛疮也。

茵 陈

茵陈，味苦、辛，气微寒，阴中微阳，无毒。入足太阳、少阳之经。专治瘅症发黄，非黄症，断不可用。果是真黄病，可用之为君。但黄症又不同，有阴黄、阳黄，有热黄、寒黄、燥黄，有血黄、气黄之殊，不可不辨。世人一见发黄，全不分别，俱用茵陈，无引经之品，共相佐使，所以有效有不效也，谨细陈之。

阴黄之病，其湿不甚，黄色又不深，下身黄，上身不黄者也，夜间反觉不安，小便反涩，日间小便反利，转觉安宁。治法宜用茵陈为君，佐之茯苓、泽泻、薏苡仁之类，或加之五苓散又妙。茵陈可用至三钱至五钱，不可越五钱之外，连服数剂，黄可尽退也。阳黄之病，其湿又不太甚，但黄色如金，上身眼目尽黄，而下身乃不黄者是也，日间小便艰涩，或痛或不痛，夜则安然自利。治法宜用茵陈为君，而佐之升麻、桔梗、茯苓、天花粉、麻黄、黄芩之类，数服即愈，茵陈必须多加五六钱也。

热黄之病，口必大渴，然多饮反觉不快，一身上下俱黄，眼目反觉色淡，小便时急数疼痛，其溺必如黄汗，盖热结膀胱而不得出耳。法又用茵陈为君，大约必须五钱为止，佐之龙胆草、炒栀子、芍药、茯苓、猪苓、泽泻之类，则火热泻，而黄又愈也。

寒黄之病，一见水，则大吐不已，畏寒怕冷，腹中时痛，手按之始安，一身上下又黄，眼目自白，小便清长，夜间尤利，盖寒结于膀胱，命门无火以通，则水气流入于脾，而脾又寒虚，乃渗走于皮毛而为黄，其黄色必如秋葵之色者也。虽又用茵陈为君，但止可用至一钱，切戒多用，必须佐之白术、茯苓、山药、芡实、薏仁，少用附子数分以温补其命门之火，不须十剂，则全愈矣。

湿黄之病，全是水湿之气也。虽黄症俱是水湿，而湿黄之水湿更甚，一身上下、眼目、手足尽黄，俱身必浮肿，按之如泥，又用茵陈四五钱，加入升麻、甘遂、牵牛、车前、泽泻之类，少升其气，使水尽从大、小便出，一剂水湿减去大半，而黄尽退矣，断不可服三剂。盖牵牛、甘遂性悍，多服恐伤人元气耳。燥黄之病，全非水湿，其外现之症，不过胸前之皮肉少黄，而一身上下、眼目不黄，此肺金燥极，黄发于胸前，乃假象也。然既已发黄，茵陈又不可全然不用，可用七八分，加入麦冬、栀子、芍药、陈皮、天门冬、元参、天花粉、白芥子之类，久服自愈，肺经不燥，而胸黄自除也。

血黄之症，上下一身、眼目俱黄，身必发热，胸必烦闷，腹必疼痛，此血瘀于腹中胸下，故变为发黄。伤寒症中，最多此病，论理可遵仲景夫子之方，照症分治。而余又酌定一方，以便世之采用。茵陈为君，加丹皮、牛膝、当归、栀子、川芎、大黄之品，一服而疼痛烦闷除，其黄必渐愈。苟或服药，仍然闷痛，必须加入水蛭一钱，其瘀血始解，发黄尽退也。

气黄之病，身不发热，又无饱闷烦躁之状，但头面发黄如淡金之色，饮食知味少，若行动，便觉气怯不能动履，小便不数，大便反燥，然又不结，此气虚不能运此水湿之气，以成黄病者也。可用茵陈一二钱，加入人参、白术、黄芪、茯苓、车前子，大剂煎饮，自然气旺，黄色全消矣。

居言至此，虽不敢谓黄症治法全备，然分病既清，用药无误，要不能越此范围。愿人之临症之时，细察而分治之可耳。

或问子论黄病，实发天地之奇，黄病岂尽于此乎？曰：更有一种，身不黄，足反黄，此湿热塞闭于中焦，乃脾胃之虚，不能化水也。又用茵陈加白术、茯苓、陈皮、甘草、白芥子、枳壳、槟榔、白芍之类治之，则水渐利而黄渐去。倘身黄，而手足反不黄者，乃不治之症也。

青蒿

青蒿，味苦，气寒，无毒。入胃、肝、心、肾四经。专解骨蒸劳热，尤能泻暑热之火，愈风瘙痒，止虚烦盗汗，开胃，安心痛，明目辟邪，养脾气，此药最佳。盖青蒿泻火热，又不耗伤气血，用之以佐气血之药，大建奇功。可君可臣，而又可佐使，无往不宜也，但必须多用。因其体既轻，而性兼补阴，少用转不得力。夫人身最嫌火盛，泻火之药动必伤阴，欲其泻火不损阴者，原无多味，乌可置青蒿于无用之地耶。人身不离阴阳，火盛，则阴不生，阳不长，阴阳既不生长，势必阴阳不交而身病矣。倘不平其火，而徒补其阳，则火盛而阳益旺；不平其火，徒补其阴，则水燥而阴愈衰。故无论补阴补阳，总以平火为先务。然火又宜养，而不宜平。火过旺，则阴阳不生；过衰，则阴阳又不长。必寓补于平之中，而后阳得之安，阴得之而泰也。青蒿平火而又补水，此阴阳所以两宜之也。

或问青蒿退暑则有之，退虚热则未也，何以先之以其有臭气，必然散气故耳。是未知青蒿者也。青蒿生于火道之旁，常夏日之炎蒸，而色更青翠，其得至阴之气者多矣。况气臭入肾，青蒿为补阴之药无疑，而疑其不能退虚热乎。夫阳药补阳，阴药补阴。青蒿既得至阴之气，其非阳药可知。既非阳药，而谓不能退虚火也，此则所不信也。

或疑青蒿至贱，而吾子誉之如神，真所谓臭腐而出神奇矣。顾青蒿何尝臭腐哉。以青蒿为臭者，薄之辞也。余尝行田野间，往往有一种兰气亲人，不见之，知气从青蒿中出，是青蒿气香，非臭也。且其气能辟蝇虱，凡案间有青蒿，蝇不集也。夫蝇逐腐，畏青蒿而不集，其非腐可知。惜其丛生至多，人皆贱之，倘或为鲜产之物，吾不知若何珍之矣。青蒿实有至补之功，以臭腐轻之惜矣。

或问青蒿退阴火至速，何以前人并未用之，而吾子盛称其功效，亦又有所试而云然乎？曰：青蒿退骨蒸劳热，前人既言之，宁得不用之，何必余试而后信青蒿之退阴火、退骨中之火也。然不独退骨中之火，即肌肤之火，未尝不其泻之也。故阴虚而又感邪者，最宜用耳。

或问阴虚火盛者，用沙参、地骨皮，自是正法，今先生言青蒿退阴火，则用青蒿，可不必又用沙参、地骨皮矣？曰：是又不然。青蒿最宜与沙参、地骨皮共用，则泻阴火更捷。青蒿能引骨中之火，行于皮肤，而沙参、地骨皮只能凉骨中之火，而不能外泄也。

仙茅

仙茅，味辛，气温，有毒。入肾。治心腹冷气，疗腰膝挛痹，不能行走，男子虚损劳伤，老人失溺，无子，益肌肤，明耳目，助阳道，长精神，久服通神强记。中仙茅毒者，含大黄一片即解，不须多用大黄也。此种药近人最喜用之，以《本草》载其能助阳也。然全然不能兴阳。盖仙茅气温，而又入肾，且能去阴寒之气，以止老人之失溺。苟非助阳，焉能如此。而子独谓全不兴阳者，以仙茅之性，与附子、肉桂迥异。仙茅虽温，而无发扬之气，长于闭精，而短于动火。闭精，则精不易泄，止溺，则气不外走，无子者自然有子，非因其兴阳善战，而始能种玉也。子辨明其故，使世之欲闭其精者，用之以固守其精。而元阳衰惫，痿弱而不举者，不可惑于助阳之说，错用仙茅，归咎于药之不灵也。

或问仙茅闭精，而不能兴阳，其说甚创，然子论之甚辨，岂亦有试之而云然乎？曰：余论其性耳，何试为然，而余亦曾自试之矣。予平日之阳，亦未甚衰也，服仙茅半年，全然如故。余不得其意，后遇岐天师之指示，而始爽然自失也。仙茅闭精，而不兴阳，实身试而有验，乃阅历之语，非猜度之辞也。

附子 天雄、川乌

附子，味辛，气温、大热，浮也，阳中之阳，有大毒。大者为天雄，小者为川乌。天雄过热，不可用；川乌热太劣，不若附子之适于用也。制法：每个用甘草五钱，煮水一碗，将附子泡透，不必去皮脐尖子，正要全用为佳。取甘草至仁，以制不仁也。无经不达，走而不守，但可为臣使，佐群药通行诸经，以斩关夺门，而不可恃之安抚镇静也。去四肢厥逆，祛五脏阴寒，暖脚膝而健筋骨，温脾胃而通腰肾，真夺命之灵丹，回春之仙药也。用之当，则立刻重生；用之不当，则片时可死。畏之而不敢用，因循观望，必有失救之悲；轻之而敢于用，孟浪狂妄，又有误杀之叹。要在人辨寒热阴阳，而慎用之也。夫附子，阳药也，以阳治阴，最为相宜，以阳治阳，自然相恶。阳主热，而阴主寒，有如冰炭，何至错误？惟阳似阴，而阴似阳，以假乱真，往往杀人，惨于刀刃也。我今辨阴阳寒热之殊，使用附子者尽生人，而不再误杀人也。

阴热之症，乃肾水之耗，而肾守之火不能下安于肾宫，上冲于咽喉口齿之间，其舌必滑者也。论理大补其真阴之水，水旺而火又不归。然而，徒补其水，火虽少衰，终不能一时骤降，少用附子，同肉桂入于六味地黄汤中，大剂冷服，下喉而火即消，归于肾内，上焦之热，尽化为清凉矣，此用附子以治阴热之秘法也。

阳热之症，乃心火之盛，移其热于胃中，发狂而大叫，或失神而谵语，手足反现冰冷，而胸前膈上多有发斑者，必大渴呼水，而舌苔或红、或黄、或灰黑，必燥而峭，开裂成绫者也。论理不必从治，竟用三黄石膏直治其火，火泻而肾水不干，可免亡阳祸。然火过于旺盛，用大寒之药，恐致格拒，尚不入加附子一片，重一分，入于三黄石膏汤中，以火从火，引苦寒之药下行，而不相背，热性过而寒性发，自能泻火邪于顷刻矣，此用附子以治阳热之秘法也。

阴寒之病，乃寒邪直中于肾经，此伤寒之卒病也。肾受寒邪，命门之火自不能藏，欲遁出于躯壳之外，而寒邪乘胜追逐，犯于脾则腹痛，犯于肝乃胁痛，犯于心则心痛，或手足青者有之，或筋骨拘挛者有之，或呕或吐，或泻或利，甚则身青袋缩，死生悬于反掌，真危急存亡之秋也。探其舌必滑，急用附子二三钱、人参五六钱或一二两、白术一二两、干姜二钱，同煎服之，下喉而阳回寒散矣，此阴寒用附子之法有如此。

阳寒之病，平素伤其脾胃之气，不能荣卫于一身，以致风寒但犯，发热恶寒，喜卧而不喜语言，喜静而不喜纷扰，与之饮食，又能知味，身虽热，而神思甚清，脉必细微，气必甚怯，此阳气不足，而邪乃中之也，其舌虽干而必滑，急用理中汤加附子一钱治之，正气足而邪自散矣。温甘除大热，非此之谓欤。阳寒用附子之法，又如此。知此四治，触类旁通，断无误用之失矣。

或问附子有毒，用之得当，可以一服即回阳，有毒者固如是乎？附子之妙，正取其有毒也。斩关而入，夺门而进，非藉其刚烈之毒气，何能祛除阴寒之毒哉。夫天下至热者，阳毒也，至寒者，阴毒也。人感阴寒之气，往往至手足一身之青黑而死，正感阴毒之深也。阴毒非阳毒不能祛，而阳毒非附子不胜任。以毒治毒，而毒不留，故一祛寒而阳回，是附子正有毒以祛毒，非无毒以治有毒也。

或问附子入之于三生饮中，救中风之垂绝，何以必生用之乎？此实有妙义存焉。夫中风，非风也，乃气虚而痰塞于心中，故一时卒中，有似乎风之吹倒也。若作风治，十死九矣。必须用人参为君，附子为佐，加之生南星、生半夏、生姜，而后可以开其心窍，祛逐其痰涎，使死者重生也。世人皆以为人参之功也，苟非附子，何以推荡而奠宁哉？然此时用熟附子，正恐未必神效，往往有缓不济事之忧。必生用之者，取其无所牵制，则斩关突围而入，自能破劲敌于须臾也。药中用霸气而成功者，此类是欤。

或问参附汤之治阴寒直中，又救一时之垂绝者，何以又不用生附子耶？夫熟附子之治直中阴寒也，欲救其回阳也。阴寒入于至阴之肾中，祛命门之火出外，而不敢归宫，真火越出，而阴寒乘势祛逐，元阳几无可藏之地，此时而不大用人参，则元阳飞出于躯壳之外矣。然而徒用人参，不佐之以附子，则阴寒大盛，人参何能直入于腹中，以生元阳于无何有之乡？既用附子，而不制其猛悍之气，则过逐阴寒，一往不顾，未必乘胜长驱，随阴寒而尽散热，必元阳无可归，而气又速亡。故必须用熟者，同入于人参之中，既能逐阴寒之外出，又且引元阳之内归，得附子之益，去附子之损，所谓大勇而成其大仁也。

或问附子阳药，宜随阳药以祛除，何以偏用之阴药以滋补乎？盖附子大热之品也，入于阳药之中者，所以救一时之急；入于阴药之中者，所以治久滞之疴。凡阳虚之症，宜用阳药救之，故附子可多用以出奇；阴虚之病，宜用阳药养之，故附子可少用以济胜。阳得阴而功速，阴得阳而功迟，各有妙用也。

或疑附子之功，有以少而成功者，又是何故？夫急症宜多，而缓症宜少，此用附子之法也。但古人有用附子止一片而成功，非藉其斩关夺门之神也。盖附子无经不达，得其气而不必得其味，入于经而不必留于脏，转能补气以生气，助补血而生血，而不至有增火增热之虞，反成其健土关胃之效也。

或问附子何以必得人参以成功，岂他药独不可制之乎？

夫人参得附子则直前，无坚不破；附子得人参则功成，血脉不伤。至于他药，未尝不可兼投。然终不知人参与附子，实有水乳之合也。

或问缪仲醇论附子之害，其言又可采否？噫！仲醇之心则仁矣，而论证尚未尽善也。如言外寒，脾阴不足，以致饮食无味，喜饮冷浆及鲜果，血虚腹痛，按之即止，火炎欲呕，或干霍乱，或大疟寒热并盛，老人精绝，阳痿，少年纵欲伤精，阴精不守，精滑，脑漏，妇人血枯无子，血枯经闭，肾虚小便余沥，梦寐纷纭，行履重滞，痹症，中风僵仆不语，中风口眼歪斜，中风言语蹇涩，中风半身不遂，中风痰多神昏，阴症痈疽未溃，其三十一症，皆必须附子，十补阴，三补阳，始能夺命奏功。仲醇一概戒人勿用，庸医执滞不通，坚信不用附子以回阳，又何以生阴以续命乎？虽仲醇过于谨慎，与其乱用杀人于顷刻，不若烦用以听其自生。然病实可生，任其悠忽，因循失救，而奄奄坐已，又行医之过也。铎所以将仲醇所忌七十二症之中，摘其宜用附子者，表而出之，亦以其救病之延生，勿坐视听死也。

或问缪仲醇之过慎，未必非全生之道，吾子以其所忌者，摘出以交之，必自万一杀人，过不在子乎？嗟乎！仲醇之所慎者，正病所不必慎者也。岂独不必慎，实症之不可慎者也。宜慎而不慎，与不可慎而又慎者，非至中之道也。

天南星

天南星，味苦、辛，气平，可升可降，阴中阳也，有毒。入脾、肺、心三经。善能化痰，利隔下气，散瘀血，坠胎，破坚积，消痈肿。治中风不语，极能开关，兼治破伤风。又斩关夺门之将，可一用，而不可再用也。三生饮用之，佐附子以出奇，祛痰而化滞，非借其清肺而安心，故止可暂用耳。虽然三生饮中，若无人参为君，则附子、南星皆无用矣。即一三生饮，可以悟用药之妙也。

或问天南星消顽痰以开关，破积捣坚，其勇往之气，实又藉附子以鼓勇，无附子，恐不能如是之猛矣。或三生饮不可常用，在他方或可以常用乎？盖消痰之药，未有如南星峻猛者也。中风闭关，不得不用之斩关直入。若其他痰病，原未有关之坚闭，又何必用南星哉。

半 夏

半夏，味辛、微苦，气平，生寒，熟温，沉而降，阴中阳也。入胆、脾、胃三经。研末，每一两用入枯矾二钱、姜汁一合，捏饼，楮叶包裹，阴干，又名半夏曲也。片则力峻，曲则力柔，统治痰涎甚验。无论火痰、寒痰、湿痰、老痰与痰饮、痰核、痰涎、痰结、痰迷，俱可用，但不可治阴火之痰。孕妇勿用，恐坠胎元。然有不可不用之时，暂用亦无碍。吐血家亦不可用，恐性愈动火也。片半夏为末，吹鼻中，可救五绝，并产后血晕甚效。

人身原无痰也，饮食入胃，化精而不化痰。惟肾中真火虚，则火沸为痰，亦肾之真水虚，则水泛为痰矣。火沸为痰与水泛为痰，虽原于肾，而痰乃留于脾也。半夏既治痰，岂难消化，况痰已入脾中，安在不能化之。然而终不能消者，以其能消已入脾中之痰，而不能断其将入脾中之痰也。盖肾中之痰也，必须肾气丸，始得逐之，非半夏所能祛也。半夏泄痰之标，不能治痰之本。半夏性沉而降，似乎能入至阴之中，然而阳多于阴，止可浅入脾阴，而不能深入肾阴也。况半夏泻阴，而不补阴，而肾又可补而不可泻，半夏欲入于肾，而肾所以不受也。半夏既不能入肾之内，又何以化肾中之痰哉。可见痰在脾为标，痰在肾为本，以脾之痰出于肾也。消脾之痰，不可以见标本之异哉。

肾气丸治痰，是择其本也。水不上泛为痰，何必更消其痰；火不上沸为痰，何必再清其痰。用肾气丸而痰已绝，用半夏以治标，恐及动其祛痰也。半夏燥气之药，再耗肾中之气，气一耗，则火动水燥，不生精而生痰，势所必至，不特无益，反害之矣。故既治本，不必更治标也。

或疑半夏性燥，故便子治湿痰也，不识用何药以制其燥，并可以治热痰乎？夫燥湿之性各殊，虽制之得宜，止可去其大过，而不能移其性也。然而未制其燥，与已制其燥，自然少异。铎有制法，并传于此。用半夏一斤、生姜片四两，先煮数沸，取起晒干。用桑叶一百片，水十碗，煎汁二碗，将半夏泡透，又晒干。复用盐一两、滚水一碗，又泡透，切片用之，则燥性去其六，湿之性得其四。寒热之痰，与水火泛沸之痰，俱可少用，以为权宜之计矣。然又止可暂用，而不可据之为久治也。

或疑制半夏，以治燥热之痰妙矣，恐反不宜于寒湿之痰，奈何？此则无容虑也。半夏性燥，治寒湿之痰正宜，制过燥，而无伤气之忧与损肺之失，可用之而无恐也。

或疑半夏治湿痰，而不可治燥痰；治寒痰，而不可治热痰，俱闻命矣。痰之中，更有吐黑痰者，其故何也？吾观其人则甚健，谓是火，而口不渴，谓是虚，而肾不亏，又可以半夏治之乎？此乃邪结于肾之中，非痰塞于肺之窍也。此症本起于久旷之夫，思女色而不可得，又不敢御外色以泄精，于是邪入于肾中，精即化痰，而若吐有如墨之黑者矣。宜用于降火之药，佐之白芥子以消痰，而更用于荆芥之类，以散其火于血分之中。否则，必有失血之患，温疟之苦矣。数剂之后，身必畏寒，然后用于加味逍遥散，大用于半夏，以清其表里之邪，则寒热乃除去，而黑痰又乃以渐愈矣。此等之病症，尝实亲试之，而往往有效验也，故敢论之于书也。

蓬莪茂 莪术

蓬莪茂，味苦、辛，气温，无毒。入肝、脾二经，血分中药也。专破气中之血，痃癖可去，止心疼，通月经，消瘀血，治霍乱，泻积聚，理中气。乃攻坚之药，可为佐使，而不可久用。专入于气分之中以破血，虽破血，然不伤气也。蓬莪茂与京三棱，同是攻坚之药，余舍三棱而取蓬莪茂者，以蓬莪茂破血，三棱破气也。夫血乃有形之物，破血而气犹不伤；气乃无形之物，破气而血必难复。气不伤，易于生血；气不复，艰于生气耳。

或问蓬莪茂入于气分之中以破血，吾疑血破而气亦破矣。夫入气以破血，又贤于入血以破气乎。蓬莪茂入气以破血，三棱入血以破气。虽气血俱不可伤，而血郁于气之中，不得不消血也。然而，消药必伤气血，与其消气，不若消血，况原病于血之瘀也。蓬莪茂专消气中之血，但破血而不破气。血有可破而破之，气无壅滞，无可破也，又宁破气哉。

骨碎补

骨碎补，味苦，气温，无毒，入骨，用之以补接伤碎最神。疗风血积疼，破血有功，止血亦效。同补血药用之尤良，其功用真有不可思议之妙；同补肾药用之，可以固齿；同失血药用之，可以填窍，不止祛风接骨独有奇功也。

或问骨碎补入骨，且能接续于损伤，不知亦可用之以补肾乎？骨碎补虽能入肾，而不能益肾也。夫骨者，乃肾之余，接骨即补肾也，何在肾之不能益乎。虽然肾中之水，乃无形之水，肾中之火，亦无形之火也。骨碎补，但能补有形之齿骨，不能补无形之水火。然而，有形之齿骨乃无形之水火所生，即谓骨碎补之能益补也，又何独不可哉。

故时诊谓之为补肾之药。骨碎补之能止痢者，以其尚能补血也，补血则痢自止矣。耳鸣者，风也，骨碎补疗风最验，塞耳则肾中之风散，非因其补肾也。

泽 漆

泽漆，大戟之苗也。味辛，气寒，阴中微阳也。退皮肤邪热，却面目浮肿，尤消水气。

或问泽漆，气味与大戟同，既删大戟，又取泽漆，岂玉枢丹中可不用大戟，而用泽漆乎。玉枢丹若改大戟为泽漆，则其功效更神。惟其用大戟，而不用泽漆，故止可祛邪，不可调和正气。然则，何不添入泽漆。不知止用大戟，尚有正气大伤之虑，乌可增其党羽以损正乎。

三七根

三七根，味甘、辛，气微寒，入五脏之经。最止诸血，外血可遏，内血可禁，崩漏可除。世人不知其功，余用之治吐血、衄血、咯血与脐上出血、毛孔渗血，无不神效。然皆用之于补血药之中，而收功独捷。大约每用必须三钱，研为细末，将汤剂煎成，调三七根末于其中饮之。若减至二钱，与切片煎药，皆不能取效。

三七根，止血神药也，无论上、中、下之血，凡有外越者，一味独用亦效，加入于补血补气之中则更神。盖止血药得补药，而无沸腾之患；补药得止血药，而有安静之休也。

三七根，各处皆产，皆可用。惟西粤者尤妙，以其味初上口时，绝似人参，少顷味则异于人参耳，故止血而又兼补。他处味不能如此，然以之止血，正无不宜也。

万年青

万年青，味苦涩，气微寒。入肾经，专通任、督之脉。亦能入肺杀痨虫，治尸气，尤善黑须发，入之乌芝麻、山药、熟地、何首乌、小黄米、白糖之中，极效。但最难干，必人身怀之三日，方可磨为粉，入煎药内。惟是性寒，忌多用，多用则损气。大约乌芝麻前药各用一斤，万年青只可用十片，断断莫多用也。

万年青，最能杀虫于无形之中，然多用，则杀虫于顷刻，必须吐而出，未免大伤肺气，反有性命之忧。不若用之于补阴之内，潜移点夺，正既无伤，而虫又尽杀无遗也。

万年青之子，更佳于叶，凡叶用三片者，子只消用一粒。其功用与叶相同，亦乌须黑发、杀痨虫解尸气也。人家种此花，更能辟祟。

或疑万年青，古人并未有言及乌须者，子何足徵乎？铎实闻诸异人之言。至于杀痨虫，又实亲试而验者也。尝游楚寓汉口，有醎艖主人患久嗽，说胸中微痒，则嗽不能止，若痛则必吐血矣。问何以得此。云因泊舟浔江，偶飓风夜起，呼舵工整备蓬缆，一时骤雨至，洒热背，觉寒甚，自此便嗽至今。初嗽时，无痒痛之症，自痒而痛，自痛而吐血。余曰：此寒雨透入于肺俞，必肺生虫矣。渠不信，未几而胸痛，曰：必吐血矣，奈何？余曰：急服乌梅则可止。乃服之而安。渠问故。余曰：此权宜之法，以试虫之有无也。虫得酸则伏，今饮乌梅汤而痛定，非虫而何。渠乃信服。余用万年青捣汁，用酒冲一碗，候胸中痛时急服。至夜分，胸果痛，乃服万年青，服下疼甚，几不欲生，欲饮茶，予禁不与。渴甚，劝其再服万年青，不听，余固请饮之，而痛益加，喉中痒甚。余曰：此虫欲出也，急再饮万年青汁。又饮之，乃吐血，而虫随涌出，长二寸半，大如指，形如促织长，腿如螳螂，其色纯紫，灯下视之如火有焰；额上有须二条长寸许，背上有翅尚未长，而腹尚未全生，仍如大指大一血块。倘羽毛丰满，身腹俱全，岂肯久安于人膈乎。一艖之人，无不惊叹为神医也。病者见之，晕绝。余曰：今后不必再忧死亡矣。乃用人参、麦冬、当归、熟地滋阴之药十剂，又用健脾补气之药十剂，调理而愈。前后用万年青，不过一株也。呜呼！异哉。使余不遵异人之教，必不知万年青之杀痨虫也。然非生人确信吾言，亦不能奏功之神如此。其虫数日尚活，客有劝主人煅火以服之，谓能复还从前气血。余曰不可。主人狐疑不决。余曰：虫得人之灵气，以生于胸中，安知不如蝎蝗水蛭，见水而再生乎。主人闻之色怯。余乃用火烧死，而埋之江边。万年青杀虫之疑验，之如此之神，而言乌须之效，又可比类而共信矣。

两头尖

两头尖，味甘，气温，无毒。入脾、胃、大肠之经。尤善降气化食，尤善化痞结癥瘕。近人错认鼠粪为两头尖，谁知是草木之药，生在陇右。土人以之治小儿食积，神效。妙在攻坚又不耗气也。

两头尖，治痞最神。余在通渭，亲见此草。其根绝似麦冬，但色带丹，气亦香，考之《县志》，俱载之。可见两头尖非鼠粪也。

柘木枝

柘木，即柞木也。柞木，苦平。最消酒毒，一缸佳酿，只消一枝柘木入之，即变为水。尤能开产门交骨，同人参、当归、川芎服下，少刻即骨响，而儿门大开，儿随之而下矣。此物必须儿头在产门边始可用，否则，先开交骨，又变生不测矣。

柘木枝，开产门交骨尤神，下喉不须一时立开，余亲试而奏效者也。但服后断须安眠，则骨开自易。三吴临产之时，每教产妇绕室而走，走则骨坚，转难开矣，非柘木之不效也。

或问柘木枝，既是开产门交骨神药，则交骨一开，儿即易生，又何必谆谆致戒于儿首之到门哉？不知难产之病，非交骨之不开也，儿未转身，则儿头断不至门也。盖生产必儿转身，而始产，儿不转身，断不即产。儿不欲产，而先开产门，则风易入也。风入，不特母病于须臾，而亦必变生于意外，非生下有脐口之惊，必产后有牵搐之苦。故必问儿首到门，而后用柘木以开关，既庆生余，又无后患也。

蜀 漆

蜀漆，常山之苗也。常山不可用，而苗则可取。味苦，纯阴。散火邪错逆，破痈癥瘕坚，除痞结积凝，辟蛊毒鬼疰，久疟兼治，咳逆且调。

或问蜀漆，即常山之苗，子删常山而取其苗，何谓也？盖常山性烈而功峻，虽取效甚速，而败坏元气亦最深。世人往往用常山治疟，一剂即愈，而身体狼狈，将息半载，尚未还元。设再不慎，疾一朝重犯，得免于死亡者幸也。其不可轻用，亦明矣。蜀漆虽是常山之苗，不比根之猛烈。盖苗发于春，其性轻扬，且得春气之发生，散邪既速，而破气亦轻，可借之以攻坚，不必虑其损内。此所以舍常山而登蜀漆也。

白头翁

白头翁，味苦，气温，可升可降，阴中阳也，无毒。一云味甘、苦，有小毒者非。主温疟、阳狂、寒热，治癥瘕积聚，逐血，愈金疮，祛风暖腰，疗血衄疝肿，并疗百节骨痛。赤毒之痢，所必用也。

或问白头翁，人多错认是鸟名，谁知是《本草》之药耶。

《本草》言其功效颇多，皆不足深信。惟伤寒中之下利，乃热毒也，芩、连、栀子不足以解其毒，必用白头翁，以化大肠之热，而又不损脾气之阴，逐瘀积而留津液，实有奇功也。若胃虚寒，不思食，及下利完谷不化，不由于湿毒者，俱宜忌之也。

牡丹皮

牡丹皮，味辛、苦，气微寒，阴中微阳，无毒。种分赤、白，性味却同。入肾、肝二经，兼入心包络。凉骨蒸之热，止吐血、衄血、呕血、咯血，兼消瘀血，除癥坚，定神志，更善调经，止惊搐，疗痛肿，排脓住痛。亦臣、佐、使之药，而不可为君也。仲景张夫子入之八味丸中，所以治汉武帝消渴之症也。消渴本是热症，方中加入桂、附，以火治火，奇矣。盖此火乃相火，而非火。相火者，虚火也。实火可泻，虚火必须滋补；阳火可以水折，阴火必须火引。地黄汤中既用熟地、山药以滋阴，不用桂、附以引火，则火不归源，而渴终不可止。但既用桂、附以引火，使火归于下焦，而上焦余热，何能顿清。吾恐命门之火已归于肾宫，心包之火仍炎于心位，热必余焰尚存，而渴仍不止也。故方中又加入牡丹皮，调和于心、肝、肾之际，滋肾而清其肝之木，使木不助心包之火。而牡丹皮又自能直入于膻中，以凉其热，下火既安，而上火亦静，火宅之中，不成为清凉之境乎。此仲景夫子制方之神，而亦牡丹皮之功，实有如是者也。不特此也，牡丹皮在六味地黄丸中，更有奇义。肾有补无泻，用熟地、山药以补肾，又何必用牡丹皮以滋其骨中之髓耶。若云泻火，则已有泽泻矣；若云健脾，则已用茯苓矣；若云涩精，则已用山萸矣。然则何所取，而又用牡丹皮哉？不知牡丹皮，所以佐五味之不足也。补阴之药过于寒，则阴不能生，而过于热，则阴亦不能生。六味丸中不寒不热，全赖牡丹皮之力，调和于心、肝、脾、肾之中，使骨中之髓温和，而后精闭于肾内，火泻于膀胱，水湿化于小便，肺气清肃，脾气健旺，而阴愈生矣。

或问地骨皮治有汗之骨蒸，牡丹皮治无汗之骨蒸，此前人之成说，吾子何略而不谈？岂牡丹皮非治无汗之骨蒸耶。铎所亟欲辨者也。夫地骨皮，未尝不治无汗之骨蒸；牡丹皮，未尝不治有汗之骨蒸也。元素将二药分为有汗、无汗，为骨蒸之法，余不知其何所见而分。据其论，牡丹皮牡而不牝，其色丹，像离阳中之火，能泻，似乎牡丹皮乃阳中之阴，亦宜治有汗之骨蒸，而不宜治无汗之骨蒸矣。总之，牡丹皮乃治骨蒸之圣药，原不必分有汗、无汗也。

或问仲景张公制八味丸，经吾子之阐发奇矣，不知更有异闻乎？曰：医道何尽，请于前论而再穷其义。夫火有上、下之分。下火非补不能归，其在上之火，非凉不能息。补其在下之火，则火安而上不炎，凉其在上之火，则火静而下不亦戢。虽然牡丹皮补肾水，而不补肾火，似乎下火之炎上，不能使其归于下也。然而，牡丹皮虽不能补肾中之火，实能补肾中之水，补水之不足，即能制火之有余。火有所制，自然不敢沸腾，然后用附子、肉桂，引其下伏，则火藏于至阴之肾矣。牡丹皮亦补肾以益心，而不能补肾以克心者也，似乎上火趋下，不能使其静于上也。然牡丹皮虽不能补肾水克心，实能补肾水以益心气之不足。即能制心气之有余，必有所养，自然常能宁定。然后用附子、肉桂导其上通，则暗交于至阴之心矣。此前论所未及者，而阐发其奇又如此矣。

或又问仲景张公八味丸，已发异论，不识六味丸亦有异论乎？曰：六味丸中，别有微义也。牡丹皮用之于六味丸中，岂独凉骨中之髓，以生阴水哉。夫独阴不生，独阳不长。六味丸中，乃纯阴之药也，苟不用阴中微阳之药，入于群阴之内，虽以水济火，似亦为阴虚者之所喜。然而孤阴无阳，仅能制火之有余，不能生水之不足。丹皮虽亦是阴药，入于肾经，但性带微阳，入于六味丸，使阳气通于阴之中，而性亦微寒，但助阴以生水，而不助阳以动火。此仲景夫子立方之本意，铎实有以窥其微，而尽发之也。

或问牡丹皮阴中微阳，又入于群阴之内，恐阳气更微，虽各药亦有兼于阳者，毕竟阴重而阳微也。不知他药如茯苓、泽泻、山药之类，入于群阴之中，全忘乎其为阳矣。惟牡丹皮虽在阴药之中，而阳之气不绝。子试将六味丸嗅之，牡丹皮之气未尝全消，不可以悟其微阳之独存，不为群阴所夺之明验乎。惟牡丹皮于群阴之中，独全其微，且能使茯苓、泽泻、山茱萸、熟地、山药之阳气不散，以助其生阴之速。故牡丹皮用之于地黄丸中，尤非无意也。

或问牡丹皮能退骨蒸之虚热，是亦地骨皮之流亚也，乃先生誉地骨皮之解骨蒸，而不及牡丹皮，岂别有意欤？夫牡丹皮之解骨蒸，虽同于地骨皮而微有异者，非解有汗与无汗也。牡丹皮之解骨蒸，解骨中之髓热也；地骨皮之解骨蒸，解骨中之血热也。骨中不止髓，髓之外必有血以裹之。骨中之髓热，必耗其骨中之血矣；骨外之血热，必烁其骨中之髓矣。故治骨蒸者，二味必须兼用，不可以有汗用地骨皮、无汗用牡丹皮也。此等论，实前人所未谈，言之必惊世人，然予实闻之吾师，非凿空而论也。髓中有血，斯亦何奇。余尝见人骨折者，骨中流血，与髓俱出，非明验乎。独是地骨皮凉骨中之血，牡丹皮凉骨中之髓，无人证吾言耳。

大蓟、小蓟

大、小蓟，味甘、苦，气凉，无毒。入肺、脾二经。破血止血甚奇，消肿安崩亦效，去毒亦神，但用于初起之血症，大得奇功，而不能治久伤之血症也。盖性过于凉，非胃所喜，可以降火，而不可以培土故耳。

或问大、小蓟，皆是止血圣药，一时急症，用鲜尤佳。倘无鲜者，干者亦可用乎？夫鲜者难遽得，势必用干者矣。但必须将大、小蓟用水先煎取汁，然后煎补血、生血、止血之药，同饮才妙，不比鲜者，捣汁即可用也。

或问大、小蓟同是血分之品，毕竟何胜？二者较优劣，大蓟不如小蓟之佳。小蓟用一两者，大蓟必须加五钱，其功用实未尝殊也。

或问大、小二蓟，北人以之治吐血多功，南人以之往往鲜效，何也？盖二蓟过于寒凉，北人秉性刚强，非患热症，不易吐血；南人柔弱，不必犯热，即能吐血也，故宜北而不宜于南。然而，北人不因热而致吐血者，服之未必相宜；南人偶因热而致吐血者，服之未必不相宜也。

或问大、小蓟，既分大小，毕竟功效亦别，岂尽同而无异乎？曰：同者止血，异者止热也。大蓟止热，而小蓟则力不胜。故遇热症，不妨用大蓟一二钱，使热退而不动血耳。

刘寄奴

刘寄奴，味苦，气温，无毒。入心、脾、膀胱之经。下气，止心腹痛，下血消肿，解痈毒，灭汤火热疮，并治金疮。《本草》诸书，言其能祛产后余疾，则误之甚者也。寄奴性善走迅，入膀胱，专能逐水。凡白浊之症，用数钱，同车前子、茯苓利水之药服之，立时通快，是走而不守。产后气血大亏耶，有瘀血，岂可用此迅逐之品乎？夫走而不守之药，何以能止金疮之血。盖寄奴非能止血，能逐血也。血欲外出，寄奴逐之，血不敢外出矣，此反治之道也。

或问刘寄奴，以治金疮得名，而子谓非治金疮之药，非好异乎？夫寄奴逐血以止血，与治金疮之说，两无妨也。然而以之治金疮，未见捷效，以之治白浊，实得神效。吾疑刘寄奴当日治金疮，或别有他药，未必不借此惑世，英雄欺人，不可全信也。

延胡索

延胡索，味辛、苦，气温，无毒。入肺、脾二经，又入肝足厥阴。调月水气滞血凝，止产后血晕，跌仆损伤，下血崩淋，心腹卒痛，小肠胀疼，皆能主治。乃气血中佐使之品，可偶用见长者也。产后亦宜少用，非曰用之于补气、补血之内，便可肆然多用耳。

或问延胡索乃妇人所宜用，而子曰宜慎用者，何也？延胡索，破气、破血之药也。无气之滞，无血之瘀，用之能安然无恙乎。用之于补血、补气之内，补血而不能救其破血之伤，补气而不能救其破气之损，况全无补剂，其伤损之大，更何如哉。

郁　金

郁金，味苦，气寒，纯阴，无毒。入心、肺、肝三经。血家要药。又能开郁通滞气，故治郁需之，然而，终不可轻用也。因其气味寒凉，有损胃中生气，郁未必开，而胃气先弱，殊失养生之道矣。至于破血、禁血、止血，亦一时权宜之用，病去即已，不可恃之为家常日用之药也。

或问郁金解郁，自然不宜多用，但入之补剂之内，不知可常服乎？夫郁金解郁，全恃补剂，无补剂则郁不能开，多补剂则郁且使闭。故郁金可暂用于补之中，而不可久用于补之内。

或问《范石湖文集》云：岭南有采生之害，于饮食中行厌胜法，致鱼肉生入腹而死胀，郁金可解毒得生。有之乎？此李巽岩侍郎欺人语，不足信也。夫采生，即蛊毒也。郁金并非解毒之药，何能消之哉。

或问郁金为血家要药，而朱丹溪又有治血则误之语，何也？夫郁金乃入血分之气药，其治诸血症，正因血之上行，皆属于内热火炎。郁金能降气，而火自降矣，况性又入血分，故能降下火气，则血自安经而不妄动也。丹溪之论，惟真正阴虚火动，以致呕血、咳血，非关气分之拂逆者，则宜忌之耳。

艾 叶

艾叶，味苦，气温，阴中之阳，无毒。世人俱以蕲艾为佳，然野艾佳于蕲艾。盖蕲艾乃九牛草也，似艾而非艾，唯香过于艾，而功用殊不若野艾。入脾、肾、肺三经。祛寒气而逐湿痹，安疼痛而暖关元。胎漏可止，胎动可安，月经可调，子宫可孕，且灸经穴，可愈百病，无如世人舍近而求远，舍贱求贵，为可叹耳。

或问艾叶，取野而不取蕲，前人已论之，但未言野艾之何以佳于蕲艾耳？夫蕲艾佈种而生者，野艾则天然自长于野者也，得天地至阳之气，故能逐鬼而辟邪，祛寒而散湿，其功实胜于蕲艾，为何舍此而取彼哉。十年之疾，求三年之艾，大抵即野艾，非取乎蕲也。但野艾实妙，余启冠而肩膊患风痛，用野艾而愈。

地 榆

地榆，味苦、酸，气微寒，阴中阳也，无毒。止妇人赤带、崩下及月经不断，却小儿疳热，止热痢，下瘀血，治肠风下血，愈金疮。但治热而不治寒，虚寒之人，不可轻用地榆凉血之品也。血热病，生用之凉血，正得其宜。然而血热则必动，动则必有散失之虞；血寒则又凝，凝则必有积滞之患。过用地榆以凉血，则热变为凉，而阴寒结于肠胃，将腹痛之症生，反致血崩下血而不可止，犹以为地榆之用少也，更佐之以凉血之药，势必至死亡而后已，良可叹也！

或问地榆治大肠之血，实有奇功，新久皆可用之否？曰：不可也。大肠有火，则新旧皆宜；无火，则新旧皆忌，此言其常也。大肠前有火而后无火，则前宜而后不宜；久无火而暂有火，则久当忌而暂不宜忌，此言其变也。审常变而察可否，岂特用地榆一味为然哉？

或问地榆凉大肠之血，单用一味，往往见功，而合用他药，反致无效，何也？盖单用一味，则功专而效速，合用他药，未免拘牵矣。倘所用他药尽入大肠之经，则调和于寒热之间，赞襄于气血之中，功既速成，而身亦甚健。惟其所用之他药，非尽入于大肠经之味，则彼此异宜，上下违背，安能奏功乎。可见用药贵纯而不贵杂，不在单用与不单用也。

或疑地榆凉血，何以能止血也？不知地榆亦能补血也。倘徒凉血，则血正不能骤止，惟其凉血又兼补血，所以单味亦成功耳。

枲耳实 即苍耳子

枲耳实，味苦、甘，气温；叶苦、辛，微寒。俱有小毒。善解大麻风之毒，余病禁用。各《本草》称其效，皆不足信也。盖此物最利关节，凡邪物在脏腑者，服之无不外出。大麻风之毒，正苦其留于脏中，必借此引出于皮毛。他病原非脏毒，何必借重。况枲耳子与叶，散尽真气，乌可轻服哉。若大麻风，亦畏散其气，然受毒甚炽，有病则病受之，尚不至十分尽耗，故用之无妨。然亦必入之活血、凉血之药中始得，非单用一味可恃之而取效也。

或问苍耳子，他病亦有用处，如治汗斑之去风，脚膝之去湿，未尝无效，而子止言其治大麻风，毋乃太过乎？非过也。苍耳子实止可治大麻风，而不可治他病。如汗斑，细病也，何必用此以耗元气。脚膝，下病也，何必用此升散。舍可用之药，而求之不可用之草，此世人用药之好奇，非吾立论之太过也。

茜 草

茜草，味苦，气寒，阴中微阳，无毒。入胃、脾二经。止下血崩漏，治跌折损伤，散瘀血。女子经滞不行，妇人产后血晕，体黄成疸，皆能治之。但止行血而不补血，宜同补气之药以行血，不宜同补血之药以散气。至于各书言其能补虚热，且治劳伤后，虚语耳，吾未见其功也。

或问茜草色红，何以止血？夫茜草本行血之药，行血而反能止血者，引血之归经耳。当血之逆行也，少拂其性，而其势更逆。茜草之色与血色相同，入之血中，与血相合而同行，遂能引之归经，而相忘其非类，此治法之功也。但既引入于各经，即当以补阴之药继之，则血安而不再沸。否则，血症未尝有不再发者也。

夏枯草

夏枯草，味苦，气温。曰寒者，误。入肺、脾、心三经。专散痰核鼠疮，尤通心气，头目之火可祛，胸胁之痞可降。世人弃而不收，谁知为药笼中必需之物乎。夫肺气为邪所壅，则清肃之令不行，而痰即结于胸隔之间而不得散。倘早用夏枯草，同二陈汤煎服，何至痰核之生。心火炎上，则头目肿痛，而痰即结于胸膈而成痞。早用夏枯草，入于芩、连、天花粉之内，何至头痛目肿乎。盖夏枯草直入心经，以通其气，而芩、连、花粉之类，得以解炎上之火也。尤妙心火一平，引火下生脾土，则脾气健旺，而痰更消亡，鼠疮从何而生乎。《本草》止言其破癥坚、消寒热、祛湿痹，尚未深知夏枯草也。

或问夏枯草，近人亦知用之，但不能入之汤剂之内也，今欲用之，不知多寡宜若何耳？夫夏枯草，阴药也，阴药宜多用以出奇，而不可少用以待变也。

百部

百部，味甘、苦，气微温而寒，无毒。专入肺经，亦入脾、胃。止肺热咳嗽上气，治传尸骨蒸，杀寸白蛔虫。洗衣除虱，烧汤洗牛马身，虱不生；烧烟熏树木，蛀虫即死；人家烧烬，尽逐蠓蝇。此物杀虫，而不耗气血，尤有益于人。但其力甚微，用之不妨多也，然必于参、苓、芪、术、归、芎同用为佳。大约用百部自一钱为始，可用至三四钱止，既益肺、胃、脾之气，又能杀虫。倘痨病有传尸之虫者，须用地骨、沙参、丹皮、熟地、山药共用为妙矣。

或问百部杀虫之药未有不耗气血者，而百部何以独异乎？夫百部，原非补剂，不补则攻，然而百部非攻药也，乃和解之药，而性亦杀虫，能入于虫之内，而虫不知其能杀也。杀虫之药，必与虫相斗，百部不特不斗，而并使虫之相忘其杀也，又何至有气血之耗哉。

或疑百部杀虫，何能使虫之不知？夫百部味甘，虫性喜甘，投其所好，忘甘味之能杀身也。故食之而不知耳，及至已食百部，而虫之肠胃尽化为水，欲作祟而不能，有不知其何以死而死者矣。

百合

百合，味甘，气平，无毒。入肺、脾、心三经。安心益志，定惊悸狂叫之邪，消浮肿痞满之气，止遍身疼痛，利大小便，辟鬼气时疫，除咳逆，杀虫毒，治痈疽、乳肿、喉痹，又治伤寒坏症，兼能补中益气。此物和平，有解纷之功，扶持弱锄强，祛邪助正。但气味甚薄，必须重用，其功必倍。是百合可为君主，而又可为佐使者也，用之可至一二两，若止用数钱，安能定狂定痛，逐鬼消痈。倘用之安心益志，益气补中，当与参、术同施，又不必多用也。

或问百合能止喘。百合，非止喘之药也，但能消痞满耳。喘生于痞满，痞满消，而喘胀除，故言痞满，而治喘在其中矣也。

或问伤寒证中有百合病，特用百合为汤治之，而子何以不言耶？曰：伤寒门中之百合病，即将成之坏症也。言坏症，而百合在其内矣。夫坏症，何以用百合。正取其气味之和平，解各经之纷纭，即定各经之变乱也。百合有解纷之功，伤寒之变，然亦必须以他药佐之，未可全恃百合也。

旋覆花

旋覆花，味酸甘，气温，无毒。一云：冷利，有小毒，误也。入心、肝、大小肠。治头风，明目，逐水通便，去心满、噫气、痞坚，消胸结痰涎，定惊怪，止寒热。此物有旋转乾坤之象，凡气逆者，可使之重安。但止可一用，而不可再用。至虚弱之人，尤不宜轻用也。

或问旋覆花治气逆甚神，为伤寒要药，但不识可于伤寒之外，而亦治之乎？夫气逆之症，不止伤寒，旋覆花之治气，尤于伤寒之外见奇。但伤寒气逆，不必加入人参，而杂症门中之气逆，非人参不能奏功，必须共用耳。

或问旋覆花不可独用见奇功，有之乎？旋覆花固不可独用也，得代赭石，则能收旋转之功。凡逆气而不能旋转者，必须用之，下喉而气即转矣。二者不止能转气，而且能安气，亦必须人参尤奇。

或问旋覆花谓是走散之药，然乎？夫旋覆善转气，非走气也，故气逆者，得之而顺。岂气顺者，反用之而散乎。

大　黄

大黄，味苦，气大寒，阴中之阴，降也，无毒。入胃与大肠。然有佐使，各经皆达也。其性甚速，走而不守，善荡涤积滞，调中化食，通利水谷，推陈致新，导瘀血，滚痰涎，破癥结，散坚聚，止疼痛，败痈疽热毒，消肿胀，俱各如神。欲其上升，须加酒制；欲其下行，须入芒硝；欲其速驰，生用为佳；欲其平调，熟煎尤妙；欲其少留，用甘草能缓也。此药有勇往直前之迅利，有推坚荡积之神功，真定安奠乱之品，祛邪救死之剂也。但用之必须看症甚清，而后下药甚效，否则，杀人于眉睫也。夫大黄，乃君主之药，故号将军。然而将军无参赞之贤，不剿抚并用，亦勇而不仁。所以，承气汤中，必加人参、当归以助之，其他用大黄者，未有不益之补气、补血之味也。然而，补气之药未可重加，而补血之药断宜大用。盖肠胃燥结，而后瘀滞不行，徒用大黄以祛除，而肠中干涸，无水以通舟辑。大黄虽勇，岂能荡陆地之舟哉。故凡有闭结，必须多用补剂，使之生血以出陈，败瘀以致新也。至于补气之药，似乎可止，不知血必得气而易生，况大黄以祛除，未免损伤肠胃之气。吾先用参、芪以补之，气即不伤，且助大黄之力，易于推送，邪去而正又不伤，不必已下之后再去挽回矣。但气药可以少用者，恐过助其气，以固肠胃，则大黄有掣肘之虞。然而虚弱气怯之人，当大黄必用之时，万不可执可用之说，减去参、芪，又虞有气脱之虑。总之，补气者，防其气脱；补血者，防其亡阴。要在临症察之，而不便先为悬度之也。

或疑邪盛者宜泻，或用大黄至五六钱，不泻者，又奈之何？噫！用大黄，又不可拘泥也。邪轻者，少用犹须防其更变；邪重者，多用亦宜豫为图后。总以制之得宜，何忧重用乎。然而少则徐加，多则难以收拾。故邪重者，不妨由少以增多，断不可嫌少而骤多也。

或问大黄用之于承气汤中，少若差错，下喉立亡，何利而用之乎？夫承气汤，乃夺命之药也。不善用之，夺命变为丧命矣，非大黄之过也。且子亦知大黄之功乎。当少腹之硬痛也，求生不得，求死不能，一用大黄泻之，苦楚之境，忽易为快乐之场，不特腹中安然，而身躯手足痛解热免，其功之大为何如乎。倘用芒硝、厚朴、枳实，而不用大黄，虽亦能逐邪荡硬，然必不能如是之功速而效神也。可疑其无利而不用乎。

或疑大黄功多而过亦多，予终不敢信为夺命之药而轻用之也。夫用大黄治至急之症也，缓症可以迟用，而急症断不宜迟。逍遥观望，因循谨慎，而杀人者正多。凡邪入下焦，而上焦喘满、中焦痞闷者，断宜速下。倘手按之痛甚而不可按者，急下无疑，庶几可以夺命。否则，气逆而死矣。胡可虑其亡阴之过，而不收其救阳之功哉。

或曰用大黄误下，往往致不可救，可不顾其亡阴，单收其救阳之功乎？曰：亡阴之祸，乃误下之过，非宜下之过也。宜下而不下，与不宜下而下，过正相同。倘虑误下，难于垂援，先预防而用补剂，或投而为佐使，自无误下之愆。即误下，而亦无难急之祸，亦何至有亡阴之失哉。

或疑大黄亦斩关夺门之将，何以又不宜用人参？大黄亦何尝不宜人参哉，古人用人参于大黄中者绝少，盖用大黄之症，多是下行而不上行。上行之症，邪多裹迁之不定；下行之症，邪有趋散之无忧。用大黄以逐邪，所以止加当归以助其势，而不用人参以防其机也。

或疑大黄逐瘀，而气弱之人，往往随下而辄亡，独不可用人参以扶其气乎？曰：吾前言大黄未尝不宜人参者，正言气弱之人也。邪在于大肠之中，结燥屎而作痛，非大黄之猛利，何以迅逐其邪，而兼去其燥屎乎。倘其人为虚弱之人，似宜和解为得。然而邪已下趋大肠，和其中焦，而下焦更为急迫，其痛必甚，势必下之为快。然而下之，而气亦随下而俱脱也。苟不用人参，以急补其气，则气脱又何救乎。然而与其下之气脱，而后救之以人参，何不先用人参于大黄之中，未下而先防其脱乎。况人参、大黄同用，则人参助大黄以奏功，大黄亦得人参而缓力，但去其燥屎之邪，而不崩其虚弱之气，是两用之而得宜也。

或又问人参用于大黄之中，万一补住其邪，而燥屎不得下，不因用人参而误乎？夫大黄走而不守，人参安得而留之乎？况邪又不在上、中二焦，而在下焦之大肠。邪在大肠，原宜直下，用大黄者，不过顺以推之，而非逆以提之也。顺推而用人参，又安得变顺而转为逆乎。故人参用之于大黄之中，万无补住其邪之祸者也。

或疑虚人不可用攻，古人有先服人参，后服大黄者，可乎？不可乎？此亦权宜之法，而不可为训也。愚意不若人参、大黄同用为佳。先服大黄，恐气脱而不及救；先服人参，恐邪壅而不能攻。惟同用于一时，自然相制相宜，大黄无过攻之虞，而人参无过补之失也。

或问大黄性猛，过于迅速，似乎熟用尚非所宜，何以古人不尚熟而尚生乎？夫大黄过煮，则气味全散，攻毒不勇，攻邪不急，有用而化为无用矣。大黄之妙，全在生用为佳。将群药煎成，再投大黄，略煎一沸即服，功速而效大，正取其迅速之气而用之也。不可畏其猛烈，过煎煮以去其峻利也。

连　翘

连翘，味苦，气平、微寒，性轻而浮，升也，阳也，无毒。入少阴心经，手足少阳、阳明。泻心中客热、脾胃湿热殊效，去痈毒、寸白蛔虫，疮科攸赖。通月经，下五淋，散诸经血凝气聚。但可佐使，非君臣主药。可用之以攻邪，不可恃之以补正，亦可有可无之品。近人无论虚实，一概乱投，为可哂焉。

或问连翘为疮科要药，是亦药中之甘草也，吾子以为可有可无，何也？连翘实不足轻重也。盖败毒，必须用甘草；化毒，必须用金银花；消毒，必须用矾石；清毒，必须加用芩、连、栀子；杀毒，必须加用大黄。是治毒之法，无一件可劳连翘，无之不加重，有之不减轻。但有之以为佐使，则攻邪有力，又未必无小补也。

射　干

射干，味苦，气平、微温，阴中阳也，无毒。入肺、肝、脾三经。散结气，平痈毒，逐瘀血，通月经，止喉痹气痛，祛口热臭秽，化湿痰、湿热，平风邪作喘殊效，仍治胸满气胀，咳嗽气结。此物治外感风火湿热痰症，可以为君，但可暂用，而不可久用者也。久用止可为佐使矣。

或问射干治外感痰喘，喉中作水鸣声者，必用射干汤治之，是射干必用之需明矣。但云可暂用，而不可久用者，何也？夫喘症，未必有不伤气者，肺气为邪之所伤，风痰随挟之而上冲。射干入肺，而能散气中之结，故风痰遇之而消。但有结则散结，无结则散气。肺气前为风痰所伤，复为射干所损，势必实喘而变为虚喘矣也。人不悟其故，以为从前射干之能定喘也，更用射干治之，不益伤肺气乎？此予所以谓可暂用，而不可久用也。推之他病，何独不然矣。

苦　参

苦参，味苦，气寒，沉也，纯阴无毒。入心、肝、肾、大肠之经。治肠风下血，热痢刮痛难当，疗狂言心躁，结胸垂死；赤癞眉脱者，祛风有功；黄疸遗溺者，逐水立效。扫遍身痒疹，止卒暴心疼，杀疥虫，破癥瘕，散结气，明目止泪，解渴生津，利九窍，通大便。第过于迅利，宜少用为佐使，不宜多用为君臣。至称益肾、安五脏、定心志，不可信之辞也。

或问苦参非益肾之药，夫人而知之也，但未知其所以损肾之故乎？苦参之不益肾，岂待问哉？沉寒败肾，必有五更泄利之病；苦寒泻肾，必有少腹作痛之疴。苦参味苦而寒，气沉而降，安得不败肾而泻肾乎。而五更泄利，小腹作痛，必不能免矣。败泻肾气，而反言益肾，殊不可解，愿吾子勿信也。

牵 牛

牵牛，味辛而苦，气寒，有毒。虽有黑、白二种，而功用则一。入脾与大小肠，兼通膀胱。除壅滞气急，及痃癖蛊毒，利大小便难，并脚满水肿，极验。但迅利之极，尤耗人元气，不可轻用。虽然不言其所以不可轻用之故，而概置不用，亦一偏之辞也。夫牵牛利下焦之湿，于血中泻水，极为相宜，不能泻上焦之湿，于气中泻水，未有不损元气者也。李东垣辨之至明，似无容再辨，但未论及中焦也。中焦居于气血之中，牵牛既利血中之水，安在中焦不可半利其血中之水乎。嗟乎！水湿，乃邪也，牵牛既能利水，岂分气血。但水从下受，凡湿邪从下受者，乃外来之水邪，非内伤之水邪也。牵牛止能泻外来之水，而不能消内伤之湿。上焦之水肿，乃气虚不能化水，故水入之而作胀，久则与水肿无异，故用牵牛，往往更甚。下焦之水肿，若是气虚，用牵牛迅逐，亦每无功，与上焦正相同。是真正水邪，用牵牛利之，始效验如响。可见，牵牛止可治外来之水，而不能治内伤之湿也明矣，非止治血中之水，而不治气中之水也。然则外来之水，与内伤之水，何以辨之？亦辨之于皮肉而已。外邪之水，手按皮肉必然如泥；内伤之水，手按皮肉必随按随起，即或按之不起，必不如泥而可团捻也，按之或起或下。起者又有分别，按之即起者，气虚而犹有命门之火也；按之久而不起者，气虚极而并少命门之火矣。按之如泥者，必须用牵牛以泻水；按之不如泥，而或起或不起者，必须用补肾中先天之气。而又加健脾开胃，以益后天之气，始能奏功。倘亦用牵牛，岂特耗气而已。有随利水而随亡者矣，可不慎乎。予所以表牵牛之功，而并辨东垣论药之误也。

牵牛治外来之水，而不治内伤之湿，余已明辨之矣。然而牵牛治外来之水，又各有异。夫外来之水，有从下而外入者，有从中而外入者。从下而外入者，乃从脚而入也；从中而外入者，乃从腰脐而入也。世人止知外邪之水从脚而入，未知从腰脐入也。从脚入者，其脚先肿，人易识；从腰脐入者，其腰重而脐肿，人难识也。水肿不分脚与腰脐，而概以牵牛泻水之湿，毋怪其有不效也。然则用牵牛之法，又乌可不分别之乎。凡治水从脚入者，用牵牛、甘遂以消之；若水从腰脐入者，用牵牛于白术之中，一剂而腰重除，二剂而脐肿平，三剂而腰脐俱利矣。

本草新编·卷之四·徵集

山阴陈士铎远公别号朱华子著
义乌金以谋孝艺甫云樵子订梓

泽 兰

泽兰，味苦、甘，曰辛误，气微温，无毒。入肝、脾二经。理胎产，消身面、四肢浮肿，破宿血，去癥瘕，行瘀血，疗仆损，散头风目痛，逐痈肿疮脓，长肉生肌，利关开窍。此系女科佳品，然亦佐使之药也。《本草》称其能治百病，未考为训。

或问泽兰每每用之妇人，而不用于男子，岂亦有说乎？夫男女之病，本无分别，而药味又何须分别。惟是女子善怀，一不得志，而闺中怨忧无以解其郁，郁无聊之气，而经血不行，行经作痛，千般怪病，后此生焉。泽兰气味和平，又善于解郁，尤宜于妇人，故为妇科妙药，非单宜妇人，而不宜于男子也。

或问泽兰善于解郁而世人未知，岂前人未尝用之乎？曰：泽兰解郁，前人多用之，近人不知者，以其辨之不真耳。世以泽兰为泽草，谁知泽兰别是一种草药，非兰蕙馨香之药也。生于楚地，无花，而叶似兰，而根则宛如兰也。兰生于山，而泽兰发生于水泽，故不曰兰，而曰泽兰也。

萆 薢

萆薢，味苦、甘，气平，无毒。俗呼为土茯苓。入肾、肝二经。善治痹症，祛风寒湿痹，腰背冷痛，止筋骨掣疼，缩小便明目，逐关节久结，能消杨梅疮毒。此物败毒祛邪，不伤元气，但功用甚缓，可治缓病，而不可治急症者也。近人以之治轻粉结毒，正取其缓消，而不损伤元气故耳。然而，经年累月殊无功效者，单藉一味以作汤，而不加补气血之味也。苟用补气血之药，加人参、芪、术、茯苓、麦冬、熟地、山药、元参、地骨皮、沙参之类，用草精数两，先煮汤以煎药，不须十剂，而轻粉之毒全消，杨梅之毒亦散。

或问萆薢非土茯苓，别一种也，萆薢生于川蜀，而土茯苓处处有之，未可以二物而合为一也。曰：萆薢，即土茯苓也，岂特一物而两名之，一曰拔葜，一曰冷饭块，一曰岐良，是一物而五名。生于川蜀者曰萆薢，其生于他处者，随俗名之，正不止四名已也。大约川蜀所产为第一，他处用一两者，川蜀止消用五钱，故古人取川中萆薢，而不取他处也。然而，生他处者，未尝不可解杨梅结毒，要之地产虽殊，而秉性无各别耳。

豨莶

豨莶，味苦，气寒，有小毒。一云：性热，无毒非。入肾。疗暴中风邪，口眼㖞斜，治久湿湿痹，腰脚酸痛，主热匿烦满。然散人之真气，尤不宜服、不宜用，而入之兹编者何也？盖肾经之药，药品中尤少，肾犯风邪湿气，又尤难治，姑存之以治肾中风湿之病。不知何故，古人尽称此品，近人亦多乐用之，且有赞其百服则耳目聪明，千服则须发乌黑，追风逐湿。犹作泛等闲语，此真杀人之语也。余客闽，有一贵人卒然中风，余切其脉，绝无浮象，甚微细欲绝。余曰：此真气虚绝将脱之症。急用参、芪、熟地、山茱、麦冬、五味之药，大剂投之，一剂而神思清，再剂而语音出。余咎其平日之纵欲也。贵人曰：余已绝欲数年矣，尚恐欠健，日服补剂，病乃中风。而先生绝不治风，竟用大补血气、填益精髓之品，以救吾命，此仆所不解也。余问所用是何补药。曰：客有劝余服豨莶丸者，服之已一年矣。余曰：是矣。豨莶耗人真气，岂可常服。曰：然。余服之，久不见功效，心窃疑之，今闻先生之教，乃恍然大悟。瓶中余药，呼儿尽弃之。恪遵吾方而全愈。嗟乎！贵人幸遇吾，得不死。此吾所见治而知豨莶之杀人也。而余所不及是闻者，不甚多乎。虽然豨莶亦非能杀人，不善用之，多致杀人耳。而善用之若何。中风之症，必问其腰间素有水湿之癖否。有水湿之癖，又必问其肾囊之干湿若何。肾中有风，其人必然腰痛而重；肾中有湿，其人必然囊破而疮，即用豨莶，亦必与人参、白术大剂共用，又何至误杀人乎。至于湿痹腰脚酸疼之症，又必加入薏仁、茯苓、黄芪、芡实同施，始万全也。

或问豨莶为举世嘉尚，而先生弃之至此乎。夫豨莶未尝无功，余虑人误认补味，而常用之耳。风湿入肾者尤难治，存豨莶而不删去者，正备妙用耳。不然，防己可祛肾内之风湿，存防己可，必复取豨莶，正以豨莶功用胜防己，其耗散精血，亦逊于防己。所以，存防己而仍存豨莶。盖防己治肾内之风湿，止可一用以出奇，不可再用以贻害。若豨莶则不妨一用，而至于再用，但不可久用耳。

海　藻

海藻，味苦、咸，气寒，无毒。云有毒者，非。反甘草。入脾。治项间瘰疬，颈下瘿囊，利水道，通癃闭成淋，泻水气，除胀满作肿，辟百邪鬼魅，止偏坠疝疼。此物专能消坚硬之病，盖咸能软坚也。然而单用此一味，正未能取效，随所生之病，加入引经之品，则无坚不散矣。

或问海藻消坚致效，亦有试而言之乎？夫药必有试而言之，则神农氏又将何试哉。虽然言而未试，不若试而后言之为验。予游燕赵，遇中表之子，谈及伊母生瘿，求于余。余用海藻五钱、茯苓五钱、半夏一钱、白术五钱、甘草一钱、陈皮五分、白芥子一钱、桔梗一钱，水煎服，四剂而瘿减半，再服四剂，而瘿尽消。海藻治瘿之验如此，其他攻坚，不因此而可信乎。

甘 遂

甘遂，味苦、甘，气大寒，有毒。反甘草。入胃、脾、膀胱、大小肠五经。破癥坚积聚如神，退面目浮肿，祛胸中水结，尤能利水。此物逐水湿而功缓，牵牛逐水湿而功速，二味相配，则缓者不缓，而速者不速矣。然而甘遂亦不可轻用也。甘遂止能利真湿之病，不能利假湿之病。水自下而侵上者，湿之真者也；水自上而侵下者，湿之假者也。真湿可用甘遂，以开其水道；假湿不可用甘遂，以决其上泄。真湿为水邪之实，假湿乃元气之虚。虚症而用治虚之法，不犯虚虚之戒乎？故一决而旋亡也，可不慎哉！

或问牵牛、甘遂，仲景张公合而成方，以治水肿鼓胀者，神效无比。但牵牛利水，其功甚捷，何必又用甘遂，以牵其时耶？嗟乎。此正张夫子用药之神，非浅学者所能窥也。子不见治河之法乎。洪水滔天，九州皆水也，治水从何处治起，必从上流而先治之，上流疏浚而清其源，则下流无难治也。倘止开决其下流，水未尝不竟大泄，然而止能泄其下流之水，而上流之水，壅塞存贮于州湖者正多，尾闾气泄，而上游澎湃，民能宁居乎。故治水者必统上下而兼治，人身何独不然。仲景夫子用甘遂于牵牛之中者，正得此意，而通之以利湿也。牵牛性迅，正恐太猛，泻水太急，肢体皮毛之内、头面手足之间，未必如肠胃脾内之易于祛逐。加入甘遂之迂缓，则宽猛相济，缓急得宜，在上之水既易于分消，而在下之水又无难于迅决。于是肢体皮毛、头面、手足之水不能少留，尽从膀胱而出，即脾、胃、大小肠内之水，亦无不从大小便而罄下矣。倘止用牵牛，不用甘遂，则过于急迫，未免下焦干涸而上焦喘满，反成不可救援之病。倘止用甘遂，不用牵牛，则过迂徐，未免上焦宽快而下焦阻塞，又成不可收拾之疴。仲景夫子合而成方，所以取效甚神，既收其功，又无其害也。

或问牵牛性急，甘遂性缓，故合而成功。吾子止言其上、下二焦之利益，尚未言及中焦也，得毋二味合用，可不利于中焦乎？夫牵牛、甘遂合而用之，使上、下二焦之利益者，正所以顾中焦也。下焦阻塞，水必返于中焦，而成壅闭矣。上焦喘满，水必流于中焦，而成痞胀矣。今用牵牛，并用甘遂，则上、下二焦均利，而中焦有不安然者乎。

或疑甘遂虽性缓，然祛逐水湿，未尝不峻烈也，或用牵牛，又用甘遂，不更助其虐乎？夫甘逐真正之水湿，何患其虐。若非水湿之症，单用甘遂，尚且不可，况益之以牵牛乎。惟其真是水湿，故并用而不相悖也。

或问笔峰杂兴载治转脬，用甘遂末一钱，猪苓汤调下立通，可以为训乎？不可为训乎？夫转脬多由于火，而甘遂大寒，泄之似乎相宜。不知转脬之火，乃肾中之火不通于膀胱，虚火遏抑而不得通，非脬之真转也，人之脬转，立死矣，安能久活哉？

白　芨

白芨，味苦、辛，气平、微寒，阳中之阴也。入肺经。功专收敛，亦能止血。败症溃疡、死肌腐肉，皆能去之。敷山根，止衄血。涂疥癣，杀虫。此物近人皆用之外治，殊不知其内治更神，用之以止血者，非外治也。将白芨研末，调入于人参、归、芎、黄芪之内，一同吞服，其止血实神。夫吐血未有不伤胃者也，胃伤则血不藏而上吐矣。然而胃中原无血也，血在胃之外，伤胃则胃不能障血，而血入于胃中，胃不藏而上吐。白芨善能收敛，同参、芪、归、芎直入胃中，将胃中之窍敛塞，窍闭则血从何来？此血之所以能止也。况白芨又不止治胃中之血，凡有空隙，皆能补塞。乌可徒借外治，而不亟用以内治乎？

或问白芨能填补肺中之损，闻昔年有贼犯受伤，曾服白芨得愈，后贼被杀，开其胸膛，见白芨填塞于所伤之处，果有之乎？此前人已验之方也，何必再疑。白芨实能走肺，填塞于所伤之处。但所言止用一味服之，此则失传之误也。予见野史载此，则又不如此，史言受刑时，自云：我服白芨散五年，得以再生，不意又死于此。人问其方，贼曰：我遇云游道士，自称越人，传我一方：白芨一斤、人参一两、麦冬半斤，教我研末，每日饥服三钱，吐血症全愈。然曾诫我云：我救汝命，汝宜改过，否则，必死于刑。不意今死于此，悔不听道士之言也。我传方于世，庶不没道士之恩也。野史所载如此。方用麦冬为佐以养肺，用人参为使以益气，则白芨填补肺中之伤，自易奏功，立方甚妙。惜道士失载其姓名。所谓越人，意者即扁鹊公之化身也。

白附子

白附子，味甘、辛，气温，纯阳，无毒。云有小毒者非。此物善行诸气之药，可恃之为舟楫者也。用于人参之中，可开中风之失音；用于茯苓、薏苡仁中，可去寒湿之痹症；用于当归、川芎之中，可通枯血之经脉；用于大黄中，可以去滞而逐瘀。近人未知，止用之外治以减瘢，下治以收囊湿，为可除湿也。再其性甚燥，凡气血枯槁，虽有风，似不可用。即痰涎壅塞，而若系有火之症，亦非所宜也。

王不留行

王不留行，味苦、甘，气平，阳中之阴，无毒。主金疮，止血逐痛，催生调经，除风痹、风症、内寒，消乳痈、背痈，下乳止衄，祛烦，尤利小便，乃利药也。其性甚急，下行而不上行者也，凡病逆而上冲者，用之可降，故可恃之以作臣使之用也。但其性过速，宜暂而不宜久，又不可不知也。

或问王不留行上可下乳，是上亦可行之物也？不知乳不能下而下之，毕竟是下行，而非上行也。上、中焦有可下者，皆可下通，非下行于下焦，而不行于上焦也。

蒲公英

蒲公英，味苦，气平，无毒。入阳明、太阴。溃坚肿，消结核，解食毒，散滞气。至贱而有大功，惜世人不知用之。阳明之火每至燎原，用白虎汤以泻火，未免大伤胃气。盖胃中之火盛，由于胃中之土衰也，泻火而土愈寒矣。故用白虎汤以泻胃火，乃一时之权宜，而不恃之为经久也。

蒲公英，亦泻胃火之药，但其气甚平，既能泻火，又不损土，可以长服、久服无碍。凡系阳明之火起者，俱可大剂服之，火退而胃气自生。试看北地妇女，当饥馑之时，三五成群，采蒲公英以充食，而人不伤者，正因其泻火以生土也。夫饥饿之人，未有不胃火沸腾者，用之实有相宜。不可以悟蒲公英之有益而无损乎。但其泻火之力甚微，必须多用一两，少亦五钱，始可散邪补正耳。

或问蒲公英既有大功，自宜多用，以败毒去火，但其体甚轻，不识可煎膏以入于药笼之中乎？夫蒲公英煎膏，实可出奇，尤胜于生用也。而煎膏之法若何？每次必须百斤，石臼内捣烂，铁锅内用水煎之，一锅水煎至七分，将渣沥起不用，止用汁，盛于布袋之内沥取清汁。每大锅可煮十斤，十次煮完，俱取清汁，入于大锅内，再煎至浓汁。然后取入砂瓶内盛之，再用重汤煮之，俟其汁如蜜，将汁倾在盆内，牛皮膏化开入之，搅匀为膏，晒之自干矣。大约浓汁一斤，入牛皮膏一两，便可成膏而切片矣。一百斤蒲公英，可取膏七斤，存之药笼中，以治疮毒、火毒，尤妙。凡前药内该用草一两者，止消用二钱，尤简妙法也。无鲜草，可用干草，干则不必百斤，三十斤便可熬膏取七斤也。

或问蒲公英止可治疮毒，而先生谓可泻火，岂泻火即所以治疮毒乎？此又不尽然也。夫疮毒虽多成于火，而火症不尽生疮痈。蒲公英妙在善能消疮毒，而又善于消火，故可两用之也。

或问蒲公英泻火，止泻阳明之火，不识各经之火，亦可尽消之乎？曰：火之最烈者，无过阳明之焰。阳明之火降，而各经余火无不尽消。蒲公英虽非各经之药，而各经之火，见蒲公英则尽伏，即谓蒲公英能泻各经之火，亦无不可也。

或问蒲公英与金银花，同是消痈化疡之物，二味毕竟孰胜？夫蒲公英止入阳明、太阴之二经，而金银花则无经不入，蒲公英不可与金银花同论功用也。然金银花得蒲公英，而其功更大。盖蒲公英攻多于补，非若金银花补多于攻也。

或问《图经》载治恶刺及狐尿刺，摘取蒲公英根茎白汁，涂之立瘥，果有之乎？曰：此思邈孙真人自言其效，不出十日全愈，此则可信者也。但愚见取蒲公英之汁，以涂疮口之上，更须用其根叶一两煎汤，内外合治，更易收功也。狐刺乃狐所伤，亦用茎汁涂之，而更服汤为妙耳。

或问蒲公英北地甚多，野人取以作菜，未见不生疮毒也。嗟乎！疮毒之成，成于旦夕。野人作羹，能日日用之哉？野人采取之时，半在春间，而疮毒之成，又在夏秋之际，安知春间之毒，不因食此而消乎？

旱莲草

旱莲草，一名鳢肠。味甘、酸，气平，无毒。入肾。能乌须鬓，止赤痢，治火疮。虽能乌须鬓，然不与补肾之药同施，未见取效之捷。煎膏染须鬓，亦必同倍子、明矾为佳。世人动欲变白，而不知其道，毋怪其不效也。夫须发之早白也，虽由于肾水之干燥，亦由于任督之空虚。任督之脉上通于唇口之间，下入于腰脐之内。肾虚而任督未虚者，老年发白而须不白。中年发未白，须先白者，任督之虚也。欲使已白者，重变为乌，必补任督，而更补肾也。然而补任督之药无多，仍宜补肾以生任督。盖任督原通于肾，故补肾而任督之气自生。旱莲草止能入肾，而不能入任督，又何能上通唇口哉？所以必宜与补肾之药同施，方有济耳。

或疑旱莲草入肾，故能变白。今既不能入任督，何能变白哉？然而变白之药，仍不外旱莲草也。是入肾者，其说正，而入任督者，其说非矣。吾子谓其入肾，而不入任督，何也？夫旱莲草之不通任督也，非私说也，予实闻之岐天师之训迪也。谓旱莲草性寒，而任督则喜温而不喜寒，故能降肾中之火，以解其焦枯，而不能暖任督之髓，以滋其润泽也。

灯芯草

灯芯草，味辛、甘，气寒，无毒。入心、小肠、膀胱经。通阴窍，利小便，除癃闭成淋，消水湿作肿。此物用之以引经，并非佐使之药也。

或问灯芯能除心热，而子不言者，何也？夫灯芯能通心而入小肠，心与小肠为表里，既通水道，则小便无壅滞之苦，小肠既通利，而心中之热随之下行，入于膀胱，从前阴而出矣。其实，灯芯草不能除心中之热也。

山茨菰根

山茨菰根，味辛、苦，有小毒。消痈疽、无名疔毒，散隐疹、恶疮，蛇虫啮伤，治之并效。此物玉枢丹中为君，可治怪病。大约怪病多起于痰，山茨菰正消痰之圣药，治痰，而怪病自可除也。

或疑山茨菰非消痰之药，乃散毒之药也。不知毒之未成者为痰，而痰之已结者为毒，是痰与毒，正未可二视之也。

贯 众

贯众，味苦，气微寒，有小毒。入阳明胃经，亦入心、入肺。祛诸毒，理金疮恶毒，杀三虫，去寸白虫，仍除头风，更破癥瘕，尤祛时气，亦止心疼。此物有毒，而能去毒，所谓以毒攻毒也。人家水缸内置贯众一枝，永无疫疠之侵，然须三月一易为妙，否则，味散无益耳。

或曰解毒用贯众，不可用贯众以祛毒，以贯众能消毒于毒之未至，不能逐散于毒之已成也。是未知贯众矣。贯众实化毒之仙丹，毒未至，可以预防；已至，可以善解；毒已成，可以速祛，正不可以前后而异视之。惟毒来之重，单用贯众，则力薄势绝，必须佐之以攻毒之药，始易奏功耳。

山豆根

山豆根，味苦，气寒，无毒。入肺经。止咽喉肿痛要药，亦治蛇伤虫咬。然止能治肺经之火邪，止咽痛实神。故治实火之邪则可，治虚火之邪则不可也。倘虚火而误用之，为害非浅也。

或问山豆根泻喉痹之痛既神，凡有喉痛而尽治之矣，而吾子曰宜实火，而不宜于虚火。虚实何以辨之乎？夫虚实亦易分耳。得于外感者为实火，实火者，邪火之实也；得于内伤者为虚火，虚火者，相火之虚也。虽二火同入肺经，而虚实各异。实火宜泻，用山豆根泻之，苦寒以正析之也；虚火宜补，亦用泻。必须用桂、附甘温之药，引其火以归源，下热而上热自消也。

羊踯躅

羊踯躅，味辛，气温，有大毒。入脾经。主风湿藏肌肉之里，识识痹麻。治贼风在于皮肤之中，淫淫掣痛。鬼疰蛊毒瘟疱恶毒，并能祛之。此物必须外邪难外越者，始可偶尔一用以出奇，断不可频用以眩异也。近人将此物炒黄为丸，以治折伤，亦建奇功。然止可用至三分，重伤者，断不可越出一钱之外耳。

或问羊踯躅乃迷心之药，何以子取之而治病？嗟乎！无病之人，服羊踯躅则迷心；有病之人，服羊踯躅则去疾。此反用以出奇，胜于正用之平庸。

淫羊藿 一名仙灵脾

淫羊藿，一名仙灵脾。味辛，气温，无毒。云寒，误。用不必羊脂炒，亦不必去刺。入命门治男子绝阳不兴，治妇人绝阳不产，却老景昏耄，除中年健忘，益肾固筋，增力强志。补命门而又不大热，胜于肉桂之功，近人未知也。夫男女虽分阴阳，而五脏七腑正各相同，并无小异。男子命门寒则阳不举，女子命门寒则阳不容，非男子绝阳不能生，女子绝阳尚可产也。《本草》言女人绝阴不产者，乃讹写也。淫羊藿补阳而不补阴，取补男女之阳，则彼此之化生不息。阴中有阳，则男子精热而能施，女子亦精热而能受。倘谓补其阴绝，则纯阴无阳，何以生育乎？此等药，中年以后之人，正可朝夕吞服，庶几无子者可以有子。而《本草》又戒久服有损，想因命门有火而言之也。命门有火者，初服即不相宜，又何待日久始有损哉。

或疑淫羊藿，温补命门之火，故能兴阳，然男子有阳道之势，服之翘然兴举，故知其兴绝阳也，若女子，又从何起验之乎？曰：女子亦未尝不可验也。女子无阳，则小腹寒而痛，服淫羊藿则不痛矣。然此又无形，不足以验也，更有有形之物，可以相验。女子无阳，则玉户之内有一物如含花之蕊者，必升举而不可以手指相探。服淫羊藿，则含花之蕊必下降，而手指可探矣。此蕊，即胞胎之门户，受精之口也，寒则缩，而温则伸，犹男子寒则痿，而温则坚也。以此相验，断不爽矣。而予更有说，无阳者，无命门之火也。夫命门之火，原在肾之中，而不在肾外，淫羊藿补命门之火，亦在肾之中，而不在肾之外，亦何必求验于男女阴阳之物哉。

或问补命门之火者，宜于男子，而不宜于妇人，妇人火动，又安可救乎？夫妇人之欲火盛，非命门之火旺，乃命门之火衰。命门火衰，无以安龙雷之火，而火必越出于肝中，以助肝木之旺。肝木旺，则欲火之心动矣。木能生火，又何制哉，往往有思男子而不可得者矣。治方泻肝木之火，乃一时之权宜也。肝木既平，仍宜补命门之火，龙雷而下安于肾宫，而火无浮动之虞。可见妇人亦必须补命门也。妇人既宜补命门之火，安在淫羊藿但宜于男子，而不宜妇人哉。况淫羊藿妇人用之，又不止温补命门也，更能定小腹之痛，去阴门之痒，暖子宫之寒，止白带之湿。岂可疑止利于男子，而不用之于妇科哉？凡用药之权宜，实非一途可论定也。

或疑淫羊藿助男子之阳，多用之于丸内，未闻用之于汤剂，不识汤剂中亦可用之乎？曰：凡药用之于汤者，即可用于丸，岂用于丸者，而独不可用于汤乎？世医之不用于汤剂，以体轻而不便入箱中。铎实有煎膏之法，备于药笼中尤便，因附载之。用淫羊藿，每次五斤，略揉碎，以滚水泡缸内三日，大锅煮汁至浓者，先取起，又添水煎之，以色淡为度。去滓，将浓汁再煎如糊，乃用锡锅盛之，再蒸煮如厚糊，少投鹿角胶，取其粘也，候冷切块，晒之，则成胶矣。入汤剂中调服佳甚，入丸亦妙也。

没食子

没食子，一名无食子。味苦，气温，无毒。切忌犯铜、铁器。入骨、入肾。益血生精，安神和气，可染鬓发。治疮溃肌肉不生，主腹冷滑利不禁。用之以治骨肉虚寒，实有奇功。故齿牙之病，所不可缺也。其余功效，亦多誉言，然有益无损，不妨久服也。

或问没食子有雌、雄之分，果有之乎？曰：此好事者言之也。犹小丁香而曰公，大丁香而曰母，其实功用相同，亦何必多其名目哉。

肉　桂

肉桂，味辛、甘、香、辣，气大热，沉也，阳中之阴也，有小毒。肉桂数种，卷筒者第一，平坦者次之，俱可用也。入肾、脾、膀胱、心胞、肝经。养精神，和颜色，兴阳耐老，坚骨节，通血脉。疗下焦虚寒，治秋冬腹痛、泄泻、奔豚，利水道，温筋暖脏，破血通经，调中益气，实卫护营，安吐逆疼痛。此肉桂之功用也，近人亦知用之，然而肉桂之妙，不止如斯。其妙全在引龙雷之火，下安肾脏。夫人身原有二火，一君火，一相火。君火者，心火也；相火者，肾火也。君火旺，则相火下安于肾；君火衰，而相火上居于心。欲居于心者，仍下安于肾，似乎宜补君火矣。然而君火之衰，非心之故，仍肾之故也。肾气交于心，而君火旺；肾气离于心，而君火衰，故欲补心火者，仍须补肾火也。夫肾中之火既旺，而后龙雷之火沸腾，不补水以制火，反补火以助火，无乃不可乎。不知肾水非相火不能生，而肾火非相火不能引。盖实火可泻，而虚火不可泻也。故龙雷之火沸腾，舍肉桂，又何以引之于至阴之下乎。譬犹春夏之间，地下寒，而龙雷出于天；秋冬之间，地下热，而龙雷藏于地，人身何独不然。下焦热，而上焦自寒；下焦寒，而上焦自热，此必然之理也。我欲使上焦之热，变为清凉，必当使下焦之寒，重为温暖。用肉桂以大热其命门，则肾内之阴寒自散，以火拈火，而龙雷收藏于顷刻，有不知其然而然之神。于是，心宫宁静，火宅倏化为凉风之天矣。然而肉桂之妙，又不止如斯，其妙更在引龙雷之火，上交于心宫。夫心肾，两不可离之物也，肾气交于心则昼安，心气交于肾则夜适。苟肾离于心，则晓欲善寝而甚难；心离于肾，则晚欲酣眠而不得。盖心中有液，未尝不欲交于肾，肾内有精，未尝不欲交于心也，乃时欲交接，而终不能交接者，其故何也？一由于君火之上炎，一由于相火之下伏耳。试看盛夏之时，天不与地交，而天乃热；隆冬之时，地不与天交，而天乃寒。人身何独不然？君火热而能寒，则心自济于肾；相火寒而能热，则肾自济于心，亦必然之理也。我欲使心气下交于肾，致梦魂之宁贴，必先使肾气上交于心，致寤寐之恬愉。用肉桂于黄连之中，则炎者不炎，而伏者不伏，肾内之精自上通于心宫，心内之液自下通于肾脏，以火济水，而龙雷交接于顷刻，亦有不知其然而然之神。于是，心君快乐，燥室忽化为华胥之国矣。肉桂之妙如此，其他功用，亦可因斯一者而旁通之矣。

或问肉桂堕胎，有之乎？曰有。曰有则古人产前间用之，而胎不堕者，何也？曰：肉桂堕胎，乃单用之为君，而又佐之以堕胎行血之药，所以堕胎甚速也。若以肉桂为佐使，入于补气、补血之中，何能堕胎乎？胎前忌用者，恐其助胎气之热，未免儿生之日，有火症之多，非因其堕胎而切忌之者也。

或问肉桂温补命门，乃肾经之药，而君子谓上通于心，得毋亦心经之药乎？肉桂非心经之药也。非心经，何以交接于心宫？不知心之表，膻中也，膻中乃心君之相臣，心乃君火，而膻中乃相火也。相火非君火不生。肉桂，补相火之药。相代君以出治，肉桂至膻中以益相火，而膻中即代肉桂以交接于心。

此肉桂所以能通于心，而非肉桂之能至于心也。

或疑肉桂用之于六味汤中，名为七味汤，此后世减去附子而名之也，可为训乎？曰：肉桂用之于六味汤中，暂用则可也，而久用则不可也。盖肉桂温命门之火，而又引龙雷之火而下伏也。暂用之以引雷火，则火下归于肾脏。倘久用之丸中，则力微而不足以温补命门之火，则火仍有奔腾之患。故必与附子同用于丸中，而日久吞咽，则火生而水愈生，水生而火自安，而龙雷永藏，断无一朝飞越之失者也。

或疑肉桂用之于六味丸，补火之不足，然则加麦冬、五味子于其中，以补肺气，势必至补水之有余，似不可以为训也。嗟乎！六味丸加此三味，则又甚神，名为九味地黄丸。惟六味地黄丸增肉桂、五味子，名为都气丸，非仲景夫子之原方也。其去附子，而加北五味子，实有妙义，我今更畅发之。夫都气丸之用肉桂、北五味子也，因五味之酸收，以佐肉桂之敛虚火也。肉桂在六味丸中，仅可以引火之归元，而不能生火之益肾，得北五味子之助，则龙雷之火有所制伏，而不敢飞腾于霄汉，且五味子又自能益精，水足而无不足。肉桂既不必引火之归元，又不致引火之升上，则肉桂入于肾中，欲不生火而不可得矣。此则都气丸之所以神也。至九味地黄丸，又因都气丸而加者也，麦冬补肺金之气，与五味子同用于七味地黄丸中，则五味子又可往来于肺、肾之中，既可以助麦冬而生水，又可以助肉桂而伏火，上下相资，彼此俱益。此又善用地黄丸，愈变而愈神者也。又未可疑非仲景夫子之原方，而轻议之也。

或疑肉桂何以必与附予同用于六味地黄丸中，易之以他药如破故纸、沉香之类，何不可者？曰：肉桂可离附子以成功，而附子断不能离肉桂以奏效。盖附子之性走而不守，肉桂之性守而不走也。虽附子迅烈，入于群阴之内，柔缓亦足以济刚，然而时时飞越，无同类之朋相亲相爱，眷恋有情，未必不上腾于上焦矣。有肉桂之坚守于命门而不去，则附子亦安土重迁，不能飞越。此八味丸中仲景夫子用附子，而不得不用肉桂者，又有此妙义耳。至于破故、沉香之类，虽与附子同性，或虑过于沉沦，或少嫌于浮动，皆不如肉桂不沉不浮之妙也。

或疑肉桂用之于八味丸中，经先生之阐扬，真无微不悉失。但肉桂之于金匮肾气丸，尚未说破，岂即八味丸之义耶？夫八味丸用肉桂者，补火以健脾也；肾气丸用肉桂者，补火以通膀胱也。虽肾气丸用茯苓至六两，未尝不利水以通于膀胱，然而膀胱之气，必得肉桂而易通，茯苓得肉桂而气温，而水化矣。虽丸中用附子，则肾火亦可通于膀胱，然而附子之性走而不守，无肉桂之引经，未必不遍走一身，而不能专入膀胱，以行其利水之功也。肉桂用于肾气丸，其义又如此矣。

或疑肉桂于都气丸中，未必非利小便，何以治水者不用都气，而用肾气丸乎？夫肉桂虽能入膀胱而利水，不能出膀胱而泻水也。都气丸中以熟地为君，而以茯苓为佐，是补多于利也；肾气丸中以茯苓为君，而以熟地为佐使，是利多于补也。补多于利，则肉桂佐熟地而补水，补先于利，而利不见其损；利多于补，则肉桂佐茯苓而利水，利先于补，而利实见其益。故治水者，必用肾气丸，而不用都气丸也。

或问肉桂用之于黄柏、知母之中，东垣治膀胱不通者神效，则黄柏、知母前人用之矣，未可咎丹溪也。曰：膀胱热结，而小水不通，用黄柏、知母而加之肉桂者，此救一时之意也，用之正见东垣之妙。若毋论有热、无热，而概用知母、黄柏，减去肉桂，即膀胱之水且不能通，又何以补肾哉？夫人生于火，而死于寒，命门无火，则膀胱水冻，而水不能化矣。若用黄柏、知母，更加寒凉，则膀胱之中愈添其冰坚之势，欲其滴水之出，而不可得，安得不腹痛而死哉。治法用肉桂五钱、茯苓一两，乘热饮之，下喉而腹痛除，少顷而便出。此其故何也？盖膀胱寒极，得肉桂之热，不啻如大寒之得阳和，溪涧沟渠无非和气，而雪消冰泮矣。

或问肉桂性热，守而不走，当火可引以归于命门之中，但已归之后，不识可长用之否？曰：肉桂性虽不走，补火则火之焰不升。然过于补火，则火过旺，未免有延烧之祸矣。大约火衰则益薪，而火盛宜抽薪也。又不可因肉桂之守而不走，但知补火，而不知损火也。

桂枝

桂枝，味甘、辛，气大热，浮也，阳中之阳，有小毒。乃肉桂之梢也，其条如柳，故又曰柳桂。能治上焦头目，兼行于臂，调荣血，和肌表，止烦出汗，疏邪散风。入足太阳之府，乃治伤寒之要药，但其中有宜用不宜用之分，辨之不明，必至杀人矣。夫桂枝乃太阳经之药，邪入太阳，则头痛发热矣。凡遇头痛身热之症，桂枝当速用以发汗，汗出则肌表和矣。夫人身有荣卫之分，风入人身，必先中于卫，由卫而入营，由营卫而入腑，由腑而入脏，原有次第，而不可紊也。太阳病，头痛而身热，此邪入于卫，而未入于营，桂枝虽是太阳经之药，但能祛入卫之邪，不能祛入营之邪也。凡身热而无头疼之症，即非太阳之症，不可妄用桂枝。即初起身热头疼，久则头不疼，而身尚热，此又已离太阳，不可妄用挂枝矣。且桂枝乃发汗之药也，有汗宜止，无汗宜发，此必然之理也。然而有汗之时，仍可发汗；无汗之时，不可发汗者，又不可不辨。伤寒汗过多者，乃用他药以发汗，以至汗出过多，而太阳头痛尚未解，故不可不仍用桂枝以和解，非恶桂枝能闭汗也。伤寒无汗，正宜发汗，乃发汗而竟至无汗，此外邪尽解，不止太阳之邪亦解也，故不可轻用桂枝，以再疏其腠理，非防桂枝能出汗也。知其宜汗、不宜汗之故，辨其可汗、不可汗之殊，用桂枝祛邪，自无舛错，又何至动辄杀人耶。

或谓桂枝发汗，亦能亡阳，何故仲景张公全然不顾？凡有表症未散者，须用桂枝汤，吾甚惧之，而不敢多用也。嗟乎！桂枝解表之药，非亡阳之药也。用桂枝汤而亡阳者，乃不宜解表，而妄用桂枝以表散，遂至变症蜂起，于桂枝何咎哉。

或谓桂枝汤，治寒伤卫之圣药，凡身热而有头痛项强之症，用桂枝汤仍然不除，反加沉重者，又何说也？此必多用桂枝以致此也。夫太阳经者，阳经也。桂枝，热药也。寒气初入于太阳，寒犹未甚，少用桂枝以祛邪，则太阳之火自安，而寒邪畏热而易解；若多用桂枝，则味过于热，转动太阳之火，热以生热，反助胃火之炎，而寒邪乘机亦入于胃，寒亦变为热，而不一解，而太阳之本症仍在也。故用桂枝者，断不可用多以生变，惟宜少用以祛邪也。

或疑桂枝汤之治伤寒，以热散寒也。以热散寒，祛寒出外，非祛汗出外也，何以有亡阳之虑？想非伤寒，而误用桂枝也。夫用桂枝汤，必须冬日之患伤寒，而又兼头痛项强者，才是寒伤卫之症。伤寒若不是冬天发热，即发热而不头痛项强，皆非伤寒入卫之症，安得不变为亡阳之祸，非桂枝之过也。

或疑桂枝汤，宜用而不用，以致传入于各经，而头痛项强如故，不识桂枝汤仍可用否？夫寒伤卫，而不速用桂枝以散表，致邪入于里，自应急攻其里矣。但头痛项强如故，此邪犹留于卫也，虽其病症似乎变迁之不定，然正喜其邪留于太阳之经，在卫而不尽入于里，仍用桂枝汤，而少轻其分两，多加其邪犯何经之药，则随手奏功也。不可因日数之多，拘拘而专攻其入里之一经耳。

或疑桂枝性热，麻黄性寒，性同冰炭，何以解太阳之邪，而仲景张公且有合用之出奇乎？曰：识得阴阳之颠倒、寒热之异同，始可用药立方，以名神医也。夫人身荣、卫之不同也，邪入卫则寒，邪入荣则热，正不可谓荣、卫俱属太阳，混看而不分别也。桂枝祛卫中之寒，麻黄祛营中之热。桂枝、麻黄合用，祛荣、卫寒热之半，又何疑乎？惟邪将入于营，未离于卫，或寒多而热少，或寒少而热多之间，倘分解之未精，治疗之不当，恐不能速于解邪，转生他变耳。然在仲景夫子，桂枝、麻黄合用，立方固未尝不奇而且神也。

或疑桂枝散寒邪，散卫中之邪也，一用桂枝，宜卫中之寒邪尽散矣，何以又使其入于营中也。似乎桂枝不能尽散卫中之邪也，不知可别有他药，佐桂枝之不足乎？曰：桂枝散卫中之寒，吾虑其有余，而君虑其不足乎。用桂枝汤，而邪入于营者，非桂枝之不足以散卫中之邪，乃迟用桂枝，而邪已先入于荣中，桂枝将奈何哉。此伤寒之病，所以贵疗之早也。

或疑桂枝汤，伤寒症祛邪之先锋也，用之当，则邪易退，用之不当，则邪难解。首先用桂枝汤，何以使之无不当耶。夫治伤寒而不知症，用药未有不误者也。故古人有看症不看脉之论，然而脉亦未可不讲也。仲景夫子论症，未尝不论脉，而无如世人之昧脉也。读仲景夫子伤寒之书，亦何至首先用桂枝汤而有误者乎。南昌喻嘉言尚论仲景夫子伤寒之书，卓识明眼，超越前人，近今未有其亚，但其中少有异同，铎不揣再为辩论，庶可免舛错之讥，则自今以后，读伤寒之书，亦何至于昏昧哉。

柏实　一名柏子仁　柏叶

柏子仁，甘、辛，气平，无毒。入心、肝、肾、膀胱四经。聪耳目，却风痹，止疼，益气血，去恍惚虚损，敛汗。治肾冷、腰冷、膀胱冷。尤能润燥，腰肾身体颜面燥涩者，皆治之。兴阳道，杀百虫，止惊怪，安五脏，头风眩痛。亦可煎调，久服不饥，增寿耐老，此药尤佳，乃延生之妙品也。但必须去油用之，否则过润，反动大便。尤宜与补心、肾之药同用，则功用尤神。

柏叶苦涩，止能敛肺，遏吐血、衄血，亦生须发，但非补阳要药，不可与柏子仁同类而并称也。

或疑柏子仁益心而不益肾，以其必去油而用之也，油去则性燥，心喜燥而肾恶燥，非明验耶？嗟！以此论药，失之凿矣。夫柏子仁最多油，去油者，恐过滑以动便，非欲其燥以入心，且柏子仁油去之亦不能尽，肾得之，未尝燥也。凡药皆宜制其中和，何独于柏子仁疑之耶。

或疑柏子仁补心之药，何以补肾火之药反用之耶？夫心肾相通，心虚而命门之火不能久闭，所以跃跃欲走也。用柏子仁以安心君，心君不动，而相火奉令惟谨，何敢轻泄乎。此补心之妙，胜于补肾也。世人但知补肾以兴阳，谁知补心以兴阳之更神哉。

黄 柏

黄柏，味苦、微辛，气寒，阴中之阴，降也，无毒。乃足少阴妙药，又入足太阳。专能退火解热，消渴最效，去肠风，止血痢，逐膀胱结热，治赤带，泻肾中相火，亦能平肝明目，其余《本草》所载功效，俱不可尽信也。盖黄柏乃至阴之物，其性寒冷，止可暂用以降火，而不可长用以退热。试思阴寒之地，不生草木，岂阴寒之药，反生精髓。黄柏有泻而无补，此可必信者也。如遇阴虚火动之人，用黄柏以泻火，不若用元参以降火也。万不得已而用黄柏，亦宜与肉桂同用，一寒一热，水火有相济之妙，庶不致为阴寒之气所逼，至于损胃而伤脾也。

或疑丹溪朱公，专以阴虚火动立论，其补阴，丹溪以黄柏、肉桂同用，未尝教人尽用黄柏、知母也。而吾子讥其太过，毋乃已甚乎？嗟乎。人生于火，原宜培火，不宜损火也。火之有余，实水之不足，因水之不足，乃现火之有余。火盛者，补水而火自息，不必去泻火也。自丹溪创阴虚火动之说，其立论为千古之不磨，而其立方不能无弊，用黄柏、知母于肉桂之中，不用熟地、山茱为君，乌可为训乎。

或疑黄柏苦寒泻火，是泻火有余，而补水不足，入于大补阴之内，少用之，以退阴虚之火，不识亦可乎？曰：不可也。黄柏泻火，而不补水也。惟是阴虚火大动，用黄柏于大补真阴之药，如熟地、山茱萸、北五味之类，可暂用以退火。倘阴虚而火微动者，亦断不可用。盖阴火之大盛者，退火而火少息；阴火之微动者，退火而火愈起。总之，虚火旺宜泻，而虚火衰宜补也。

或问知母、黄柏，同是苦寒之药，用一味以泻虚火，未必无功，必要加用二味，与仲景张公并驾齐驱，反致误事，使后人讥之，是则丹溪之失也。嗟乎。虚火之沸腾，乃真水之亏损，用六味以生水制火，尚恐水不能以遽生，而火不可遽制。况用苦寒之黄柏、知母，使水之不生，又何以制火哉。在丹溪欲制火以生水，谁知制火而水愈不生耶。用知母、黄柏之一味，似乎轻于二味并用，然而，水一遇寒凉即不生，正不必二味之兼用也。

楮实子

楮实子，味甘，气微寒，无毒。入肾、肝二经。阴痿能强，水肿可退，充肌肤，助腰膝，益气力，补虚劳，悦颜色，轻身壮筋骨，明目，久服滑肠。此物补阴妙品，益髓神药。世人弃而不用者，因久服滑肠之语也。凡药俱有偏胜，要在制之得宜。楮实滑肠者，因其润泽之故，非嫌其下行之速也。防其滑，而先用茯苓、薏苡仁、山药同施，何惧其滑乎。

或问楮实子入于打老之丸，自是延年之物，何独不言其益算耶？曰：延年益寿，亦在人之服药何如耳。吞添精填髓之神丹，而肆然纵欲，欲其周花甲之年而不得，况楮实子庸庸者乎？苟节房帏而慎起居，损饮食而戒气恼，即不用楮实，亦可长年，余所以略而不谈也。

淡竹叶 竹茹、竹沥

淡竹叶，味甘、淡，气平寒，阴中微阳，无毒。入心、脾、肺、胃。逐上气咳喘，散阳明之邪热，亦退虚热烦躁不眠，专凉心经，尤祛风痓。

竹茹，主胃热呃逆，疗噎膈呕哕，尤止心烦。

竹沥，却阴虚发热，理中风噤口。小儿天吊惊痫，入口便定。妇人胎产闷晕，下喉即苏。止惊怪却痰。痰在手足四肢，非此不达；痰在皮里膜外，非此不却。世俗以大寒置之。不知竹沥系火烧出沥，佐之姜汁，水火相宜，又何寒哉。以上三味，总皆清痰泻火之药，因其气味寒，不伤元气，可多用，以佐参、苓、芪、术健脾开胃也。

或疑竹叶、竹茹、竹沥，同一物也，何必强分其功效？不知有不可不分者在也。竹叶轻于竹茹，虽凉心而清肺；竹茹轻于竹沥，虽清心而清胃；若竹沥则重于竹叶、竹茹，虽清心而兼补阴也。

或问古人以竹沥治中风，似于中风皆痰也，痰生于风乎？曰：中风未有不成于痰者也，非痰成之于风也。使果成于风，似外邪之中矣，古人何以复用此甘寒滑利之竹沥，以化消其痰哉？

或问淡竹叶世疑是草本，是耶非耶？曰：即竹叶耳，但不可用苗竹、紫竹之叶。盖二叶之味多苦，不堪入药，其余诸竹之叶，味皆淡者也，故以淡名之，非草本之叶也。若草本之叶，非是竹叶，乃俗名畅脚者也，其性虽寒，能止咳嗽，然而终不能入心以消痰也。

茯苓 茯神

茯苓，味甘、淡，气平，降也，阳中阴也，无毒。有赤、白二种，白者佳，亦可用入心、脾、肺、肝、肾五脏，兼入膀胱、大小肠、膻中、胃经。助阳，利窍通便，不走精气，利血仅在腰脐，除湿行水，养神益智，生津液，暖脾，去痰火，益肺，和魂练魄，开胃厚肠，却惊痫，安胎孕，久服耐老延年。

茯神，即茯苓之一种。但茯神抱松木之根而生者也，犹有顾本之义，故善补心气，止恍惚惊悸，尤治善忘，其余功用，与茯苓相同。此二种，利中有补，久暂俱可用也，可君可臣，而又可佐使。惟轻重之宜分，无损益之可论。

或谓汗多而阴虚者宜忌，少用之何损哉。或言小便素利者勿服，恐助燥损阴，微用之何妨。初病与久病相殊，而健脾正宜于久病，何必尽去夫茯苓也。丹溪曰茯苓有行水之能，久服损人。八味丸用之，亦不过接引诸药，归就肾经，去胞中积陈，而以为搬运之功也。夫八味丸有桂、附、熟地、山萸之直入于肾，何藉茯苓之引经耶。仲景张夫子用茯苓于八味丸中，大有深意。以熟地纯阴，而性过于腻滞，虽泽泻利水，熟地之滋润已足相制，然而泽泻过于利水，未必健脾以去湿。故亦用茯苓以佐之，利腹脐而又不走气，使泽泻亦不过于渗泄，则泻中有补，助熟地、山药、山茱速于生阴，实非徒为接引而用之也。

或问茯苓健脾，而张仲景公用之益肾，意者脾肾同治耶？夫茯苓虽亦入脾，而张夫子用之全非取其健脾，止取其益肾耳。夫肾恶燥，而亦恶湿，过燥则水干，而火易炽；过湿则邪住，而精难生。用茯苓于六味丸中，泻肾中之邪水，以补肾中之真水也，故与健脾之意全不相干，勿认作脾肾同治也。

或问茯苓不健脾而益肾，而茯苓实健脾之物也，意者肾健而脾亦健乎？夫肾健而脾亦健，此六味汤之功用也。茯苓止能益肾以通胃耳，胃为肾之关门，肾气足而关门旺，不可单归功于茯苓也。然而，茯苓之气实先通于胃。夫茯苓下利之物，如何能上行于胃。不知茯苓尤通上下之窍，而胃亦是水谷之海，利水而水不入海，将何注乎。故下通膀胱，而上通于胃，胃气得肾气之升腾，而胃气有不更开，饮食有不更进乎。似乎脾健而能容，实亦胃健而能受焉也。

或疑茯苓、泽泻，同是利水之物，而或言过于利水，或言未能健脾，皆是与人相反，谓先生不好奇得乎？曰：非好奇也。二味实各有功用，不得不分言之耳。泽泻，泻之中有补，表其补之功，则其泻正可用也；茯苓，补中有泻，论其泻之益，则其补亦可用也。凡药有功有过，明辨功过于胸中，自然临症无差也。

或问六味丸中阐发已尽，不识茯苓于前说之外，尚有异论乎？前说不足以尽茯苓之义也。仲景夫子用茯苓于六味丸中也，岂特泻肾中之邪水，以补肾中之真水哉。茯苓更能入肾，以通肾中之火气。肾中火气，上通胃而下通膀胱二经。苟无肾火之气以相通，则上水不能入，而下水不能出矣。上水不能入者，非不能饮也，饮水而水之气不消；下水不能出者，非不能容，而水之气不泄不消，而水势必奔迫于中焦，而不能化矣。惟有火气以相通，而上下之水始周流而无滞。六味补肾中之水，而不补肾中之火，则火不能自通于胃与膀胱矣。得茯苓代为宣化，而上下之火得行，何致有不消不泄之虑哉。茯苓用之于六味丸中者，尚有如此妙义也。

又问茯苓用之于六味丸中，奇义如此，而用之于八味丸中，亦别有意义乎？曰：有。茯苓泻水，亦能泻火。泻水者泻肾中之邪水，则泻火者独不泻肾中之邪火乎。八味丸用桂、附以补火者，补肾中之真火也。然补肾中之真火，而肾中之邪火不去，则真火不生，反助邪火而上升矣。仲景夫子用茯苓于八味丸中，正取其泻邪火以补真火也。桂、附得茯苓之助，无邪火之相干，自然真火之速长。于是火生而脾土得其益，受水谷而能容，胃土得其益，进饮食而无碍，肺气调，而心气降、肝气平矣。

又问茯苓用之四君子汤与六君子汤，似非尽利水也，何独不言其奇乎？夫茯苓用之于阴药之内，可以出奇；茯苓用之于阳药之间，无以显异，不过佐人参、白术，分消其水湿，以固其脾土，而开胃气也。

又问茯苓用之于都气丸中，亦未见出奇，必得肉桂，而后泻水，安在入肾气丸中即能出奇乎？曰：肾气丸之妙，全在茯苓。茯苓利水，人人知之。利水之中，得群阴之助，更能于补水中，以行其利水之权；得二阳之助，更能于补火之中，以全其化水之神。止利其邪水，而不使波涛泛溢，又不损其真水，而转使热气熏蒸，通上下三焦，消内外二湿，皆茯苓为君之功也。倘以茯苓为臣，而君以熟地，势必中焦阻滞，水积于皮肤而不得直入于膀胱矣，又何以泻之哉。

或问夏子益集奇异治病之方，有人十指节断坏，惟有筋连无节肉，虫出如灯芯，长数寸，遍身绿毛，以茯苓、胡黄连，煎饮而愈，岂亦有义乎？曰：是湿热出虫耳。茯苓以去湿，黄连以解热，湿热散而虫自死矣。惟是虫身长绿毛，实有秘义。此人必手弄青蛙，戏于池塘之中，绿毛之龟在池内，欲吞之而不可得，故气冲而手，久之而手烂，得至阴之毒而不散，故皮烂而肉腐，生长虫绿毛也。惜吾发异议，无人证之耳。

或问今人用茯苓，多用人乳浸泡，久制则白色变红，其有益于人乎？夫补药而用茯苓者，恐纯补之脏滞，故用之通达，使于泻之中，以助其补之力也。若过用乳制，则通利之性全失，一味呆补，反不能佐补药以成功。此近人不知用药之功，而妄为制变，不可以为法也。

槐实 槐米、槐花

槐实，味苦、辛、咸，气寒，无毒。入大肠。止涎唾，补绝伤，凉大肠之火，消乳瘕，除男子阴疮湿痒，却女人产户痛痒，仍理火疮，且堕胎孕，酒吞七粒，催产尤良。大约槐树枝、叶、花、根，共同治疗而子尤佳。然止可暂用为佐使，而不可久服，久服则大肠过寒，转添泄利之苦矣。

或问槐实与槐米之功效何如？夫槐米，即花未开之蕊也，其气味与槐子正同，但子味太重，槐米轻清，入汤剂似胜于槐实，若用入丸药之中，槐蕊不若槐实也。

或问《太清草木方》中载槐应虚星之精，以十月上已日采子服之，去百病，长生通神。而《梁书》亦言，庚肩吾常服槐实，年七旬余，发鬓皆黑，目看细字，非通神之验耶？嗟乎！槐实非长生之药，其性苦寒而属阴，久服则伤脾胃。庚肩吾服之而有效者，必阳旺而非阴虚，实热而非虚热也。

枳实 枳壳

枳实，味苦、酸，气寒，阴中微阳，无毒。枳实，本与枳壳同为一种，但枳实夏收，枳壳秋采。

枳壳，性缓而治高，高者主气，治在胸膈；枳实，性速而治下，下者主血，治在心腹。故胸中痞，肺气结也，用枳壳于桔梗之中，使之升提而上消；心下痞，脾血积也，用枳实于白术之内，使之荡涤而下化。总之，二物俱有流通破结之功，倒壁推墙之用。凡有积滞壅塞、痰结瘕痞，必须用之，俱须分在上、在下。上用枳壳缓治，下用枳实急治，断断无差也。然而切不可单用，必附之补气、补血之药，则破气而气不耗，攻邪而正不伤，逐血而血不损，尤为万全耳。

或问枳壳、枳实同是一种，枳壳乃秋收之物，其味之重，宜厚于枳实，何以不下沉而反上浮也？不知枳壳之性，愈熟则愈浮。枳壳收金之气，故能散肺金之结气，非枳壳性缓而留中也。

或问枳实收于夏，其性轻，宜薄于枳壳，何以反峻烈于枳壳，量其未熟而然乎？曰：枳实之性，小而猛，大而弱，收于夏，得夏令之威也。脾乃土脏也，宜于夏气，故能下行，而推荡其脾中之积滞，非枳实性急而速行也。

或问枳实过于迅利，病宜消导者，何不用枳壳之为善乎？夫枳壳与枳实，不可同用，一治上而一治下。枳壳之功，不如枳实之大。枳实攻坚，佐大黄以取胜，实为破敌之先锋，非若枳壳居中调剂，仅可以攻城内之狐鼠也。

或问枳实无坚不破，佐之大黄，则祛除荡积之功更神，以之治急，何不可者，而必戒之谆谆乎？夫看症既清，用药之更当，何必顾瞻而不用？惟是病有变迁之不同，人有虚实之各异，苟辨之不确，而妄用枳实，不几杀人乎。我有一辨之之法，腹中疼痛，而不可手按者，可用无疑。倘按之不疼痛，而确是有坚积者，又将何法辨之？辨之于口中之舌，如有红黑者，即用无疑。如此，则何至有失乎？

或问枳壳治胎气不安，古人入于瘦胎药中，以防难产，何子不言及耶？曰：妇人怀孕，全藉气血以养胎，气血足而易产，气血亏而难产。用枳壳以安胎，必至胎动不安，而生产之时，亦必艰涩。是枳壳非安胎之药，乃损胎之药，非易产之剂，乃难产之剂也。况古人瘦胎饮，为湖阳公主而设，以彼生长皇家，奉养太过，其气必实，不得已而损其有余，则胎易养也。岂执之而概治膏粱之妇乎。膏粱之妇，既不可用枳壳以安胎，况荆布之家，原非丰厚，又胡可损其不足哉，余所以略而不谈也。

或问枳壳治心下痞满与心中痞痛，何也？盖胃之上口，名曰贲门。贲门与心相连，胃气壅住，则心下亦急而不舒，故痞满也。邪塞于中焦，则欲升不能，欲降不可，必然气逆而上冲，而肝经本郁，又不能条达而开畅，则胁亦胀满，而心中痞痛矣。得枳壳之破散消导，而痞满、痞病尽也去。

女贞子

女贞子，味苦、甘，气平，无毒。入肾经。黑须乌发，壮筋强力，安五脏，补中气，除百病，养精神。多服，补血祛风，健身不老。近人多用之，然其力甚微，可入丸以补虚，不便入汤以滋益，与熟地、枸杞、南烛、麦冬、首乌、旱莲草、乌芝麻、山药、桑椹、茄花、杜仲、白术同用，真变白之神丹也。然又为丸则验，不可责其近效也。

或问女贞既善黑须，又有诸益，自宜入汤剂中，以收其功，何以不宜乎？夫女贞子功缓，入在汤剂中，实无关于重轻，无之不见损，有之不见益。若必欲入汤剂，非加入一两不可，然而过多，则又与胃不相宜。盖女贞少用则气平，多用则气浮也。

女贞子，非冬青也。冬青子大，而女贞子小；冬青子长，而女贞子圆也。若用冬青更为寒凉，尤无功效，未可因《本草》言是一种，而采家园之冬青子以入药也。

或疑女贞子为长生之药，而子以为无足重轻，何以又誉之为变白之神丹乎？曰：余前言其有功者，附之于诸补阴药中为丸，以变白也，后言其无足重轻者，欲单恃之作汤，难速效也。女贞子缓则有功，而速则寡效，故用之速，实不能取胜于一时；而用之缓，实能延生于永久，亦在人用之得宜耳。

厚 朴

厚朴，味甘、辛，气大温，阴中之阳，可升可降。无毒。入脾、胃、大肠。主中风寒热，治霍乱转筋，止呕逆吐酸，禁泻利淋露，消痰下气。乃佐使之药，不可为君臣。盖攻而不补，有损无益之味也，然而善用之，收功正多，未可弃而不用。大约宜与诸药同用，同大黄、枳实，则泻实满矣；同人参、苍术、陈皮，则泻湿满矣；同桂枝，则伤寒之头痛可除；同槟榔、枳实，则痢疾之秽物可去。同苦药则泻，同温药则补，同和药则止痛，同攻药则除痞，亦在人善用之。倘错认为补益，虚人用之，脱元气矣。

或问厚朴收功甚多，不补而能之乎？夫疑厚朴为补，固不可。然而，厚朴实攻药，能于攻处见补，此厚朴之奇也。若论其性，实非补剂也。

或问厚朴能升清降浊，有之乎？曰：厚朴可升可降，非自能升清而降浊也。用之补气之中，则清气能升；用之于补血之中，则浊气能降。升降全恃乎气血之药，与厚朴何所与哉。

或问厚朴佐大黄以攻坚，仲景张公入于承气汤中，有奇义乎？曰：承气汤中用大黄者，以邪结于大肠也。大黄迅扫之速，何藉于厚朴。不知大黄走而不守，而厚朴降中有升，留大黄而不骤降，则消导袪除。合而成功，自然根株务绝，无有少留。此厚朴入之大承气汤，佐大黄之义也。

或问厚朴入于平胃散中，以平胃气，似厚朴乃益胃之品，而非损胃之药。然平胃散，非益胃之品也。彼其命名之意，谓胃之不平者而平之也，是泻胃气之有余，非补胃气之不足。胃气既无所补，又何所益乎。平胃散用厚朴，泻胃实而不补胃虚，人奈何错认为益胃之品哉。

桑白皮 桑叶、桑椹

桑白皮，味甘而辛，气寒，可升可降，阳中阴也。入手太阴肺经。助元气，补劳怯虚羸，泻火邪，止喘嗽唾血，利水消肿，解渴袪痰。刀刃伤，作线缝之，热鸡血涂合可愈。

桑叶之功，更佳于桑皮，最善补骨中之髓，添肾中之精，止身中之汗，填脑明目，活血生津，种子安胎，调和血脉，通利关节，止霍乱吐泻，除风湿寒痹，消水肿脚浮，老男人可以扶衰却老，老妇人可以还少生儿。

桑椹，专黑髭须，尤能止渴润燥，添精益脑。此三品相较，皮不如椹，而椹更不如叶也。前人未及分晰，世人不知，余得岐伯天师亲讲。老人男女之不能生子者，制桑叶为方，使老男年过八八之数、老女年过七七之数者，服之尚可得子，始知桑叶之妙，为诸补真阴者之所不及。所用桑叶，必须头次为妙，采后再生者，功力减半矣。

或疑桑椹乃桑树之精华，其功自胜于叶，而吾子谓椹不如叶，意者桑叶四季皆可采用，而桑椹必须四月采之为艰乎？曰：椹与叶，功用实同。因椹艰于四季之采用，且制之不得法，功逊于叶多矣。我今备传方法，使人尽知可也。四月采桑椹数斗，饭锅蒸熟，晒干即可为末。桑椹不蒸熟，断不肯干，即干而味已尽散无用，且尤恶铁器。然在饮锅内蒸熟，虽铁锅而无碍也，此皆岐天师传余之秘。同熟地、山茱萸、五味子、人参同用，实益算仙丹，诚恐世人不知制法，所以单言桑叶之奇。盖无椹用叶，功实相同耳。桑椹紫者为第一，红者次之，青则不可用。桑叶采叶如茶，种大者第一，再大者次之，再小者又次之。与其小，无宁大也。过大，则止可煎汤以入药，不堪为丸散矣。洗目，宜取老桑叶，自落者无用矣。

山栀子

山栀子，味苦，气寒，可升可降，阴中阳也，无毒。入于肝、肺，亦能入心。有佐使之药，诸经皆可入之。专泻肝中之火，其余泻火，必借他药引经，而后泻之也。止心胁疼痛，泻上焦火邪，祛湿中之热，消五痹黄病，止霍乱转筋赤痢。用之吐则吐，用之利则利。可为臣佐之药，而不可以为君。虽然山栀未尝不可为君也，当两胁大痛之时，心君拂乱之后，苟不用山栀为君，则拂逆急迫，其变有不可言者矣。用山栀三五钱，附之以甘草、白芥子、白芍、苍术、贯众之类，下喉而痛立止，乱即定，其神速之效，有不可思议者。然则山栀又似君臣佐使而无不宜者，要在人善用之，而非可拘泥也。

或问山栀子能解六经之郁火，子何以未言，岂谓其性寒不宜解郁乎？曰：山栀子非解郁之药，非因其性寒而略之也。夫郁病非火也，郁之久，斯生火矣。不用香附、柴胡、白芍、川芎之解郁，而遽投山栀子以泻火，则火不能散，而郁气更结矣。然则谓山栀子之解郁尚不可，况谓解六经之郁火乎。独是山栀实泻火之药，安在郁中之火独不降之。然而止可谓是泻火，而终不可谓是解郁也。

或问山栀子消火，消肝中之火也，何以各经之火俱能消之？曰：山栀子，非尽能消各经之火也。人身之火，止肝中之火有长生之气，肝火不清，则诸火不息；肝火一平，则诸火无不平矣。故泻肝火，即所以泻各经之火也。况又有引经之药，引入于各经之中，火安得而不平哉？

或问山栀子泻火，能泻膻中之火。膻中，相火也。既泻膻中之火，则肾中之相火无难泻矣。乃用山栀子泻膻中之火而不伤，泻肾中之火而不入，何也？曰：山栀子入肝，泻肝火即泻肾火也。夫肝为肾之子，子虚则母亦虚，子衰则母亦衰，泻肝火即泻肾火，则山栀子乃肾之仇。见仇而肯纳仇乎，此肾之所以不受也。若膻中，乃肝之子也，山栀子泻肝，则肝母之火必遁入于膻中之子矣。膻中惊肝母之受伤，火自不散升泄，母衰而子亦衰，此膻中之所以无伤也。

或问山栀子每用于伤寒汤中，以之为吐药，仲景张公亦有秘义乎？曰：栀子味苦而泻火，伤寒火旺上焦，用苦寒以泻火，则火性炎上，反击动其火势之腾天，不若因势而上越，随火之气，一涌而出之为得。栀子性本可升，同瓜蒂散用之，则尤善于升，故下喉即吐，火出而邪亦出。因其可吐而吐之也。仲景夫子岂好为吐哉。

或问栀子亦寒凉之药，子何以不辟之而称道之耶？嗟乎。余非尽恶寒凉也，恶错用寒凉者耳。医道寒热并用，攻补兼施，倘单喜用热而不喜用寒，止取用补而不用攻，亦一偏之医，何足重哉。吾所尚者，宜用热，则附子、肉桂而亟投；宜用寒，则黄柏、知母而急救；宜用补，则人参、熟地而多加；宜用攻，则大黄、石膏而无忌。庶几危者可以复安，死者可以重生，必如此，而医道始为中和之无弊也。

枸杞子　地骨皮

枸杞子，味甘、苦，气微温，无毒。甘肃者佳。入肾、肝二经。明耳目，安神，耐寒暑，延寿，添精固髓，健骨强筋。滋阴不致阴衰，兴阳常使阳举。更止消渴，尤补劳伤。

地骨皮，即枸杞之根也。性甚寒凉，入少阴肾脏，并入手少阳三焦。解传尸有汗肌热骨蒸，疗在表无汗风湿风痹，去五内邪热，利大、小二便，强阴强筋，凉血凉骨。二药同是一本所出，而温寒各异，治疗亦殊者，何也？盖枸杞秉阴阳之气而生。亲于地者，得阴之气；亲于天者，得阳之气也。得阳气者益阳，得阴气者益阴，又何疑乎？惟是阳之中又益阴，而阴之中不益阳者，天能兼地，地不能包天。故枸杞子益阳而兼益阴，地骨益阴而不能益阳也。然而，二物均非君药，可为褊裨之将。枸杞佐阳药以兴阳，地骨皮佐阴药以平阴也。

或疑枸杞阳衰者尤宜用之，以其能助阳也。然吾独用一味煎汤服之，绝不见阳兴者，何故？恐枸杞乃地骨皮所生，益阴而非益阳也。曰：兴阳亦不同也。阳衰而不至大亏者，服枸杞则阳生。古人云：离家千里，莫服枸杞。正因其久离女色，则其阳不衰，若再服枸杞，必致阳举而不肯痿，故戒之也。否则，何不戒在家之人，而必戒远行之客，其意可知矣。然则吾子服枸杞而阳不兴者，乃阳衰之极也。枸杞力微，安得有效乎？

或问地骨皮治骨蒸之热，用之不见效者，何也？夫骨蒸之热，热在骨髓之中，其热甚深，深则凉亦宜深，岂轻剂便可取效乎，势必多用为佳。世人知地骨皮之可以退热，而不知多用，故见功实少耳。曰：黄柏、知母，亦凉骨中之热也，辟黄柏、知母，而劝多用地骨皮，何也？不知地骨皮非黄柏、知母之可比，地骨皮虽入肾而不凉肾，止入肾而凉骨耳。凉肾必至泻肾而伤胃；凉骨反能益骨而生髓。黄柏、知母泻肾伤胃，故断不可多用以取败。地骨皮益肾生髓，不可少用而图功。欲退阴虚火动、骨蒸劳热之症，用补阴之药，加地骨皮或五钱或一两，始能凉骨中之髓，而去肾中之热也。

或问地骨皮用至五钱足矣，加至一两，毋乃太多乎，恐未必有益于阴虚内热之人耳？不知地骨皮，非大寒之药也，而其味又轻清，如用之少，则不能入骨髓之中而凉其骨。大寒恐其伤胃，微寒正足以养胃也。吾言用一两，犹少之辞，盖既有益于胃，自有益于阴矣。

辛　夷

辛夷，味辛，气温，无毒。入肺、胆二经。止脑内风疼、面肿引齿痛眩目，除身体寒热，通鼻塞，止鼻渊清涕，生须发。此物通窍，而上走于脑，舍鼻塞、鼻渊之症，无他用，存之以备用可耳。且辛散之物多用，则真气有伤，可暂用而不可久服。总之，去病即已，不可因其效甚而纵用之，非独辛夷之为然也。

酸枣仁

酸枣仁，味酸，气平，无毒。入心、肝、胆与胞络四经。宁心志，益肝胆，补中，敛虚汗，祛烦止渴，安五脏，止手足酸痛，且健筋骨，久服多寿。以上治疗，俱宜炒用，惟夜不能眠者，必须生用。或神思昏倦，久苦梦遗者，亦宜生用。可为臣佐，多用尤佳，常服亦妙也。

或问酸枣仁止能益心，何以补肾之药，古人往往用之乎？盖心肾原不可两治也。因世人贪色者多，仲景夫子所以止立六味、八味，以补肾中之水火宜。然而肾火原通于胞络，而肾水原通于心，补心未尝不能益肾，古人所以用枣仁以安心，即安肾也。且世人入房而强战者，心君不动，而相火乃克其力以用命。心君一移，而相火即懈，精即下泄。可见补心所以补肾，心气足而肾气更坚，不信然哉。

或问酸枣仁之治心也，不寐则宜炒，多寐则宜生，又云夜不能寐者，必须生用。何其自相背谬耶？不知此实用药之机权也。夫人不寐，乃心气之不安也，酸枣仁安心，宜用之以治不寐矣。然何以炒用枣仁则补心也？夫人多寐，乃心气之大昏也。炒用，则补心气而愈昏；生用，则心清而不寐耳，夜不能寐者，乃心气不交于肾也；日不能寐者，乃肾气不交于心也。肾气不交于心，宜补其肾；心气不交于肾，宜补其心。用枣仁正所以补心也。补心宜炒用矣，何以又生用。不知夜之不寐，正心气之有余，清其心，则心气定而肾气亦定矣，此所以必须生用。若日夜不寐，正宜用炒，而不宜用生矣。

或疑枣仁安心，人人知之，安心而能安肾，此则人未知也。曰：枣仁岂特安心以安肾而已乎，更能安五脏之气。盖心肾安，而五脏有不安者乎，不必其入脾、入肺、入肝而后能安也。

杜　仲

杜仲，味辛、甘，气平温，降也，阳也。无毒。入肾经。补中强志，益肾添精，尤治腰痛不能屈伸者神效，亦能治足、阴囊湿痒，止小水梦遗。此物可以为君，而又善为臣使，但嫌过燥，与熟地同用，则燥湿相宜，自然无火动之忧也。

或问肾恶燥，而杜仲性燥，何以入肾以健腰？吾子加熟地尤宜，然亦似熟地之滋肾，终非杜仲之益肾矣。曰：补肾原不必熟地，余用熟地者，不过取其相得益彰也。夫肾虽恶燥，而湿气侵之，腰即重著而不可俯仰，是肾又未尝不恶湿也。杜仲性燥，燥肾中之邪水，而非烁肾中之真水也。去熟地而肾中之燥不相妨，用熟地而肾中之湿亦无碍，盖杜仲自能补肾，而非借重于熟地之助也。

或问杜仲非燥药也，而吾子谓是燥药，何据而云然乎？曰：论杜仲之有丝，其非燥药也。然而杜仲之燥，正有丝之不肯断。夫太刚则折，太柔则不肯折矣。杜仲之丝，经火炒则断，其中之柔软为何如，而独谓其性燥者，别有义也。杜仲不经火则湿，经火则燥。不断之丝，非火炒至无丝，则不可为未非受火气迫急而为燥乎。肾恶燥，而以燥投燥，遽入往往动火，我所以教人与熟地同用也。至于肾经中湿，不特宜同熟地并施，且宜生用为妙，并不可火炒。盖肾既有湿，得熟地则增润，反牵制杜仲。一加火，则失其本性，但补而不攻，而湿邪反不得遽散。夫杜仲不炒则湿，何反宜于治湿。盖杜仲燥中有湿，湿，非水气之谓也。邪湿得真水而化，生用，正存其真气耳。

或问杜仲补肾，仲景公何故不采入八味丸中？不知杜仲补肾中之火，而有动肾气，动则桂、附不安于肾宫，恐有飞越之虞，故用桂、附，而不用杜仲。然则固不可用乎，肾中有湿气，正宜加用于八味丸中，取其动而能散湿也，又不可拘执不用而尽弃之耳。

或问杜仲补肾，世人竟以破故纸佐之，毋乃太燥乎？杜仲得破故纸，而其功始大，古人嫌其太燥，益胡桃仁润之，有鱼水之喻。其实，杜仲得破故纸，正不必胡桃仁之润也。盖破故纸温补命门之火，而杜仲则滋益肾中之水，水火有既济之美，又何必胡桃之润哉。虽杜仲得胡桃仁之相助，亦无碍其益肾之功，然而，杜仲实无借于胡桃仁也。或云胡桃仁滋破故纸之燥也。夫破故纸用之于他药之中，未见用胡桃仁之助，何独入于杜仲之中而加胡桃仁也。谓非因杜仲而入之，吾不信也。

使君子

使君子，味甘，气温，无毒。入脾、胃、大肠。去白浊，除五疳，杀蛔虫，止泻痢。用之以治小儿伤食生虫者实妙，以其不耗气也。然而大人用，未尝不佳。但宜用鲜，而不宜用陈，用熟，而不宜用生。入药之时，宜现煨熟，去壳口嚼咽下，以汤药送之，始能奏功也。

或问使君子杀虫，小儿食之，往往虫从口出，杀虫者固如是乎？曰：虫在上焦，则虫犯使君子之气味，必上窜而越出。虫从口出，正杀虫之验也，奈何疑之乎？夫杀虫分上、中、下也。虫在上焦者则吐，虫在中焦者则和，虫在下焦者则泻焉也。

山茱萸

山茱萸，味酸涩，气平、微温，无毒。入肾、肝二经。温肝经之血，补肾脏之精，兴阳道以长阴茎，暖腰膝而助阳气，经候可调，小便能缩，通水窍，去三虫，强力延年，轻身明目。其核勿用，用则滑精难收，实益阴之圣丹、补髓之神药。仲景夫子所以采入于八味丸中，取其固精而生水也。《本经》谓其九窍堪通，而世人疑之者，以其味过于涩，则窍闭而不能开，恐难以通之也。予以为不然。夫人五脏安，则九窍自利，而五脏之内，一脏不安，则四脏因之不安矣。所谓一脏者何？即肾脏也。肾为四脏之本，肾安而四脏俱安。

安四脏而利九窍，又何疑乎。山茱萸佐八味以补肾，正安肾以安五脏之药也。五脏既安，而谓九窍之不能利乎。且山茱萸不止利九窍也，三焦七府，无不藉其庇荫，受其滋益。此八味汤中之所必用，而岐伯天师新立补肾诸方，无不用之以救垂绝之症也。

或问山茱萸入六味丸中，不过佐熟地之生精耳，先生谓其能利九窍，毋乃夸乎？非夸也。熟地得山茱萸，则功始大；山茱萸得熟地，则其益始弘。盖两相须而两相成也。有此二品，则生精而人生；无此二品，则不能生精而人死。山茱萸关人之死生，岂特利九窍而已哉。

或问补阴之药甚多，何必用山茱萸以佐熟地乎？曰：补阴之药，未有不偏胜者也。独山茱萸大补肝肾，性专而不杂，既无寒热之偏，又无阴阳之背，实为诸补阴之冠。此仲景夫子所以采入于六味中，以为救命之药也。

或问山茱萸为救命之药，所救者何病乎？吁！天下之死于病者，半好色之徒也。好色者，泄精必多，精泄则髓空，精泄则神散。非用九味地黄汤，以大填补其精，则髓空者何以再满而能步履，神散者何以再返而能掺哉。虽六味丸中之功效，不止山茱萸之一味，然舍山茱萸之佐熟地，又何生精之速，添髓而益神乎。所谓救命之药，真非虚语耳。

或问六味丸之妙义，已将各药阐发无遗，不知山茱萸亦可再为宣扬乎？曰：山茱萸乃六味丸中之臣药也，其功必大中诸药，是以仲景公用之耳。山茱萸补肾中之水，而又有涩精之妙。精涩则气不走，而水愈生，更使利者不至于全利，而泻者不至于全泻也。虽六味丸中如茯苓、泽泻，亦非利泻之药，然补中有利泻之功，未必利泻无补益之失。得山茱萸之涩精，则所泻所利，去肾中之邪，而不损肾中之正，故能佐熟地、山药，以济其填精增髓之神功也。

或又问子既阐山茱萸用于八味丸中者，非仅补水制火，实补水以养火也。肾中之火，非水不能生，亦非水不能养。火生于水之中，则火不绝；火养于水之内，则火不飞。山茱萸补而且涩，补精则精盛而水增，涩精则精闭而水静，自然火生而无寒弱之虞，火养而无炎腾之祸，助熟地、山药而成既济之功，辅附子、肉桂而无亢阳之失矣。

或问山茱萸用于六味、八味，妙义如此，未知舍二方之外，亦可独用以出奇乎？曰：人有五更泄泻，用山茱萸二两为末，米饭为丸，临睡之时一次服尽，即用饭压之，戒饮酒、行房三日，而泄泻自愈。盖五更泄泻，乃肾气之虚，则水不行于膀胱，而尽入于大肠矣。五更亥子之时也，正肾水主事，肾气行于此时，则肾不能司其权而泻作。山茱萸补肾水，而性又兼涩，一物二用而成功也，非单用之以出奇乎。推之而精滑可止也，小便可缩也，三虫可杀也。单用奏效，又乌能尽宣其义哉？

或疑山茱萸过于涩精，多服有精不出而内败之虞。嗟乎！此犹临饭而防其不能咽也。山茱萸涩精，又不闭精，为补精之独绝，仲景夫子所以用之于地黄丸中。若精不出而内败者，乃人入房精欲泄而强闭，或有老人与大虚之人，见色而畏怯而不敢战，而心又怦怦动也。相火内炎，而游精暗出于肾宫，亦能精不出而内败。服山茱萸，正足以治之焉。有精闭而内败之虞，彼不出而内败者，乃不服山茱萸，致大小便牵痛，欲便不能，不便不可，愈痛则愈便，愈便则愈痛。服山茱萸，而痛与便立愈矣。可见，山茱萸乃治精不出而内败之神药，如之何其反疑之乎。

或疑山茱萸性温，阴虚火动者，不宜多服。夫阴虚火动，非山茱萸又何以益阴生水，止其龙雷之虚火哉。凡火动起于水虚，补其水则火自降，温其水则火自安。倘不用山茱萸之益精温肾，而改用黄柏、知母泻水寒肾，吾恐水愈干而火愈燥。肾愈寒而火愈多，势必至下败其脾，而上绝其肺。脾肺两坏，人有生气乎，故山茱萸正治阴虚火动之神药，不可疑其性温而反助火也。

或又疑山茱萸性温动火，不宜于火动梦遗之症。夫梦遗之症，愈寒而愈遗，何忌于山茱萸乎。山茱萸性涩精，安有涩精而反致遗精乎。盖梦遗而至玉关不闭，正因于肾火之衰也。肾火衰，则火不能通于膀胱，而膀胱之水道闭矣。水道闭而水窍塞，水窍塞而精窍反不能塞也，于是，日遗精而不止。然则欲止其精，舍温肾又何以止之乎。人以为山茱萸性温动火，恐不可以治遗精之病。吾以为山茱萸之性，仅温尚不足以助火，恐未能竟治遗精之病也。

或问缪仲醇阐山茱萸之误，云命门火炽，阳强不痿忌用茱萸，而先生所谈六味、八味，又似命门火炽者服之无碍，然则仲醇非欤？曰：是仲醇过慎药饵之失也。命门火炽，非山茱萸纯阴之药，又何以制之。既不敢轻用山茱萸，又不能舍山茱萸而他用制火之药，又云当与黄柏同加，则惑矣也。

接骨木

接骨木，味苦、辛，气平，有小毒，入骨节。专续筋接骨，易起死回生。折伤吞酒，风痒汤浴。止用之以接续骨节，产前、产后皆不用。存之以备折伤之需。生接骨木独用之，接骨固奇。然用之生血、活血药中，其接骨尤奇。但宜生用为佳，至干木用之，其力减半，炒用又减半也。盖取其生气则神而已矣。

蔓荆子

蔓荆子，味苦、辛、甘，气温、微寒，阳中之阴，无毒。入太阳经。主筋骨寒热，湿痹拘挛，本经头痛，头沉昏闷，利关节。长发，通九窍，去虫，散风淫，明目。耳鸣乃止，齿动尤坚。此物散而不补，何能轻身耐老。胃虚因不可用，气血弱衰者，尤不可频用也。

或问蔓荆子，止头痛圣药，凡有风邪在头面者，俱可用，而吾子又以为不可频用，谓其攻而不补也。但药取其去病，能去病，又何虑用之频与不频哉。不知蔓荆子体轻而浮，虽散气不至于太甚，似乎有邪者俱可用之。然而，虚弱者少有所损，则气怯神虚，而不胜其狼狈矣。予言不可频用者，为虚者言之也。若形气实，邪塞于上焦，又安在所禁之内哉？

蔓荆子佐补药中，以治头痛尤效。因其体轻力薄，藉之易于上升也。倘单恃一味，欲取胜于顷刻，则不能也。

或问蔓荆子入太阳经，能散风邪，何仲景张公不用之以表太阳之风邪，得毋非太阳之药乎？不知蔓荆子入太阳之营卫，不能如桂枝单散卫而不散营，麻黄单散营而不散卫，各有专功。伤寒初入之时，邪未深入，在卫不可引入营，在营不可仍散卫。蔓荆子营卫齐散，所以不宜矣。

猪　苓

猪苓，味苦、甘、淡，气平。降也，阳也，无毒。入肾与膀胱经。通淋消肿满，除湿利小便泄滞，助阳利窍。功专于行水，凡水湿在肠胃、膀胱、肢体、皮肤者，必须猪苓以利之。然而水湿之症有阳、有阴、有虚、有实，未可一概利之也。倘阴虚之症，轻用猪苓以泻其水，水去，阴亦消亡，必有口干舌燥之症。况原无水湿之症，利之则重亡津液，阴愈虚矣。甚则有利小便，欲行点滴而不可得者，非误利之明验乎。虽然水湿之邪既在人身，岂可以阴虚难治，竟置于不治哉？用猪苓利水之药，仍入之阴药中，阴既不虚，而湿亦自利，安在猪苓之不可用乎。

或问猪苓利水，胡为利水而水不通，且多急闷而不可解，何也？此火蓄膀胱，而上焦之气不升，肺金清肃之令不行于下焦之故也。夫膀胱泻水也，然必得肺金之气清肃下行，而乃水走于阴器而出。猪苓但利水，而不能升上焦之气，上焦有火，过抑肺金，清肃之令不能行于下焦，不用降火之品，而唯从事于利水。所以，用猪苓而不效，非猪苓之不能利水也。

或问猪苓导水，使火邪从小便而出，是引火邪之下出也，然仲景张公往往用猪苓汤以散邪，何也？盖猪苓之性，不特下走于阴窍，而且兼走于皮毛之窍。仲景夫子用猪苓汤者，恶邪不走膀胱而走皮肤，虑亡阳之症，所以用之，即引火邪从皮毛而外出也。然则猪苓不特引水下泄，而亦能引火外泻也。

或问猪苓利水，何能解口之不渴也？夫小便数而口不渴者，火蓄于膀胱也。火蓄则熬干其水，水沸而为热，所以作渴。用猪苓以利水，实所以泻火，火泻而水独存，则津液通。而上润于口舌之间矣。然则猪苓非利水之药，乃生津之药也。

或疑猪苓为生津之药，终不可为训。曰：猪苓利水尽，则口益干，而欲其口舌之生津，难矣。所谓生津者，止能生于多水之症，而不能生于无水之症。无水之症，泻水则水涸而火起；多水之症，泻水则火降而水升。水既升矣，而津液有不润于口齿者乎。是猪苓之生津，生于利水以去火，而非概生于利水也。

或疑猪苓、泽泻，同是利水之物，而吾子偏分出功用之不同，非好奇耶？曰：猪苓、泽泻用既不同，义自各别，有异言异，有同言同，可好奇之有。

南烛枝叶

南烛，即乌米饭树也。味苦，气平，无毒。入肾。治一切风痰，悦颜色耐老，坚筋骨健行，久服，身轻不饥，多服，发白变黑。此物草木之王，专益精而变白，老人尤宜服之。味虽苦而不寒，气甚平。有益，乃续命之津、延龄之液也。世人不知用之，殊可惜。春间采嫩叶约二十斤，用蒸笼在饭锅蒸之，虽历铁器无妨。否则，必须砂锅内蒸熟，晒干为末。饭锅不能蒸，可用米煮粥上蒸之亦妙。不蒸熟而阴干者，无用。大约一斤南烛叶末，加入桑叶一斤、熟地二斤、山茱萸一斤、白果一斤、花椒三两、白术二斤，为末，蜜为丸，白滚水送下一两，每日于早晨服之。不特变白甚速，而且助阳补阴，延年益算，鄙意加入人参二两，尤神之神也。倘命门寒者，加入巴戟天一斤，殊妙。

南烛叶固佳，而南烛子尤佳，深秋结实，先红后紫，其味甘而酸，入肾、肝二经，胜于南烛之叶。添精益髓，舒筋明目，久服延年。余更有一方，用南烛子者二斤，捣烂，入白果去壳四两，同捣，入山药末一斤、茯苓四两、芡实半斤，同捣为饼，火焙干，为末。入枸杞子一斤、熟地一斤、山茱萸一斤、桑叶末一斤，嫩叶为妙，巨胜子半斤，共为末，蜜为丸。每日早晨，老酒送下五钱，一月白发变黑矣，且能颜色如童子。此方不寒不热，自是生精圣方，修服必有利益也。

或问变白药多，何吾子独称南烛之子？盖乌须药，多是气苦寒，恐有碍于脾胃。惟南烛气味和平，而子尤加甘温，益肾之余，更能开胃健脾，真变白之神品、滋颜之妙药。牧童采食，辄止饥，此非明验欤。

或问南烛之黑须，吾子大肆阐扬，然未见子之自验也。曰：吾尚论《本草》，实欲阐发各药之微。南烛黑须，古人有服之而验者，不必铎之自验也。江南人多采之以煮饭，白米辄变为黑，故俗名“乌米饭”，非有据之谈乎。

蜀椒

蜀椒，味辛，气温、大热，浮也，阳中之阳，有毒，入心、脾、肾之经。却心腹疼痛及寒湿痹疼，杀鬼疰蛊毒并虫鱼毒蛇，除皮肤骨节死肌，疗伤寒温疟，退两目翳膜，驱六腑沉寒，通气脉，开鬼门，乃调关节，坚齿发，暖腰膝，尤缩小便，理风邪，禁咳逆之邪，治噫气，养中和之气，消水肿、黄疸，止肠癖、痢红。多食乏气失明，久服黑发耐老。功用实多，不止书上所载。然而少用则益，多用则转损。入于补阴之药，可以久服；入于补阳之剂，未可常施也。

按：蜀椒功用实胜于近处所产，以蜀椒味轻，转有益也。土产之椒，其辛香倍于蜀产，虽功用少薄，未尝不可用也。大约蜀椒用一两者，土产必须一两二钱，何必专觅蜀椒哉。

或问蜀椒可以乌须，而乌须之方似可用之也？夫蜀椒未能乌须也，取其引乌须之药，入任、督之路耳。大约乌须药多寒，而蜀椒性热，相伴同用，尤能制阴寒之气，所以易于奏功，而变黑甚速也。但热药宜少用，不可多用耳。

吴茱萸

吴茱萸，味辛、苦，气温，大热，可升可降，阳中阴也，有小毒。入肝、脾、肾之经。主咽塞气不通，散气膈冷气窒塞，驱脾胃停寒，脐腹成阵绞痛，逐膀胱受湿，阴囊作疝剜痛，开腠理，解风邪，止呕逆，除霍乱。因顺折肝木之性，治吞吐酸水如神。厥阴头疼，引经必用。气猛，不宜多食，令人目瞪口开。久服亦损元气，肠虚泄者尤忌。可逆用之以祛寒，复可顺用之以解热。大约祛寒可以多用，而解热难以多投也。

按：吴萸入四神丸中，以治肾泄，非用之以祛寒耶。然而，四神丸中用吴茱萸者，非尽去寒也，亦借其性燥以去湿耳。夫肾恶燥，而泻久则肾正苦湿也。吴茱萸正喜其燥，以投肾之欢，入诸肾脏以逐其水而外走于膀胱，不走于大肠也。

或疑吴茱萸性热祛寒，恐不可用之以解热。不知从治之道，宜顺而不宜逆。逆其性，致有相格之忧；顺其性，始有相投之庆也。

钓藤

钓藤，味甘、苦，气微寒，无毒。入肝经。治寒热惊痫，手足瘛疭，胎风客忤，口眼抽搐。此物去风甚速，有风症者，必宜用之。然尤能盗气，虚者勿投。

或问钓藤为手少阴、足厥阴要药。少阴主火，厥阳主风，风火相搏，故寒热惊痫之症生。但风火之生，多因于肾水之不足，以致木燥火炎，于补阴药中，少用钓藤，则风火易散。倘全不补阴，纯用钓藤以祛风散火，则风不能息，而火且愈炽矣。

大腹皮

大腹皮，味辛、苦，气微温，降也，无毒。入肺、脾、胃三经。主冷热诸气，通大、小二肠，止霍乱痰隔醋心，攻心腹大肠壅毒，消浮肿。亦佐使之药。若望其一味以攻邪，则单寒力薄，必至覆亡矣。

或问大腹皮，即槟榔之外皮也，缪仲醇谓气味所主与槟榔同。而实不同也。大腹皮之功，尤专消肿，然亦必与白术、薏苡、茯苓、车前、桑白皮、人参同用，始有功耳。

槟榔

槟榔，味辛、苦，气温，降，阴中阳也，无毒。入脾、胃、大肠、肺四经。消水谷，除痰癖，止心痛，杀三虫，治后重如神，坠诸气极下，专破滞气下行。若服之过多，反泻胸中至高之气。善消瘴气，两粤人至今噬之如始。古人疑其耗损真气，劝人调胃，而戒食槟榔。此亦有见之言，然而非通论也。岭南烟瘴之地，其蛇虫毒气，借炎蒸势氛，吞吐于山巅水溪，而山岚、水瘴之气，合而侵入，有立时而饱闷晕眩者。非槟榔口噬，又何以迅解乎。天地之道，有一毒，必生一物以相救。槟榔感天地至正之气，即生于两粤之间，原所以救两粤之人也。况此物降而不升，虽能散气，亦不甚升，但散邪而不散正，此两粤之人所以长服而无伤。至身离粤地，即不宜长服，无邪可散，自必损伤正气矣。

或问槟榔乃消瘴之物，似宜止治瘴气，何以治痢必须？曰：槟榔虽可治痢，亦止宜于初起，而不宜于久痢也。痢无止法，用槟榔，所以下其积秽也，故初起之痢断须用之。痢久，则肠中无积秽之存，若仍如初痢之治法，则虚者益虚，而痢者益痢矣，是久痢断不可用槟榔也。然吾以为初痢亦不可纯用槟榔，用当归、白芍为君，而佐之槟榔，则痢疾易痊，而正气又复不损，实可为治痢之权衡也。

或疑槟榔去积滞，即宜独用之，何以反佐之以当归？当归虽补犹滑，以助其攻也。何以更用白芍之酸收，偏能奏功哉。不知槟榔必得补以行其攻也。夫积滞之不行也，由于气血之干涸。倘徒用槟榔以攻其积滞，则气血愈伤，而瘀秽愈阻而不通，故必须当归以生气血，则大肠自润，有可通之机。然而，肝木克脾，木旺则火旺，火旺必烁干气血。当归所生，不足以济其所克，故必须益之芍药以平肝，则肝不克脾，而芍药酸中又能生血，以助当归之润，故同群共济，以成槟榔之功，然则收之，正所以能其攻也。

五倍子

五倍子，一名文蛤。味辛、酸，气平，无毒。入肾经。疗齿宣疳䘌，及小儿面鼻疳疮，治风癣痒疮，并治大人五痔下血。洗目，消赤肿，止疼痛。染须髭变黑。专为收敛之剂，又禁泻痢肠虚，解消渴，生津，却顽疼，去热。百药煎，亦此造成。此药外治之功居多，内治之功甚少，存之以备疮毒之用耳。

或问五倍子乃收敛之药，用之外治更宜，然而内治以固滑泻，未尝不佳，何子著《本草》，单为外治留之乎？曰：痢无止法，用涩药以止痢，前人所戒。况五倍子止痢，乃不得已而用之，止痢之品甚多，何必借此不可用之药。此铎所以止取外治，而不取内治。

皂荚

皂荚，味辛、咸，气温，有小毒。入足厥阴、手少阴、手太阴三经。理气疏风，搐鼻喷嚏，可救五绝痰迷、中风不语诸症。敷肿痛即除。吐风痰，杀痨虫精物，起风痹，治死肌，利窍开关，破症堕孕。此物备急用之药，药笼中不可无者也。

或问皂荚开关之药，单用以取捷乎？夫皂荚之功用，不止此也。凡心疼之病，随愈而随发者，必用皂荚，始可除根，此《本草》所未言也。张夫子曾传余治心痛之方，实有皂荚火炒一两、炒栀子一两、炙甘草五钱、白芍二两、广木香三钱，为细末。老黄米煮粥为丸，如米大，滚水送下即愈，永不再发。是皂荚又可以治心疼也。然而，皂荚非治心疼之药，借其开窍引入于心之中，使诸药直攻其邪也。

或问皂荚生用乎，抑熟用之乎？皂荚熟用则无益矣，必生用为佳。然而，生用切不可用蛀者。盖皂荚虫尤细，凡研末之时，蛀虫乘开关之际，直入肺中，反成大害。故必须拣不蛀者，研为细末，即包在纸包之内，亦必须常取出经风，以防其再蛀。我有一方，制之最佳，用麝香同包，断无再蛀之理，且又可借麝香之香，引入鼻窍，而开关更灵也。

或问用皂荚末以治中风，吐其痰而不愈，反成偏枯之症，何也？曰：皂荚用末以吹鼻使中风之人关开，实治方之功也。若入于稀涎散中吐之，非治也。盖近来中风者，皆非真中风，尽由于阴阳水火之虚，或阴虚火炎，煎熬津液，结而为痰，热极生风，猝然仆厥。使更吐痰，则愈损其津液矣。津液重伤，经络无水以相养，或气虚而无以相通，安得不变为拘挛偏废之症哉。

或疑《神仙传》载：崔言逢异人传皂荚刺三斤烧灰，调大黄末，以治大麻风，虽将死尚可救。何子注《本草》略之乎？曰：皂角刺安能救大麻风哉，此误传也。用此方以救之，是速之死耳。

乌 药

乌药，味辛，气温，阳也，无毒。入足少阴肾经及阳明胃府。性多走泄，不甚刚强，诸冷能除。凡气堪顺，止翻胃，消积食作胀，缩小便，逐气冲致疼，辟疫瘴时行，解蛊毒卒中，攻女人滞凝血气，去小儿积聚蛔虫。此品功多而效少。盖佐使之至微者也。力微似可多用，然而多用反不见佳。不若少用之，以佐君臣之用耳。

乌药无关轻重，其实过多功少，近人未知耳。产妇虚而胎气不顺者，切不可用，用则胎立堕。人以为顺气用之，谁知乌药能顺胎气之实，而不能顺胎气之虚乎。不独胎气，凡气虚者，俱不能顺。惟气血虚而带郁滞者宜之耳。

血竭

血竭，味辛、咸，气平，有小毒。入肾。治跌打伤损，消恶毒痈疽，专破积血，引脓，驱邪气止痛，外科多用之。然治诸痛，内治实神效。存之以备采用。

血竭内科可用，而近人不敢用之。不知血竭得补气血之药，其功更神。惜人未谙，故再表之也。

沉香

沉香，味辛，气微温。阳也，无毒。入命门。补相火，抑阴助阳，养诸气，通天彻地，治吐泻，引龙雷之火下藏肾宫，安呕逆之气，上通于心脏，乃心肾交接之妙品。又温而不热，可常用以益阳者也。

沉香，温肾而又通心。用黄连、肉桂以交心肾者，不若用沉香更为省事，一药而两用之也。但用之以交心肾，须用之一钱为妙。不必水磨，切片为末，调入于心肾补药中，同服可也。

乳香

乳香，味辛、苦，气温，阳也，无毒。入脾、肺、心、肝、肾五脏。疗诸般恶疮及风水肿毒，定诸经卒痛并心腹急疼。亦入散膏，止痛长肉。更催生产，且理风邪，内外科皆可用。大约内治止痛，实为圣药，研末调服尤神。

或问诸痛皆属于火，而乳香性温，宜与痛病不相合，何以定诸经之卒痛耶？盖乳香气虽温，而味实苦，温为热，苦为寒。气温，则先入于火之中，相合而不相碍；味苦，则后居于痛之内，相制而不相违。此所以能定诸痛，而无不宜也。

丁 香

丁香，有雌、雄之分，其实治病无分彼此。味辛，气温，纯阳，无毒。入肾、胃二经，又走太阴肺脏。善祛口舌溃烂，伐逆气殊功。止噫呃气逆、翻胃呕吐、霍乱，除心腹冷疼，暖腰膝，壮阳。杀疳𧏾，坚齿。治奶头绽裂，消虫毒膨胀。亦有旋转天地之功，直中阴经之病，尤宜可用之，但不可用之于传经之伤寒也。

世人重母丁香，而轻公丁香，不知何故？谓母丁香能兴阳道也。夫丁香而曰母，其属阴，可知阴不能助阳，亦明矣。丁香公者易得，而母者难求，此世所以重母丁香也。舍易而求难，世人类如是夫。

阿 魏

阿魏，味辛，气平，无毒，热。入脾、胃、大肠。杀虫下恶气，破癥积，辟瘟禁疟，却鬼祛邪，蛊毒能消，传尸可减，乃消毒攻邪之物，宜于外治，而不宜于内治者也。

阿魏以臭者为佳，无臭气者皆假。然亦有臭者不可用，乃取蒜捣为汁而乱入者也。然我有辨真假之法，臭阿魏投之水中，半沉半浮者上也，浮者次之，沉者假物，而不堪入药也。

没 药

没药，味苦、辛，气平，无毒。入脾、肾二经。消肿突恶疮，痈疽溃腐，破血止痛如神，疗坠堕跌打损伤尤效。亦内、外可用之药，而外治更奇也。

没药亦有赝者，尤难辨。辨法亦投之水中，立时色黯者为真，否则假物，无益于用，不如勿用也。

雷丸

雷丸，味苦、咸，气寒，有小毒。入脾、胃与大肠。胃热可解，力能杀虫。不论各虫，皆能驱逐。男妇皆利，非利男子而不利妇人也。主癫痫狂走，堕鬼胎甚速。遇怪病在腹，无药可治者，加入辄应如响。名曰雷丸者，言如雷之迅、如丸之转也，走而不留，坚者能攻，积者能去，实至神之品。但有小毒，未免损伤胃气，去病则已，不可多服。宜以之逐邪，不宜以之耗正也。

或问闻雷丸善治奇病，有之乎？雷丸何能治奇病也，用之有理则奇，用之无事则拙。吾深怪世人，无理而欲眩异也。

或问雷丸可以逐邪，亦可以逐鬼乎？既可逐邪，独不可以逐鬼乎。惟是逐鬼与逐邪少异，逐邪须用攻邪之药为佐，而逐鬼必须用补正之药为君，未可单用攻剂也。

或问邪与鬼，何分？曰：寒热之有常，此邪气而非鬼祟也；寒热之无常，此邪祟而非邪气矣。然亦不可拘也。天下有鬼祟凭之，而无寒热者，亦有寒热未解，而鬼祟先去者。虽曰逐邪用攻邪之药，逐鬼用补正之药，苟能以补正为主，而佐之逐邪、逐鬼也，则无往而非宜也。

或问雷丸性至急，不识可少制而缓之乎？夫雷丸一制，则无用矣。大凡逐邪之药，正取其迅速，制之则失其性，安能施其功用乎。设于同群之中，而佐之和平之味，则彼此调剂，自得其宜，亦不制之制也。

麦芽

大麦芽，味咸，气温，无毒。入脾、胃二经。尤化米食，消痰亦效。孕妇勿服，多用恐堕胎元，若止用一二钱，亦无妨。惟大麦煎糖，孕妇切戒。多食极消肾水，必损胎元矣。

或问麦芽亦米谷之类，何以能消米食？不知麦芽虽与米谷同类，而气味相克，麦钟四时之气，而尤得夏气俱多，米谷则得秋气者也。夏气克秋，米谷逢麦，犹秋得夏气也，安得不消化乎。

或问麦芽消食，亦能消痰，江北中州之人尤善食面，宜痰食之咸化矣，何以消食多痰之比比乎？夫麦芽，乃大麦之芽，非小麦之芽也。大麦与小麦性殊，而功用各别，小麦养人而大麦伤人，且麦芽与未发芽之麦，功用亦殊也。未发芽之大麦性静，已发芽之大麦性动。动则变，变则化矣。又何之疑乎。

或问小麦亦得夏气，何以不克米谷？不知小麦虽与大麦同类，而早晚之性实异。大麦得夏之初气，小麦得夏之中气，初气克削，中气和平。故大麦消谷，而小麦养胃，且小麦无须芒，房亦易脱，形体亦甚不同。试看大麦芒能消无形之水肿，而小麦之房不能消湿，非一补一消之明验乎？

赤小豆

赤小豆，味辛、甘、酸，气温而平，阴中之阳，无毒。入脾经。下水，治黄烂疮，解酒醉，燥湿浸手足肿大，疗脚气入脐高突。但专利水逐津，久服令人枯燥，亦可暂用以利水，而不可久用以渗湿。湿症多属气虚，气虚利水，转利转虚，而湿愈不能去矣，况赤小豆专利下身之水，而不能利上身之湿。盖下身之湿，真湿也，用之而效；上身之湿，虚湿也，用之而益甚，不可不辨也。

或问赤小豆，即家园之红豆乎？曰：别是一种，其色如朱而发光，头上一点黑如漆。若家园之红豆，名曰红，而色实紫，能疗饥，而不能利水去湿，多食亦败血，功用与赤小豆迥别。切勿以家园之红豆，而错用之也。

白扁豆

白扁豆，味甘，气微温，无毒。入脾、胃二经。下气和中，除霍乱吐逆，解河豚酒毒，善治暑气。佐参、茯、二术，止泻实神。但味轻气薄，单用无功，必须同补气之药共用为佳矣。

或谓白扁豆非固胎之药，前人安胎药中往往用之，何故？盖胎之不安者，由于气之不安，白扁豆尤能和中，故用之以和胎气耳。母和而安，即谓之能安胎也。亦可但单用此味，以安骤动之胎，吾从未见其能安者矣。

或问白扁豆气味凉薄，亦可有可无之物，先生删药味甚多，何独不删白扁豆？夫扁豆乃五谷中最纯之味，淡而不厌，可以适用者，不止入汤剂也，或入于丸剂，或磨粉而调食，均能益人。况功用不独安胎，尤善种子。凡妇人之不受孕者，半由于任、督之伤也，白扁豆善理任、督，又入脾、胃二经，同人参、白术用之，引入任、督之路，使三经彼此调和，而子宫胞胎自易容物。予所以特登此味，以为毓麟之资，岂漫然而收录乎哉。

乌芝麻

乌芝麻，味甘，气温，无毒。入肾经，并通任、督之脉。功擅黑须，《图经》未载，故近人无知之者。凡黑须髭之药，缺乌芝麻则不成功。盖诸药止能补肾，而不能通任督之路也。唇口之间，正在任督之路，乌芝麻通任督而又补肾，且其汁又黑，所以取神效也。但功力甚薄，非久服多服，益之以补精之味，未易奏功也。

或问乌芝麻黑须髭，神农未书，《本草》不志，何吾子创言之哉？曰：乌芝麻变白，予亲试而验者。乃不慎色故，余年四十早衰，须髯半白，服乌芝麻重黑，后因变乱，不慎酒色复白。可见，服乌须药，必须断欲，不可归咎乌芝麻之无效验焉哉。

或疑乌芝麻即白芝麻同类，未闻白芝麻之润肾，乌芝麻之变白，恐亦好事者之言。不知乌芝麻之变白，实有义也。芝麻性润而汁乌，乌自入肾，既入肾，自能润髭矣，况又通任督之脉乎。然而，乌芝麻之义，又不止此，乌芝麻更能上润于心，使心火不炎，不烧任督之路，引补肾之药至于唇口，故能变白也。

巨胜子

巨胜子，非胡麻也。味甘，气温平，无毒。丹溪盛称之，原有功益也。入心、肾二经。补虚羸，耐饥渴寒暑，填坚髓骨，益气力，长肌肤，明目轻身，延年不老，益元阳，兴阴茎，尤生津液，入口即生，与人参相同。其补益之功，不可思议。惟其体尤轻，内实者正无多也，然亦不必尽是内实者始可用，亦不必尽去其壳，但投之水中，半沉半浮者即可用，将浮者弃去，取出沉与半沉者，用地黄汁泡之一日，晒干，磨末用为妙。此药宜入丸，而不宜煎汤，煎则味不能出也。

或问巨胜子胡僧用入桑叶中为丸，果有益乎？此奇方也。先君曾服之，年逾六十，须髯未白，后不服此药即白，可见此方之奇。盖巨胜子得桑叶更神者。

或问巨胜子载之《参同契》书中，谓是长生之药。但不知何法服食便可长生？嗟乎！长生，即不死之谓也。世人安有服草木之味，而即能长生者乎。夫欲求长生，舍金丹之法，无他药也。虽然金丹不可得，而巨胜子则易得，胡僧之方虽佳，尚未尽妙。铎有一方，名延景丸，用巨胜子二斤、熟地一斤、山药一斤、桑叶干者二斤，三月尽采之，晒干为末者佳，老叶不可用，茯苓三两、薏苡仁三两、芡实三两、淫羊藿半斤、巴戟天一斤、山茱萸半斤、北五味三两、菟丝子一斤，各为末，蜜为丸。每日白滚水送下五钱，长年可服。如脾气欠健，加白术一斤。气虚，加人参六两、黄芪一斤。阳道欠举，加肉桂三两。此方不寒不热，实延龄妙法，虽治百岁外，尚可服也。是乃南岳道士所传，谓铎最宜服，可登百岁外。铎用是公之天下，愿共珍之。

火麻子

火麻子，味甘，气平，无毒。入阳明大肠经及足太阴脾脏。益气补中，催生下乳，去中风汗出、皮肤顽痹，润大肠风热结涩便难，止消渴而小水能行，破精血而血脉可复。产逆横生易顺，沐发可润。此物性过于润，凡燥结者，可借之以润肠，而脾气虚者，断难多服。至于吞之可以见魅，祝之可以辟瘟，俱非近理之谈，而不老神仙尤为荒诞。产后宜戒，慎勿轻投之也。

或问火麻子宜于大便燥结之人，《本草》所载其功用，亦果多乎？夫火麻子实有功用，但宜于实症，而不宜于虚症而已。

神　曲

神曲，味甘，气平，无毒。入脾、胃二经。下气调中，止泻，开胃，化水谷，消宿食，破症结，逐积痰，疗妇人胎动不安，治小儿胸腹坚满。行而不损，与健脾胃之药同用，多寡勿忌。但世人所造神曲之法，欠妙。予师传制法：择六月六日，用白面三斤，苍耳草捣烂取汁一合，以井水调匀，又桑叶十斤，捣研烂，取布沥出汁，再用赤小豆一升磨末，拌面匀，以前二汁拌之成饼，以野蓼盖之十四日，取出纸包之，悬于风处阴干。临时用最佳。由二三分用至二钱，其效如响也。

或疑制法异于前人，不可为训。不知前人之方过于刻削，惟此方和平，可为攻补之佐使也。

酒

酒，味苦、甘、辛，气大热，有毒。无经不达，能引经药，势尤捷速，通行一身之表，高中下皆可至也。少饮有节，养脾扶肝，驻颜色，荣肌肤，通血脉，厚肠胃，御露雾瘴气，敌风雪寒威，诸恶立驱，百邪竟辟，消愁遣兴，扬意宣言，此酒之功也。若恣饮助火，则乱性损身，烂胃腐肠，蒸筋溃髓，伤生减寿，此酒之过也。

嗟乎！酒何过哉。知酒之功受其益，知酒之过而防其损，何害于人。况酒又实能愈人之病乎？

或问酒味甘者多热，味苦者多寒。仲景张公用苦酒，以治咽喉之肿痛与黄汗之淋漓，似乎饮甘香，不若饮苦辣，不致烧肠腐胃耳。

醋

醋，味酸、寒，气温，无毒。入胃、大肠，尤走肝脏。散水气，杀邪毒，消痈肿，敛咽疮，祛胃脘气疼并坚积癥块，治产后血晕及伤损金疮。

按：醋乃食物中必需，用之入药绝少。然亦有不得不用之时，其功用必宜知也。故存之以备稽考矣。

或问米醋可以入药，不是米醋，亦可入药否？夫醋必米造，始得温热之气，否则，味过于酸，入肝不能收敛，及走筋而缩涩矣，故入药必取米醋。凡吐血，与肢体肚脐出血，与毛孔出血者，用醋二升煮滚，倾在盆内，以双足心泡之，少顷即止血。此则不必米醋，凡醋皆可用，正取其过酸，易于敛涩而宁谧耳。

冬葵子

冬葵子，味甘，气寒，性滑利，无毒。主五脏六腑寒热、羸瘦五癃，利小便，疗妇人乳难内闭。久服，坚骨长肌肉。冬葵子本非佳品，然药笼中必备者，以其能顺胎也。横生倒产，子死腹中，必藉此以滑之也。

或问冬葵子治难产，未见神效，何子独取之？曰：冬葵子治难产，亦人必用之耳。当横生倒产之时，或却一足下而一足不下，或于一臂伸而一臂不伸，欲开产门而儿头未顺也，不可速用柞木枝以先启产户，以针利之而儿已死，疾痛不知，徒刺无益。若不用冬葵子以助其胞胎之顺利，又何以救危亡于顷刻乎。然而，徒用冬葵子，不知加入人参、当归、川芎之类，补气血以生水，则胞胎干涸。亦本能活利顺生，变危为安也。

生　姜

生姜，味辛、辣，大热。通畅神明，辟疫疠，且助生发之气，能祛风邪。姜通神明，古志之矣。然徒用一二片，欲遽通神明，亦必不得之数。或用人参，或用白术，或用石菖蒲，或用丹砂，彼此相济，而后神明可通，邪气可辟也。

生姜性散，能散风邪，伤风小恙，何必用桂枝。用生姜三钱，捣碎，加薄荷二钱，滚水冲服，邪即时解散，真神妙方也。

或问生姜发汗，不宜常服，有之乎？曰：生姜四时皆可服，但不宜多服，多服散气。岂特发汗哉。

或问生姜辛散，既能散气，似不宜常服，然而多服则正气受伤，少服则正气无害，又不可过于避忌，坐视而不收其功也。至于偶受阴寒，如手足厥逆，腹痛绕腹而不可止，不妨多用生姜，捣碎炒热，熨于心腹之外，以祛其内寒也。

干姜 炮姜

干姜味辛，炮姜味苦，皆气温大热，半浮半沉，阳中阴也。解散风寒湿痹、鼻塞头痛、发热之邪者，干姜也；调理痼冷沉寒、霍乱腹痛吐泻之痰者，炮姜也。盖干姜治表，而炮姜温中。其所以治表者，干姜走而不收，能散邪于外也；其所以温中者，炮姜止而不动，能固正于内也。虽然姜性大热而辛散，俱能散邪补正，安在炮制而异宜。干姜散邪之中，未尝无温中之益；炮姜固正之内，未尝无治表之功。但干姜散多于温，而炮姜固多于散耳。

或问干姜用之于理中汤中，佐附子以成功，岂有妙义乎？曰：无妙义，仲景夫子不用之矣。理中汤，理中焦也。虽有白术是理中焦之药，然气味与附子温热之性尚不相同，故人用干姜之辛热，与附子同性，专顾中焦，则附子亦顾恋同气而不上越，共逐中焦之寒，以成其健脾还阳之功也。

或问伤寒门中有姜附汤，其用干姜之义，想亦与理中汤同意？曰：姜附汤中用人参，似与理中汤相同，而孰知别有意义。理中汤，理中焦；姜附汤，治下焦也。附子领人参直入于至阴之中，专祛腹中之寒，而躯外皮肤之寒邪，则未遑驱逐。加干姜走而不守，如大将亲捣巢穴，而偏裨旁掠于外，自然内外肃清，远近安奠也。倘止用附子、人参，未尝不可奏功，然而攻彼失此，仲景夫子所以必加入干姜，使同队而并逐也。

或问四逆汤亦用干姜，其义岂有异乎？夫四逆汤之用干姜，又非前二条之意。四逆汤，乃救逆也。救气之逆，必须同群共济，故用附子、肉桂为君，必用干姜为副，否则，气逆而不能遽转矣。

或问干姜用之白通汤中以通脉，吾惧其散气，则脉随气而散矣，又何以通脉哉？嗟乎。脉非气通，又用何物以通之。干姜原非通脉之药，正取其通气耳，气通则脉通矣。夫脉之不通者，乃寒凝而不通，非气绝而不通也。用干姜以散寒，寒气散，脉气有不通乎。

或问干姜既能通气，用干姜足矣，何以又用葱耶？曰：葱性亦散气者也。单用干姜，恐通气有余而通脉则不足；单用葱，恐通脉有余，而通气又不足。合而用之，气通又不伤脉，脉通又不伤气，两相济而成功，何伤气之足忧乎。

或问干姜炒熟入于健脾药中。谓能补脾以生气，然乎？曰：干姜温热，原有益于脾气，何在炒熟始能补土以生气。但干姜性走脾气，不独受其惠。一经炮制，则干姜守而不走，独留于脾中，诸经不得而夺之，自然较生用更效也。

白芥子

白芥子，味辛，气温，无毒。入肝、脾、肺、胃、心与胞络之经。能去冷气，安五脏，逐膜膈之痰，辟鬼祟之气。消癖化疟，降息定喘，利窍明目，逐瘀止疼，俱能奏效。能消能降，能补能升，助诸补药，尤善收功。近人不知用白芥以化痰，而频用半夏、南星以耗气，所不解也。

白芥子善化痰涎，皮里膜外之痰无不消去，实胜于半夏、南星。半夏性燥而烁阴，南星味重而损胃。独白芥子消化痰涎，又不耗损肺、胃、肝、心之气，入于气分而实宜，即用于血分而亦当者也。

或疑白芥子止能消膜膈之痰，而不能消胃肺之痰，似乎消肺之痰必须贝母，消胃之痰必须半夏也。而谁知不然。夫膜膈之痰，统胃、肺而言之也。胃、肺中之膜膈，尤善藏痰者也。白芥子消膜膈之痰，是有痰之处无不尽消，况且肺、胃浅近之间，岂有反不能消之理。试看疟疾，正痰藏于膜膈之中也。用白芥子一两，炒为末，米饮为丸，一日服尽，而久疟顿止，非消痰之明验乎。疟止之后，神气不倦，非消痰而不耗气之明验乎。故白芥子消痰，实胜于贝母、半夏，谁谓肺、胃之痰不能消也。

或谓白芥子虽消膜膈之痰，未必气之不耗，天下安有消痰之药而不耗气者乎？曰：白芥子实不耗气，能安五脏。耗气则五脏不安矣，岂有五脏安而耗气者乎。其余消痰之药，或安肺而不安胃，或安胃而不安肺，总不如白芥子之能安五脏也。此所以实胜于各消痰之药耳。

或疑白芥子消痰而不耗气，然用之而痰仍未消，是消膜膈之痰，未可全信也。曰：白芥子止可消膜膈之痰，而肾中之痰，不能消也。服白芥子而仍有痰者，宜补其肾，肾足而痰自化，何疑白芥子非消膜膈之痰乎。

或疑白芥子消阴分之痰，不消阳分之痰，然乎？曰：非也。芥子阴分、阳分之痰，无不尽消，不必分阴阳也。但肾经水泛火沸之痰不能化，余则尽消而无疑矣。

或问白芥子即芥菜之子，人食芥菜，觉消食之甚多，是白芥子大能消食，似未可多食也。谁知芥菜消食，而芥子消痰，各不相同，不可疑其菜，而戒其子也。

或疑白芥子消膜膈之痰而不耗气，发明几无遗议。但不知膜膈之痰在于何处？曰：在胃脘之上下之中，而不在胃脘上下之外。虽痰分五脏六腑，要皆存于胃脘膜膈之中。白芥子善消膜膈之痰。亦于胃脘中消之，岂各入五脏六腑而后消之乎。

莱菔子　即萝卜子

萝卜子，味辛、辣，气温，无毒。入胃、脾二经。却喘咳下气甚神，解面食至效。治风痰，消恶疮，善止久痢，除胀满亦奇，但宜少少用之。补气之药得之，而无大过之忧；利湿之剂入之，而有善全之妙。多服则损气，久服则伤阴也。

或疑萝卜子能治喘胀，然古人用之于人参之中，反奏功如神。人参原是除喘消胀之药，莱菔子最解人参，何以同用而奏功乎？夫人参之除喘消胀，乃治虚喘虚胀也。虚症反现假实之象，人参遽然投之，直至其喘胀之所未能骤受，往往服之而愈喘愈服者有之。虽所增之喘胀，乃一时之假象，少顷自然平复，然终非治之之善。少加萝卜子以制人参，则喘胀不敢增，而反得消喘消胀之益，此所谓相制而相成也。

或问萝卜子专解人参，用人参而一用萝卜子，则人参无益矣。此不知萝卜子，而并不知人参者也。人参得萝卜子，其功更补。盖人参补气，骤服气必难受，非止喘胀之症也。然得萝卜子，以行其补中之利气，则气平而易受。是萝卜子平气之有余，非损气之不足，实制人参以平其气，非制人参以伤其气也。世人所谓萝卜子解人参，误也。

瓜蒂

瓜蒂，味苦，性寒，有小毒。凡邪在上焦，致头目、四肢、面上浮肿，与胸中积滞，并下部有脉、上部无脉者，皆宜用瓜蒂以吐之也。

或问瓜蒂可疗黄疸，吾子略而不言，何也？夫黄疸之症，多从下受，用瓜蒂吐之，是从上疗之也，似乎相宜。然而，黄疸乃湿热壅于上、中、下三焦，下病而止治上，将置中焦于不问乎，此瓜蒂不可治黄疸亦明矣。余所以作缺疑之论矣也。

或问瓜蒂能去鼻中息肉，子亦不论，是何说乎？曰：鼻中生息肉者，因肺中之热也。用瓜蒂以吐去痰涎，则肺热除，而鼻火亦泄，似乎相宜。然而，肺热虽移热于鼻，上吐以泄鼻中之火，势必中伤肺中之气。肺气既伤，胃气自逆，肺心反动其火。火动鼻中，更添热气，前之息肉未消，而后之息肉又长矣。予所以削而不道也。至于瓜蒂性易上涌，不宜轻用，不独鼻中生息肉也。若胸中无寒，胃家无食，皮中无水，心中无邪，以致诸虚各症，均宜慎用。误用则祸不旋踵矣也。

葱

葱，味辛，气温，升也，阳也，无毒。入足阳明胃经，及手太阴肺脉。疏通关节，祛逐风邪，理霍乱转筋，治伤寒头痛，杀鱼肉之毒，通大小肠，散面目肿浮，止心腹急痛，去喉痹，愈金疮折伤血出疼，捣烂炒热，傅之血止。安妊娠，塞衄血，除脚气奔豚之邪，疗蛇伤蚯蚓之毒，功专发散，食多神昏。病属气虚，尤勿沾口。可为佐使，而亦可为君臣。大约为佐使者内治也，为君臣者外治也。外治宜多，内治宜少也。

葱，有益而亦有损。益者，通气而散邪；损者，昏目而神夺也。北人喜食葱，往往坏目，习俗使然，不能禁耳。

葱善通脉，仲景夫子所以制通脉汤也。盖葱空中而善通气，通气即通脉也。温其里之寒，解其表之热，故脉之不通者即通。世人疑用葱以散邪，则失用葱之意矣。

韭 韭子

韭，味辛微散，气温性急。温中下气，归心益阳。暖膝胫，和脏腑，除胸腹痃癖痼冷，止茎管白浊遗精，活血解毒。少用则有益于肾，多食则有损于心，蜜食杀人，不可不戒。

韭子善止遗精，功胜于叶，然亦不可多用也。

或问《神农本草》云病人可久服韭，而吾子曰不可多食，岂神农非欤？嗟乎！《神农本草》因传世既久，远落误传耳。夫韭性辛温，尤善通利。虽曰益肾，未免消多于补，多食能令人神昏，正伤心之明验。此予所以戒之也。

蒜

大蒜，味辛，气大温，有毒。入五脏。解毒去秽，除疟辟瘟，消肉消食，止吐止泻。外治涂足心，可以止衄。此物亦可救急，但不宜多食，过食损胃脾之气耳。

古人云：蒜有百益，其损在目。然而损不止在目也。耗肺气，伤心气，动胃气，消脾气，伐肾气，触肝气，发胆气，此人之未知也。但有损而有益，祛寒气，辟臭气，止逆气，解毒气，除疟气，消肉气，此则人之所知也。两相较之，损多而益少，未可谓益百而损一也。

本草新编·卷之五·羽集

山阴陈士铎远公别号朱华子著
义乌金以谋孝艺甫云樵子订梓

橘皮 陈皮、青皮

橘皮，味辛、苦，气温，沉也。阴中之阳，无毒。陈皮治高，青皮治低，亦以功力大小不同也。入少阳三焦、胆腑，又入厥阴肝脏、太阴脾脏。

青皮，消坚辟，消瘟疟滞气，尤胁下郁怒痛甚者须投，却疝疏肝，消食宽胃。橘红名陈皮，气味相同，而功用少缓，和中消痰，宽胁利膈，用之补，则佐补以健脾；用之攻，则尚攻以损肺。宜于补药同行，忌于攻剂共用。倘欲一味出奇，未有不倒戈而自败者也。

或问陈皮留白为补，去白为攻，然乎？此齐东之语也。陈皮与青皮，同为消痰利气之药，但青皮味厚于陈皮，不可谓陈皮是补而青皮是泻也。

或问陈皮即橘红也，子何以取陈皮而不取橘红？夫陈皮之妙，全在用白，用白则宽中消，若去白而用红，与青皮何异哉。此世所以“留白为补，去白为攻”之说也。其实，留白非补，和解则有之耳。

或问世人竟尚法制陈皮，不知吾子亦有奇方否？曰：陈皮制之得法，实可消痰，兼生津液，更能顺气以化饮食。市上贸易者非佳，惟姑苏尤胜。然又过于多制，惟取生津，而不能顺气。余有方更妙，用陈皮一斤，切，不可去白，清水净洗，去其陈秽即取起。用生姜一两，煎汤一碗，拌陈皮晒干。又用白芥子一两，煮汤一碗，拌陈皮晒干，饭锅蒸熟，又晒干。又用甘草、薄荷一两三钱，煎汤，拌陈皮，又晒干，又蒸熟晒干。又用五味子三钱、百合一两，煎汤二碗，拌匀又蒸晒。又用青盐五钱、白矾二钱，滚水半碗拌匀，又蒸熟晒干。又用人参三钱，煎汤二碗，拌匀蒸熟晒干。又用麦门冬、橄榄各一两煎汤，照前晒干，收藏于瓷器内。此方含在口中，津液自生，饮食自化，气自平而痰自消，咳嗽顿除矣。修合时，切忌行经妇人矣。

或问陈皮用之于补中益气汤中，前人虽有发明，然非定论，不识先生之可发其奇否？夫补中益气汤中用陈皮也，实有妙义，非取其能宽中也。气陷至阴，得升麻、柴胡以提之矣。然提出于至阴之上，而参、芪、归、术，未免尽助其阳，而反不能遽受。得陈皮，以分消于其间，则补不绝补，而气转得益。东垣以益气名汤者，谓陈皮而非谓参、芪、归、术也。

桃核仁

桃仁，味苦、甘，气平，苦重于甘，阴中阳也，无毒。入手足厥阴经。主瘀血血闭，血结血燥，癥瘕邪气，杀小虫，除卒暴，通润大便，活血通经止痛。苦以破滞血，甘以生新血。花味苦，三月三日采，阴干者佳，然亦不必拘泥。总以布单盛之自落者俱可用，花摘者，转无功效也。杀鬼疰，令人好颜色，除水肿石淋，利大小便，下三虫。渍酒服之，能除百病也。

桃仁，即能花所结之子，而攻补实殊，其故何也？盖桃花，仙种也。仙者阳之极，鬼乃阴象，阳能辟阴，故能却鬼。桃花得仙人之气而生，随风飘堕，其气发扬，故利益之功多。桃仁则不然。花瓣已谢，其气已尽，树中津液全注精于桃肉，所存之仁，无非阴气耶。少有微阳，仅可自守以传种，又何能变攻为补乎，故一木而彼此不同。从来《本草》不言，而余独发异议者，实之本岐天师之教我也。桃花瓣自落者佳，然制之不得法，亦徒然也。布单盛贮，须于日下晒干。然而一日不能干也，必须夜间用扇煽干为佳。盖花瓣得风则香，得火则死，故不可火焙。若夜间天自有风，不必扇煽；第二日再晒，无不干者。干则用砂瓶盛贮，俟泡酒时入之佳绝也。

或问桃仁用之于承气汤中，泻肠中之血乎，抑泻脾中之邪也？顾桃仁泻血，何待问哉。但谓泻血而不泻邪，则是又不可。夫血之所以瘀者，邪瘀之也；血之所结者，邪结之也。泻血即所以泻邪，泻邪即所以泻血，原不可分视之也。况用之于承气汤中，纯是散邪之药，谓其散血而不散邪得乎。独是桃仁长予散血，而短于散邪，用之于承气汤中，毕竟散瘀结之血是其专功也。

或疑桃仁散血而不散邪，何以邪结之症用之，奏功如响？不知瘀血之症，邪结之也。桃仁攻坚而散血，则邪无巢穴，何以能聚，故血散而邪亦散。其实，桃仁散血而不能散邪也。

杏 仁

杏仁，味甘、苦，气温，可升可降，阴中阳也，有小毒。专入太阴肺经。乃利下之剂，除胸中气逆喘促，止咳嗽，坠痰，润大肠，气闭便难，逐痹散结。研纳女人阴户，又治发痒虫疽。虽与桃仁同是利气下血之药，其中亦有分别。东垣分杏仁治气、桃仁治血，似乎明晰，而不知杏仁未尝不治血，桃仁未尝不治气也。如大便闭结，气闭者，桃仁亦能开；血闭者，杏仁亦能下。惟真阳真阴虚者，二物俱不能通。所谓其阳与阴者，乃肾中之真火真水，非气血之谓也。真火衰，则大肠冰冻，非桂、附不能温；真水竭，则大肠枯槁，非熟地、山茱不能生。桃、杏之仁，又何能润泽而下降，况加陈皮以耗散其气血乎。

或问杏仁利气而不下血，而子以为未尝不可血。古人亦曾见之乎？嗟乎。杏仁下血，仲景夫子用杏仁汤非乎。盖消血于利气之中，实有神功耳。

木瓜

木瓜，味酸，气温，无毒。入手太阴、足厥阴之经。气脱能固，气滞能和。平胃以滋脾，益肺而去湿，助谷气，调荣卫，除霍乱，止转筋，祛脚气，禁水利。但可臣、可佐使，而不可以为君。乃入肝益筋之品，养血卫脉之味，最宜与参、术同施，归、熟并用，生者可以辟邪也。

或疑木瓜可以为君，治霍乱转筋实神。不知木瓜非君药，霍乱，非香薷不能转其逆，木瓜不过助香薷而回筋，不能助香薷而返气。且香薷无参、术，则返逆之气亦不能骤顺也。谁谓木瓜是君药哉。

或问木瓜利气，故能转逆，然有用木瓜而不能定逆者，岂木瓜不能利气乎？曰：木瓜未尝不利气也，因用之未当耳。木瓜无君主之药，愈利气而愈无成功。盖木瓜宜于补中利气，而不宜散中利气也。

乌梅

乌梅，味酸，气平，可升可降，阳也，无毒。收敛肝气，固涩大肠，止血痢，安虫痛。乃止脱之药，备之以敛滑脱可也。

按：乌梅止痢断疟，每有速功。然效速者，取快于一时。往往有变生久病而不能愈，不可不慎也。世有夏日将乌梅作汤以止渴者，腹中无暑邪者，可以敛肺而止渴。倘有暑邪未散，而结闭于肠胃之中，及至秋冬，不变为痢，必为疟矣。乌梅治蛔厥，蛔上入膈，故烦而呕，用之即定矣。

大　枣

大枣，味甘，气温，无毒，阳也，降也。入五脏，通九窍，和百药，养肺，胃益气，润心、肺生津。助诸经，补五脏。惟中满及热疾忌食，齿疼并风疾禁尝。乃调和之品，非补益之味。《本经》曰其补者，亦因其调和之故也。

按：大枣，仙人遗种，故其味独异于凡枣，善能调和五脏之气也。虽非补益，要亦无损。吾浙诸暨，往往枣实有大如鸡蛋者，真仙种也。得其解者食之，实能益暮，惜不可多得耳。

龙眼肉

龙眼肉，味甘，气平，无毒。入脾、心二经。解毒去虫，安志定神，养肌肉，美颜色，除健忘，却怔忡。多服强魂聪明，久服轻身不老。此物果中之尤益人者。入药，不过脾、心二脏。若泡酒服，大有补滋之益。同补气、补血之酒，泡酒为佳也。

或问龙眼肉煎汤服之，宜食其肉，恐有滑肠之损？不知龙眼，非滑肠也。但戒多食，未免大肠欠实耳。

或问龙眼肉何以用之于归脾汤内，岂以其补脾也？夫归脾汤何物，非健脾之药，而必藉龙眼肉哉。龙眼肉实能调和诸药，使之分送于心、肝、脾、胃之中，不但专入心、肝也。

榧　子

榧子，味甘、少涩，气温。入胃、脾、大肠之经，又入肺。主五痔，杀三虫，坚筋骨，调荣卫。药笼中断不可缺之品。杀蛔虫，而又不损气血，用之实能奏功。惟有火病肠滑者不宜，然暂服一二次，亦复何害。

按：榧子杀虫尤胜，但从未有用入汤药者，切片用之至妙。此物吴越最多。余用入汤剂，虫痛者立时安定。亲试屡验，故敢告人共用也。

或疑榧子过于杀虫，未有杀虫之品而不耗气血者。吾谓凡杀虫之物，多伤气血，惟榧子不然。以榧子杀虫于无形也。无形之味，杀寓于生之中，虫不知其杀，而贪食丧生自死耳，脏腑正无伤也。脏腑既无所伤，气血又何伤之有。

枇杷叶

枇杷叶，味苦，气平，无毒。入肺经。止咳嗽，下气，除呕秽不已，亦解口渴。用时去毛，但止用之以止阴虚之咳嗽，他嗽不可用也。

枇杷叶凌冬不凋，自是益阴妙药，但制之不得法，反动其嗽。盖叶上尤毛多，必须以水洗去，不可少带一毫始妙。否则，毛入喉中，无益转有害矣。

郁李仁

郁李仁，味酸、苦，气平，降也，阴中阳也，无毒。入肝、胆二经，去头风之痛。又入脾，止鼻渊之涕。消浮肿，利小便，通关格，破血润燥。又其余枝，虽非当施之品，实为解急之需也。

关格之症，最难开关，郁李仁善入肝，以调逆气，故能通达上下，不可不备也。

莲子 藕、花心

莲子，味甘涩，气平、寒，无毒。入心、脾、肝、肾四脏。养神定志，能交君相二火，善止泄精，清心气，去腰疼，禁痢疾。

花心，益肾，涩精，固髓。

藕，甘寒。主血多验，治瘀血，逐散不凝，止吐衄血溢妄行，破产后血积烦闷，解酒却热，治金疮生肌。

按：莲子、花、藕，俱能益人，而莲子之功尤胜。世人谓莲子不宜食心，恐成卒暴霍乱。不知莲子去心用之，全无功效，其妙全在于心，不特止产后消渴也。莲子之心，清心火，又清肾火。二火炎，则心肾不交；二火清，则心肾自合。去莲心，而止用莲肉，徒能养脾胃，而不益心肾矣。莲子心单用入之于参、苓、芪、术之中，治梦遗尤神，取其能交心肾也。故用莲子断不可去心，一去心，则神不能养，而志不能定，精泄不能止，而腰痛不能除矣。

或问莲子清心汤，前人用之，未闻用心也。曰：莲子而不用心，此清心汤之所以不效也。前人制方，未必不单用莲心，岁久失传，人不知用，致清心汤神效竟为无用之方。此铎所以三叹也。原世人用清心汤者，用莲子心一钱以清心，未有效应如响者矣。石莲子树上者，不可入药也。

芡 实

芡实，味甘，气平，无毒。入脾、肾二经。主湿痹，止腰膝疼痛，益精，令耳目聪明，强志补中，除暴疾，久食延龄益寿。视之若平常，用之大有利益。可君可臣，而又可佐使者也。其功全在补肾去湿。夫补肾之药，大都润泽者居多，润泽则未免少湿矣。芡实补中去湿，性又不燥，故能去邪水而补神水，与诸补阴之药同用，尤能助之以添精，不虑多投以增湿也。

或问芡实平平无奇，而子偏誉之为益精补中之药，何也？曰：芡实不特益精，且能涩精，补肾至妙药也，子不信其功效乎？夫芡实与山药并用，各为末，日日米饮调服，虽遗精至衰惫者，不旬日而精止神旺矣。至平之药，而实有至奇之功。非世人所能测也。

或问芡实性实平淡，吾子誉其功用，不识益肾补精之外，更有何病可大用乎？曰：芡实，无症不可大用，而尤可大用者，开胃气耳。胃气大开，何病不藉之以得利。平而实奇，淡而无厌，殆芡实之谓乎。

或问芡实平淡无奇而益人，如若，何不日食之作饭乎？曰：芡实虽不可作饭，然日用之固宜。我有一方，在家、作客，两食之而咸宜。方用芡实二斤、山药二斤、白糯米四斤、白糖一斤、花椒二两，去核，各为末。每日白滚水冲调服一两，最能开胃生精，并无梦遗之病。可服至百岁也。

或疑芡实但能止精，而不能益精，虽精止即是益精，而终不可谓精得芡实而生也。曰：芡实岂但止精哉。夫遗精之病，必能补而后能止。使芡实不能益精，又何能止精。况芡实不但止精，而亦能生精也。去脾中之湿痰，即生肾中之真水。芡实益精，又何疑乎。

甘蔗 砂糖

甘蔗，味甘，气平，无毒。入脾、肺、大小肠。绞汁入药，养脾和中，解酒毒，止渴，利大小肠，益气，驱天行热，定狂。

砂糖，杀疳虫，润肺，除寒热，凉心。多食伤齿。二味糖，不可入诸药中。惟蔗可用者，取其生气以止热，自易生津耳。

蔗浆，止渴，亦权宜之法，多饮又不相宜，恐过多生痰耳。

甘蔗，世人皆以为性热，不敢多食。不知甘蔗甘平而兼微寒，能泻火热，润燥之妙品也。

覆盆子

覆盆子，味甘，气平、微热，无毒。入五脏命门。拯疴益气，温中补虚，续绝，安和五脏，悦泽肌肤，疗中风发热成惊。治肾伤精竭流滑，明目黑须，耐老轻身。男子久服轻身，女人多服结孕，益人不浅，而医家止入于丸散之中，而不用于汤剂之内。谁知覆盆子用之汤剂，更效应如响，其功不亚于肉桂。且肉桂过热，而覆盆子微热，既无阳旺之虞，且有阴衰之益。虽不可全倚之为君，而实可大用之为臣，不可视为佐使之具也。

或疑覆盆子一味为末，酒送亦能兴阳，非君药乎？曰：单味服之，终觉效轻。止可与阳微衰者，为助阳之汤，而不可与阳大衰者，为起阳之剂。盖覆盆子必佐参、芪，而效乃大，必增以桂、附，而效乃弘，实可臣而不可君之品也。

或疑覆盆子亦可为君，而子必以为臣，然吾见古人有配二三味而成功者，亦独何欤？曰：覆盆子遇补气之药，不可与人参争雄；遇补血之药，不可与当归争长；遇补精之药，不可与熟地争驱；遇补脾之药，不可与白术争胜。殆北面之贤臣，非南面之英主也。故辅佐赞襄，必能奏最以垂勋，而不能独立建绩矣。

或疑覆盆子兴阳实有功，而吾子必贬之为臣使之药，意谓必与人参同用为佳，然天下之人安得尽用人参也？曰：覆盆子何必尽用人参，归、熟、芪、术，何者不可并用乎。

金樱子

金樱子，味甘、微涩。气平、温，无毒。入肾与膀胱之经。涩精滑，止梦遗遗尿，杀寸白虫。此物世人竟采以涩精，谁知精滑，非止涩之药可止也。遗精梦遗之症，皆尿窍闭，而精窍开。不兼用利水之药以开尿窍，而仅用涩精之味，以固精门，故愈涩而愈遗也。所以用金樱子，必须兼用芡实、山药、莲子、薏仁之类，不单止遗精而精滑反涩。用涩于利之中，用补于遗之内，此用药之秘，而实知药之深也。

或问金樱子乃涩精之药，先生谓涩精而精愈遗，必加利水之药同治，其论实精。但恐利多而精不能涩，意者治遗精者，多用金樱子为君，少用利药为佐使乎？曰：利水过多，亦非治遗之妙法，必须补多于涩之中，涩多于利之内，自然精足而不遗，尿窍开而精窍闭也。

或问金樱子凌冬而色愈有神，其得于金气者深矣。金能生水，似能益精而不止涩精也。不知金樱子非益精之物，使金樱子益精，则必涩精而无不效矣。惟其止能涩精，而不能益精，所以愈涩而愈遗也。

金樱子内多毛及子，必去之净，方能补肾涩精。其腹中之子，偏能滑精，煎膏不去其子，全无功效。

木　通

木通，即葡萄根也。味苦涩，气微寒。入膀胱。逐水气，利小便。亦佐使之药，不可不用，而又不可多用。多用泄人元气。

或疑木通利水，去滞气，亦有益之品，何先生谓是泄人元气？曰：木通利水，何异于猪苓，但嫌其苦寒损胃，非若淡泻之无害也。胃气既伤，元气必耗，故用之为佐使，则有功无过。倘多用之为君，则过于祛逐，元气必随水而走，安得不耗哉。

山　楂

山楂，味甘辛。气平，无毒。入脾、胃二经。消宿食，除儿枕痛，去滞血，理疮疡，行结气，疗癞疝，健脾胃，祛臌胀。煮肉少加，须臾即烂，故尤化肉食。此伤诸肉者，必用之药也，佐使实良。

或问山楂止消肉食，并治儿枕作痛者神效，未闻他有功绩也。曰：山楂功用，实不止此。大约消食理滞，是其所长，祛臌胀、疗癞疝，是其所短。

或疑山楂有功有过。未可见是伤肉食而概用之也。曰：山楂之功，全在于消肉物。使伤肉食者忌用，又用何物以化之乎？夫山楂之过，在于消肉之过伤，以消其脏腑之气也。然能用山楂于补气、补血之中，不特善于消肉，而更且善于利气。是山楂之功过，全在用之有方与无方耳。

或疑山楂之功过甚轻，何必危言而戒。曰：山楂之功用虽轻，然用于气旺阳健之人，正不觉其损，而用之于气馁血衰之子，实有见其伤也。

胡桃肉

胡桃肉，味甘，气温，无毒。入肾经。润能生精，涩能止精，更益肾火，兼乌须发，愈石淋。实温补命门之药，不必佐之破故纸始愈腰疼。尤善安气逆，佐人参、熟地、山药、麦冬、牛膝之类，定喘实神。世人但知为食物，而不知用入于补剂，其成功更奇也。

胡桃补肾，尽人知之，但多食亦有生虫，世人不识也。或谓胡桃杀虫，子反谓生虫，得无误耶？夫胡桃杀虫，乃胡桃之油者也。凡虫得油即死，故油胡桃杀虫。若胡桃未油者，乌能杀虫。古人取胡桃加硼砂，以治痞瘕者，非取其杀虫也，乃取其引入于下焦至阴之处耳。若与补药同施，则不能生虫，而反得其大益矣。

橄榄

橄榄，味酸、甘，气温，无毒。入肺、胃、脾三经。生津开胃，消酒，解鱼毒，化鱼鲠，亦备急之需，药笼中不可不备者也。连肉敲碎核，煎汤用之。煨灰，香油调敷，外伤无痕。

或问梦中有神告曰：橄榄能治哮病。可信乎？不可信乎？曰：余亦梦内父鄂仍张公告予曰：橄榄治哮病最有效，但用新鲜者捣汁，饮半瓯，其哮立定，干者不能取汁，煎汤饮之，则无益矣。余试之神效，后一人患哮症，无生橄榄，取干者煎汤服，果无功，亦一奇也。因附载之。

白果

白果，味甘、少涩，气微寒。入心经，通任、督之脉，至于唇口。有毒，多食至千者死。治白浊，清心。性不能乌须发，然乌须发必须用之，引乌黑之汁至于唇口之间以变白也。此《本经》之所未言。

白果不可多用，然小儿又最宜食之。盖小儿过餐水果，必伤任督之脉，五日内，与十枚熟食，永无饱伤之苦，并不生口疳之病。

或疑白果有损无益，先生谓能补任督之脉，此从前注《本草》者并未言及，何说之创乎？嗟乎。神农尝百草，安能尽尝。则注《本草》者，何能尽注，所望于后人之阐发者实多。况白果补任督，又铎闻之于纯阳吕祖之教，以治舍弟选之之子丙郎，而亲效者乎。盖丙郎多食水果，脾胃两困，越中儿科治之不效。适吕祖鸾降，训铎用六君子汤加白果十枚治之，不旬日全愈。请问用白果之故。吕祖曰：丙郎乃伤任督脉也，非白果不效，故用之耳。志之以见铎之立论，非无本之学也。

或谓白果小儿最不宜食，有食之口吐清水而死者。曰：凡物不宜多服，安能独咎于白果。白果，少用则益于任督，多用则损于包络。口吐清水者，过清其心也。包络为心之相臣，包络损而心亦损矣。然必心气原虚，而又食白果至数百枚者，始有此祸，非食数十枚，便致如此也。

或疑白果清心，多食则过于清心矣，安得而不伤乎？然而心不畏清也，仍是过清包络耳。倘包络火旺者，食数百枚，正复相宜。惟包络素虚寒者，实宜戒耳。

白果，方中所用极少，惟治哮喘方有用白果者，取其能涤胃中饮食之积也。

丹砂 水银、轻粉

丹砂，味甘，气微寒，生饵无毒，炼服杀人。入心经。镇养心神，通调血脉，杀鬼祟精魅，扫疥瘘疮疡，止渴除烦恼，安魂定魄。水银，即丹砂火煅而出之者也，止可为外科之用。轻粉，又从水银而再变者也，亦外科所需。此三物，至毒者水银，其次轻粉，又其次则丹砂也。盖水银、轻粉经火百炼而成。丹砂未经火者，秉南方至精之气，可借以安神定魄，然亦止可少服以获益也。轻粉，功专收敛，世人治杨梅风毒，用之以图速效，谁知毒未宣扬，遽用轻粉以敛毒，顾目前片刻之快，变成终身难治之疮，鼻落身腐而死，可不慎哉。

或问轻粉之毒，多成于杨梅疮，不识有何药可救？近人多以土茯苓救之，然未见其收功也。曰：轻粉之毒，非服丹砂，则毒不能出。盖轻粉即丹砂之子也，子见母即化矣。但服丹砂则有法，用丹砂一斤，切不可火煅，须觅明亮者，研末，水飞过，用茯苓末二斤，生甘草三两，为末，共拌匀。每日用白滚水调服三钱，不须一月，轻粉毒尽散，而结毒全愈矣。

或问丹砂，古之真人每借之飞丹炼石，引纳清和，配以金铅，按之法象，合成金丹而成变化。青霞子及太清真君炼法，皆载之《丹经》，而录之各《本草》也，先生略而不言，何也？曰：丹法难言，非有形之物也。古之真人，不过托言丹砂、黑铅，以喻其金丹之妙也，何尝取丹砂而烹炼之哉。夫丹砂最恶者火也，得火则有大毒。有唐以来，上而人主，下而缙绅，服烹炼丹砂之药，未有不烂肠裂肤而死者。又安能长生变化飞腾升举哉。此余所以略而不存也。

或问缪仲醇注疏《本草》，谓久服水银，神仙不死之说，必得铅华相合，乃能收摄真气，凝结为丹，即道家所谓“太阳流珠，常欲去人，卒得金华，转而相合”之旨也，吾子以为然乎？否乎？曰：此缪仲醇不知丹诀而错认之也。金丹大道，岂藉后天有形之物而成哉？况水银生用、炼用，无非有毒，大非丹砂可比，尤不可服。古今来服水银而死者比比。夫水银入耳则脑烂，岂入脏腑偏能有益乎。此不必辨而自明者也。

或问丹砂能消鱼、龙、蛇、鳖之毒，有之乎？曰：有之。但生用则不能消毒耳。盖鱼、龙、蛇、鳖之毒，中于人身内、外者，用丹砂煮熟作汤，或火煅为末服之，则毒气尽消。丹砂生用则无毒，而熟用则有毒，以毒攻毒，故能奏功独神耳。

阳起石

阳起石最难得真，必得真者，依法配合方验，非云母石之根也。明透者佳。味甘，气平，有毒。入命门。治肾气乏绝，阴痿不举，破血瘕积凝腹痛，去阴囊湿痒，驱子宫冷寒。此物虽温补命门，而制之不得法，反能动燥，受害无穷。金石之药，所以不及草本之味。然亦有时不可不服金石药者，乃阴寒无火之人，又加天厌之客也。天厌之客，为天所厌绝。吾人行医，必欲使其阳道修伟，不几受逆天之愆乎。不知医道之大，实能参赞天地之穷。苟人心悔悟，上至格天，而竟无法以挽回，使其天厌终身，后嗣绝灭，亦失爱育之至仁也。故吾注《本草》，不得不阐发阳起石之奇。盖此物制之得宜，实可使天厌者重新再造，非草本之药可比也。其法用阳起石一两，先用驴鞭肉汁煮三炷香取起，白炭火烧红，即于驴鞭汁淬之七次，而阳起石可用矣。同驴肉汁入于人参、芪、术、茯神、菟丝、龙骨、熟地、枸杞、山茱萸、杜仲、破故纸之中，自然重新长肉，改换筋膜，内阳既兴，外阳亦出，必非从前细小之势矣。倘舍驴鞭之汁锻炼阳起石，虽亦能取效，止可兴平常之阳，不能兴天厌之阳也，且口干舌燥，亦所不免，非疮疡生，即消渴之患矣。

或问阳起石，但知其兴阳，未闻其能改造天厌，先生之论自应奇绝，但未知曾有验之否？曰：天有缺陷，炼石可以补天，岂人有缺陷，炼石独不可以补人乎。其有验有不验者，因人有善不善也。阳起石之能改造天厌。又何必过疑哉。

或问先生伤人死于贪生，戒丹砂之不可轻用，何于阳起石而表扬其奇，似乎有导淫之失矣。曰：吾尚论《本草》，功过不掩。丹砂实有过，予不敢隐；阳起石实有功，予亦不敢没。至人之生死，人自取之，于余何讥焉。

禹余粮

禹余粮，味甘，气寒，无毒。入脾、胃、大肠。疗血闭瘕癥。止赤白漏下，除寒热烦满、咳逆邪伤。经曰：重可去怯。禹余粮之重，正镇固之剂，可用之止滑也。但止可暂用以固脱，不可久服以延年。《本经》言耐老轻身，予不敢信。

或问禹余粮，传大禹治水之时，弃粮于山中，乃成此物，故凶荒之时，可掘而服食以救饥，果有之乎？曰：此好事者之言也。禹余粮乃山中之土，异于凡土则有之，岂能疗饥以活命。夫饥馑之民，肠胃未有不虚弱者也。用禹余粮之重物以充饥，非充饥也，正所以速之死耳。

吕仙曰：远公注《本草》，悯禹余粮之不可救荒，请命于我。我嘉远公善心之无穷也，传一法以救饥。遇凶荒之年，朝东方日出时，心中注定于太阳，不必朝对太阳也，用口开吸太阳之气，自觉为我吞入，咽下腹中一口，口中漱津一口，咽送腹中，如此七次，不必再咽。但饮滚水，食青草，再不死矣，此救饥之妙法也，特志之。

石 膏

石膏，味辛、甘，气大寒，体重而沉降也，阴中之阳，无毒。生用为佳，火煅不灵。入肺、胃、三焦。能出汗解肌，上理头痛，缓脾止渴。风邪伤阳，寒邪伤阴，皆能解肌表而愈。胃热多食，胃热不食，惟泻胃火而痊。祛痰火之积，止胃脘之痛，发狂可安，谵语可定，乃降火之神剂，泻热之圣药也。仲景张夫子以白虎名之，明示人以不可轻用，而非教人之不用也。乃世人畏之真如白虎，竟至不敢一用，又何以逢死症而重生，遇危症而重安哉。夫石膏降火，乃降胃火，而非降脏火也；石膏泻热，乃泻真热，而非泻假热也。辨其胃火真热，用石膏自必无差。而胃火初起之时，口必作渴，呼水饮之必少快，其汗必如雨，舌必大峭，虽饮水而口必燥，眼必红，神必不安。如见此等之症，确是胃火而非脏火，即可用石膏而不必顾忌。而真热者，舌必生刺，即不生刺，舌胎必黄而有裂纹，大渴呼饮，饮水至十余碗而不足，轻则谵语，大则骂詈，见水而入，弃衣而走，登高而呼，发狂不知人，此真热也，即可用石膏大剂灌之，不必疑虑。倘或口虽渴而不甚，与之水而不饮，言语虽胡乱而不骂詈，身虽热而不躁动，上身虽畏热而下身甚寒，皆假热之症，即不可轻用石膏矣。以此辨火热，万不至杀人，奚必畏之如虎，看其死而不救也。盖石膏实救死之药，因看症不清，遂至用药有误，救死之药反变为伤生之药矣。今既辨之明，自必用之确也。

或问用石膏以治真正胃火，单用石膏可矣，何以张仲景先生必加入人参、麦冬者乎？曰：胃火之盛者，胃土之衰也。泻胃火，未有不伤胃土者也。伤胃土，必伤胃气矣。加人参于石膏汤中，非助胃火，乃顾胃土也。胃土不伤，则胃气不丧，似乎可不顾肺气矣。然而胃火升腾，必伤肺金，用人参以顾胃，而不用麦冬以养肺，则胃子必救肺金之母，以泄胃气，则胃气仍损，虽用人参，犹之无用也。故又加麦冬，同人参并用，以助石膏之泻火。火泻而肺金有养，不耗气于胃土，则胃气更加有养。此所以既用石膏，而又加人参，既用人参，而又加麦冬也。

或问石膏泻胃火，又加知母以泻肾火，何为耶？盖胃火太盛，烁干肾水。用石膏以泻胃火者，实所以救肾水也。然而，胃火既烁肾水，肾水若干，相火必然助胃火以升腾矣，胃火得相火而益烈。单泻胃火，而相火不退，则胃火有源，未易扑灭，愈加其焰矣。泻胃火，而即泻相火，则胃火失党，其火易散，大雨滂沱，而龙雷不兴，其炎热之威自然速解。此所以用石膏以泻胃中之火者，必用知母以泻肾中之火也。

或疑石膏既泻胃火，又用知母以泻肾火，用麦冬以安肺火，宜乎火之速退而热之尽解矣，何以用白虎汤往往有更甚者？曰：嗟乎。此又非白虎汤之故，乃不善用白虎汤之故也。火势不同，有燎原之火，有延烧之火。延烧之火，其势已衰；燎原之火，其势正炽。以救延烧者救燎原，势必愈为扑灭，而愈增其光焰矣。人身之胃火亦不同，有轻有重。轻者，如延烧之火，少用白虎汤，即可解其热；重者，如燎原之火，非多用白虎汤，不足以灭其氛。倘以治轻者治重，安得不添其火势之焰天乎，非变为亡阳，即变为发狂矣。

或疑石膏比为白虎，明是杀人之物，教人慎用之宜也。今又云火重者，非多用石膏不可，吾恐又启天下轻用石膏之祸，未必非救人而反害人也。曰：嗟乎！论证不可不全，论药不可不备，天下有此症候，即宜论此治法。乌可因石膏之猛，避其杀人之威，而不彰其生人之益乎。石膏实有功过，总在看症之分明，不在石膏之多寡。若看症之误，多用固杀人，而少用亦未尝不杀人。若看症之确，少用固救人，而多用亦未尝不救人。然则人亦辨症可也，何必忌用石膏哉。

或又疑石膏可多用以救人之生，先生不宜从前之过虑矣，毕竟石膏宜少用而不宜多用也。曰：石膏原不宜多用。石膏大寒，戒多用者，乃论其常；胃火大旺，戒少用者，乃论其变。存不可多用之心，庶不至轻投以丧命；存不宜少用之心，庶不至固执以亡躯。知不宜多用，而后可多用以出奇，庶几变死为生，反危为安也。

或疑石膏泻燎原之火，自宜多用以泻火矣，然而过多又恐伤胃，若何而使胃不伤，火又即熄之为快乎？曰：燎原之火，即生于地上，胃中之火，即起于土中。以石膏而救其胃中之火，即如用水而救其燎原之火也。然而，燎原之火以水救之，而无伤于地；胃中之火以石膏救之，必有伤于土。盖土即胃土也，胃土非火不能生，奈何反用水以灭之乎？然而胃火之盛，非胃中之真火盛，乃胃中之邪火盛也。邪火，非水不可灭，故不得已大用石膏，以泻其一时之火也。又胃火之盛，乃胃土之衰也，胃火既盛，而胃土愈衰，胃土既衰，复用寒凉以泻火，火衰而胃土更衰矣。故泻火之中，即宜补土之为急。倘徒泻其火，未有不土崩者矣。治法宜人参同用于石膏之中，大约用石膏十之七者，人参用十之三，相济而相施。火既易熄，而胃土又不伤，断无有亡阳之祸者也。

或疑石膏泻胃火，有用至一两，而仍不解，几几有发狂之变，又将何药以解之乎？曰：舍石膏，再无别法也。夫发狂之病，此胃火热极，不可以常法治者也，必须用石膏至二三两，加人参亦必二三两。又不可拘于前说，用石膏十之七，而人参用十之三也。盖火盛之极者，土衰之极也，不用人参以补元气，而惟用石膏以救其火炎，未有不败者也。此等之病，必登高而歌，弃衣而走，见水而入，大骂大叫，神欲外越，此呼吸存亡之秋，不得不以变法治之。倘服前药而少安，便有生机，否则，虽多用石膏、人参，亦何以救之哉。

或疑发狂之病，往往有少用石膏，多用人参而愈者，又是何故？曰：发狂有虚火、邪火之不同。邪火之发狂，必须多用石膏、人参，以挽回于俄顷；虚火之发狂，又宜专用人参，以定乱于须臾。岂特石膏必宜少用，且断断不可共用也。苟虚实、邪正之不明，而用药一错，未有不下喉即杀人者。而虚实、邪正，何以辨之，要不能舍验舌之法，而另求辨症也。正虚而发狂者神乱，而舌必润滑；邪实而发狂者神越，而舌必红黄，且燥极而开裂纹也。以此辨症，又何误乎。

或疑石膏定狂，定胃中之火也，何以即能定心中之狂乎？不知心中之狂，乃起于胃中之火也。救胃火，正所以救心狂也。夫心乃火脏，胃火宜非所畏。乃胃火热而心发狂者，如本是同舟之人，一时劫夺，变出非常。苟不诛讨，则心宫何安乎，此救狂必泻火也。

或疑寒凉之药多能杀人者，无过石膏，即黄柏、知母，亦不同其类。屏黄柏、知母而不弃石膏，何也？曰：石膏，乃救死之药也。胃火热极，非石膏不能降。胃火不降，必变发狂而死矣，用石膏救之，死症立变为生。彼用石膏而杀人者，非胃火而妄用之也。夫人身之火，最烈者，胃火与肾火也。胃火宜泻，而肾火宜补。不用石膏以泻胃火，而反用石膏以泻肾火，安得而不杀人乎。但肾火与胃火补泻之不同，乃宜补而用泻，亦因黄柏、知母降肾火之说而误之也。寒凉之药，未尝不生人，彼误用之而杀人，与石膏何过乎。

或又疑屏黄柏、知母之并用，是知母不可助寒凉以杀人矣，先生偏称知母助石膏能生人，抑又何也？曰：胃火之盛，原宜直降胃火，用石膏，不宜再用知母。然而胃火之所以盛，由于肾水之衰，水虚而不能制火也。胃火既盛，势必烁干肾水，水尽而火势焰天，人即立亡矣。用石膏以泻胃火者，正所以急救肾火也。但徒救肾水，而肾火增热，势必胃火仍旺，而不遽熄。故又用知母，以暂退其肾中之火，则胃火无党，庶几易于扑灭也。此石膏必用知母之相助，乃一时权宜之计，而非永久之图也。

或问石膏能泻胃火，胃火既泻，何必又用知母？先生偏誉知母助石膏之有功，似亦偏说也。曰：石膏泻胃火以救肾水，不能泻胃火以泻肾火也。胃为肾之关门，胃火息而肾火犹盛，是关门路平烽熄，而内火焚烧，岂是安宁之象。故泻胃火，即宜泻肾火也。泻肾火，非知母不可，尤妙知母不惟止泻肾火，且能泻胃火，所以同石膏用之，则彼此同心，顾肾即能顾胃，不比黄柏专泻肾而不泻胃也。

或问白虎汤发明真无微不晰，而石膏用之于大、小青龙汤中，尚未议及，岂白虎能杀人，而青龙否乎？曰：龙性难驯，用之不当，其杀人同于白虎。夫同一石膏也，何以分称龙、虎，亦在人用之何如耳。用之于热散之中，则名青龙；用之于寒散之中，则名白虎。石膏大凉，用于热之内，则能解热，而不畏其凉；用于寒之内，过于大凉，虽能退热，而常生其变。似乎白虎之汤，猛于青龙也。然而，邪在胃，非白虎不可解热；邪未入胃而将入于胃，非青龙不可解热也。惟是石膏得桂枝、麻黄，势善升腾，用之青龙汤中，止可少而不可多，有异于白虎汤中，石膏可以重加也。

或问青龙汤有大、小之名，分在石膏之多寡乎？曰：石膏不可多用，不独小青龙汤也。小青龙之别于大青龙者，以方中用芍药也。龙性虽难驯，得芍药之酸收，则石膏不能升腾矣，盖芍药所以制石膏也。譬如小龙初长头角，惟恐伤人，畏首畏尾，故以小名之。世人但知石膏之猛，谁知加入芍药，则石膏正无足忌乎。惟小青龙之用石膏，不得其宜，亦有祸害，但不若大青龙无制之横耳。

又问大青龙既然过横，何不加入芍药乎？曰：此又不可也。邪在荣卫之间，将趋入于阳明，非大青龙之急用，断不能行雨以散热。若加入芍药之酸收，则风云不能际会，未免收敛有余，而优渥不足。此仲景夫子特制大青龙汤，雨以沛之，毋单尚凉风之习习也。

硫　黄

硫黄，味酸，气温、大热，有毒。至阳之精，入肾。能化五金奇物，壮兴阳道，益下焦虚冷，元气将绝者甚效。禁止寒泻，或脾胃衰微，垂命欲死者立效。坚筋骨，去心腹痃癖，却脚膝冷疼，仍除格拒之寒。此物纯阳，专伏纯阴之气，化魄生魂，破邪归正，其功甚巨，故有将军之号。然而，其性大热，用之不得其宜，亦必祸生不测，必须制伏始佳。此物用寒水石制之大妙，世人未知也。硫黄十两，研为末，加入寒水石一两，亦研为末，和在一处，以水化之，寒水化而硫黄不化也，候其水干，然后取出用之，自无他患。

或疑硫黄大热，寒水大凉，取之相制，似乎得宜，然而用硫黄正取其纯阳也，以寒水制之，阳不变为阴乎？不知寒水制硫黄，非制其热，制其毒也。去毒则硫黄性纯，但有功而无过，可用之而得其宜也。

赤石脂

赤石脂，味甘、酸、辛，气温，无毒。入脾与大肠。凡有溃疮，收口长肉甚验。能止血归经，养心气，涩精，住泻痢。此亦止涩之药，内外科俱不可缺者也。

赤石脂，禀土金之气，而色赤则像离火，寒邪之下痢白积者，似可涩之。若大热暴注滞下，全是湿热，似宜祛暑祛积，未可用此以止涩之也。

或问赤石脂酸涩之味，过于收敛，似不可轻用？曰：病有泄泻太滑者，非此不能止。有不可不用之时，亦不宜慎重而失之也。

寒水石

寒水石，味辛、甘，气寒，无毒。入胃经。却胃中大热，五脏伏热亦可祛解，并解巴豆、丹石诸毒。兼治伤寒劳复，散积聚邪热，止烦闷喉痹。消渴可除，水肿可去。此物存之以解热毒，亦药笼中不可少之味也。

或问寒水石解胃中之大热，是其功与石膏正复相同，何以泻胃中之热用石膏，而不用寒水石乎？曰：寒水石虽解胃中大热，然不可与石膏并论。寒水石却胃中大热，但能下行，而不能外散。若石膏，则内、外、上、下无不可以泻火也。

或问寒水石同是解热之药，而谓不可与石膏并论，岂更有他义耶？曰：寒水石可以泻有余之邪热，而不可泻不足之虚热，此则与石膏同也。更有与石膏异者，石膏泻湿热，而寒水石止可泻燥热耳。故诸湿肿满属脾者，最宜忌之也。

或问寒水石，近人用之于药中者绝少，似亦可删之品。而先生收之，何也？曰：燥症之不明于天下也，久矣，而润燥之药，又无多几味。余独存寒水石者，所以救燥热之病也。

石钟乳

石钟乳，味甘，气温，无毒。主咳逆上气，疗脚弱冷疼，安五脏，百节皆通，下乳汁，九窍并利，解舌痹渴，补下焦，止遗精，益气强阴，通声明目，久服育子。亦须制伏，方可入药。雷公之制自佳，非研万遍，断不可轻用。

钟乳石，专能化精。凡人精少者，最宜用之，然亦必须用之于补药中，始能奏效，否则亦徒然也。

或问钟乳石得火有大毒，先生谓入药必须制伏，经火煅耶？不经火煅耶？曰：钟乳石断不可经火，研极细末，另用牡丹皮煮汁泡三日，去汁用之最佳，无毒而获大益。

或问钟乳石以明亮者为佳乎？抑杂色者皆可用之乎？曰：

用钟乳石，所以化精也。化精自取明亮者，始能入肾。其治诸病，虽杂色亦可用也。

或问石钟乳，其气慓疾，令阳气暴充，饮食暴进，世人未免恃之为淫佚之资。谁知精气暗损，石气独存，孤阳转肆，益精之谓何。李时珍戒人久嗜，有益于世不浅，而吾子不言及，何也？曰：人有强弱之不同。火衰之人，必须服钟乳以益精；而火盛者，不特不可久服，而并且不可暂服也。时珍备言之矣，余何必再宣哉。

代赭石

代赭石，味苦而甘，气寒，无毒。入少阳三焦及厥阴肝脏。治女人赤白崩漏带下，暨难产胎衣不下，疗小儿疳疾泻痢惊痫，并尿血遗溺惊风，入腹可愈。经曰：怯者，惊也。怯则气浮，重剂以镇之，代赭之重，以镇虚逆也。孕妇忌服，恐堕胎元。此物有旋转乾坤之力，药笼中以备急用，断难轻置。

代赭石虽能旋转逆气，然非旋覆花助之，亦不能成功，二味必并用为佳。

或问代赭石体重以定逆，何以能转逆耶？曰：代赭石非能转逆也，旋覆花实能转逆耳。然则转逆用旋覆花足矣，何以又用代赭石乎？不知旋覆花虽能止逆，而不能定逆。用旋覆花以转其逆，复用代赭石以定之，则所转之气，不至再变为逆也。

滑　石

滑石，味甘，气大寒，性沉重，降也，阴也。无毒。入足太阳。利九窍，津液频生。行六腑，积滞不阻。逐瘀血而解烦渴，分水道以实大肠，上气降火，实有奇功。此药功专滑利，凡有火积在膀胱者，非此不能除。故夏月犯暑口渴者，必须用之以解，似乎滑石乃止渴之圣药。然而，滑石非止渴之药也，藉其利膀胱而去湿热耳。夫湿热积于膀胱，则火必上升而作渴，利其湿热，则火随湿解，而膀胱之气化自行。膀胱之气化既行，则肺气清肃。不生火而生阴，而津液自润矣。此滑石所以利尿而止渴也。然而渴症不同，有内火而渴，有外火而渴。犯暑而渴者，乃外来之火，而湿郁于膀胱也；阴虚而渴，乃内起之火，而湿流于膀胱也。倘亦用滑石以利其湿热，湿不能去，而转添其燥热矣。盖外火可泻，而内火宜补，未可概以滑石而轻利其湿也。否则，转利转虚，益犯虚虚之戒，不可不慎耳。

或疑滑石性急，甘草性缓，相合成散，缓急得宜，似乎泻火至神，消暑至易矣。然而有泻火而火愈增，消暑而暑益炽者，何也？夫天水、六一，本一方也。然而此方止可泻火之已燃，而不能泻火之未发，能消暑之既盛，而不能消暑之将残。盖滑石有形之物，安能消火于无形。滑石甚重之物，安能泻暑于不重。各有所长，即各有所短耳。

或疑滑石利水，何以伤寒热病亦用之，而得解其邪？盖滑石性速，最能逐邪从膀胱下泄，犹恐过于迅速。佐之以甘草之缓，使其少迟于逐邪，反能祛邪之尽出，从小便而下泄，水去而火亦去也。

或又问天水散逐邪最速，何以上焦之邪偏去之迟耶？曰：滑石下行而不上行者也，虽佐以甘草之缓，止能少留于中焦，而不能少留于上焦也。上焦既不能留，又何能逐邪哉？

或又问滑石既能利水，则膀胱之邪必能迅逐之矣，何以有时逐膀胱之邪，反成胀满迫急之病乎？曰：此下焦之虚热，膀胱无水而强利之也。夫膀胱有水，则滑石利之可也，无水而强利之，不犹向无衣者而索衣，无食者而索食乎，其窘迫之状为何如哉？盖滑石止可泻实火之邪水，而不可泻虚火之邪水也。

朴硝 芒硝、皮硝、玄明粉

朴硝，味苦、辛、咸，气寒，降也，阴也，有毒。青白者佳，黄赤杀人。诸石药毒能化，六腑积聚堪祛。润燥粪，推陈致新。消痈肿，排脓散毒。祛天行疫痢，破留血闭藏，伤寒发狂，停痰作痞。凡有实热，悉可泻除。又善坠胎，孕妇忌用。

芒硝，即朴硝之再煎者。消痰癖，通月经延发，漆疮可敷，难产子胞可下，洗心肝明目，涤肠胃止疼。经云：热淫于内，治以咸寒，佐以苦寒。仲景夫子所以用大黄、芒硝相须为使也。

皮硝，乃硝皮而出之者也。止可用之以洗目，则老眼可复明，洗阴囊可以去湿，洗痔疮可以却疼，余无可用。

玄明粉，微祛虚热，亦消老痰。以上四味，除皮硝乃外治之药，余俱内治之药也。硝性最紧，朴硝第一，芒硝次之，玄明粉又次之，俱宜救急而不可救缓，以之治实病则宜，以之治虚病则失。虽玄明粉能退虚热，似可治虚，然亦止可暂治虚热，而不可久治虚寒也。

或疑朴硝不可用，用芒硝以佐大黄，似乎平善矣，而用之不得当，往往杀人。不识单用大黄而不用硝石，亦可乎？曰：大黄，下药也。用大黄，似可不用芒硝，然而伤寒之邪传在脏中，常有一刻不可再停之势。大黄不得芒硝，则其势不速，非好用芒硝也。用芒硝以助其迅扫之机，邪去而正始存，安可徒用大黄而不用硝石哉。

或问芒硝佐大黄，其势更急，使大黄迅逐趋下，吾恐邪气反不尽去也。曰：邪在上焦，用药宜缓；邪在下焦，用药宜急。肠中既有硬粪，不迅逐趋下，则谵语能定乎？子疑芒硝佐大黄，虑其势甚急，而余犹恐其不急，致邪之不去也。

或问芒硝佐大黄，不过助其急也，岂别有义乎？曰：芒硝佐大黄。亦能制大黄之猛。盖大黄性速，而芒硝之性更紧于大黄。大黄转不敢恃其威，而过于逐北，反有彼此牵制之益，故功成更神也。

或问芒硝佐大黄而成功，岂不能佐大黄而致败，何子但言其功，不言其过乎？曰：嗟乎。孟贲、乌获之将，骁勇绝伦，用之不得其宜，有不跋扈者乎。惟是宜用而用之耳。用之得宜，则成功于扫荡；用之不得其宜，则致败于崩摧。谁谓芒硝但有功而无过哉。

花蕊石

花蕊石，治诸血证神效，最化瘀血，以酒调服，男女俱同。止可酒调服一分，瘀血即化为黄水，诚劫药之至神，化瘀血之至捷也。外调亦验极，金疮口敷上即合。产后血晕，舐舌即安，真有不可思议之妙。故特存之以备急用也。然用不可过二分，多则反有害矣。

花蕊石最难制，非研至无声，断不可轻用。盖此物愈细愈妙。若无瘀血停滞于腹者，不可服。不由内伤血凝，胸膈作痛如一片横住者，以致火炎血溢，因而吐血者，亦不可轻用之以内治也。

矾　石

矾石，味酸，气寒，无毒。去鼻窍之肉，除骨髓之热。劫喉痹，止目痛，禁便泻，塞齿疼。洗脱肛而涩肠，敷脓疮而收水，吐风痰而通窍，平痈肿而护膜。外治甚效，而内治亦神，然可暂而不可常者也。

或疑矾石味酸，宜敛毒而不宜化毒，何以痈疡之症用之，毒易化耶？不知矾石之化毒，正在味酸。矾石，有形之物也。然入之汤药之中，则有形化无形矣。存酸之味于散之中，即行散于酸之内，既消毒而又不散气，此功效之所以更神也。

或问歧伯有云：久服矾石，必伤人骨。有之乎？曰：矾性最急而且燥，能劫水，故不利骨与齿耳，盖齿亦骨之余也。肾水虚者，断不可轻用，恐已耗而又耗也。

磁　石

磁石，味苦，咸，无毒。一云：平甘，温涩。乃铁之母也。火煅七次，醋淬七次，研细，水飞过始可用。专杀铁毒，除大热烦满，去周痹酸疼。绵裹治耳聋，药和点目瞀。强骨益肾脏，通骨节，消痈疽，逐惊痫风邪，祛颈核喉痛。炼水旋饮，令人有娠。若误吞针入喉，急取系线服下，引上牵出其针，殊效。此物体重，乃去怯之剂也。药笼中亦不可缺，故存之。

磁石能治喉痛者，以喉乃足少阳、少阴二经之虚火上冲也。磁石咸以入肾，其性镇坠而下吸，则火易归原矣。火归于下，而上痛自失。夫肾乃至阴寒水之脏，磁石色黑而入水，故能益肾而坚骨，生精而开窍，闭气而固泄也。

铅　铅霜、黄丹、自然铜

铅，味甘，无毒。禀北方壬癸阴极之精，性懦而滑，色黑而缁。镇心安神，主鬼疰瘿瘤，止反胃呕吐。蛇蝎伤毒，炙熨亦良。

铅霜，止惊怪呕逆。解酒毒，消痰，疗胸膈烦闷，逐中风痰实。

黄丹，膏敷金疮，生长肌肉住痛。入药治痫疾，收敛神气，镇惊除毒热，止反胃吐逆。

自然铜，亦铅之类，未炼矿者也。火煅醋淬，研细末。治跌损，接骨续筋，疗折伤，散血止痛，热酒调服，立建奇功。若非煅成，切勿误服。

以上四种，用之得宜，俱可活人，用之失宜，均能杀人。

盖铅性至寒，非大热、实热之病不可用。铅霜更甚于铅，尤宜慎用。黄丹力轻于铅，然外科可以多用，而内治亦不宜多用也。自然铜，乃治折伤之神药，然而老弱之人，亦宜少用。盖老人孤阳而少精，弱人气虚而少血。跌损之病，虽尚接续，然必以生地、当归、川芎、牛膝之类为君臣，少加自然铜为佐使，则取效既捷，而精血又复不伤。倘止投自然铜，以求速效，绝不加入补血、补精之味，则火煅之物，其性大燥，以燥助燥，必生大热，况又是老弱之人，何能胜此乎？骨虽接续，而变病即生，其祸有不可胜状者矣。

或问缪仲醇疏黑铅谓“天一生水，中含生气，为万物之先，金丹之母，八石之祖，五金之宝。壬金为清，癸水为浊。清为阳气，浊为阴质。阳气为生，阴质有毒。范以法象，招摄阴阳，烹炼得宜，是成丹药，饵之仙去”等语，是黑铅炼服，果可羽化乎？嗟乎。此缪仲醇误读丹经，私臆而妄注也。夫黑铅性沉，镇坠阳气，使火入阴分，或治阳气垂绝，阴阳将离等症，实有奇功。欲其换骨出神，飞霄冲汉，乌可得哉！

盐 青盐

盐有五色之异，惟青盐尤佳。味咸，气寒，无毒。堪洗下部痈疮，能吐中焦痰癖，苏心腹卒痛，塞齿缝来红，驱蚯蚓毒伤，杀鬼蛊邪疰。少用，接药入肾；过多，动咳伤金。走血损筋，黑肤失色。水肿宜忌，咳嗽须禁矣。

青盐益气，去气蛊，明目，却目疼，止吐血，坚筋骨，尤胜各盐。尤能益人，以咸走肾也。况盐能软坚，故又补而兼攻。肾有补而无泻，故肾虚者不忌盐。然水肿之人，肾亦虚也，何以忌盐乎，似乎盐亦泻肾也。不知水肿之病，乃土克水也。土克水，惟宜恶土，而何以恶水。水，阴物也；土，亦阴物也。盐补肾必补阴，故走肾而必兼走脾。水肿之病，乃阴虚之至也。盐补肾，自然直入于肾。然而脾亦欲得盐以相资，盐不得已欲分味以与脾，而肾又不肯与脾也。于是，肾与脾相战，而水症不能愈，即愈者，必且重发而不可救，以脾之益怒而不可解也。然则水肿之忌盐，非盐之泻肾亦明矣。

或问《内经》有云：盐走血，血病无多食盐，多食则脉凝泣而色变。盐非咸乎，吾子何以未言也？曰：人生斯世，不能舍五味而资生。不食盐，安能增益肾水乎。况吐血、衄血、便血之后，所亏者，正咸之味也。使禁之而不食咸，又将何物以助其生血、生精乎。然则《内经》之言不足尽信乎？亦非也。盖《内经》言其常，而余言其变。况《内经》亦止教人无多食咸，非教人尽忌夫盐也。今世医人，一见血症，毋论其虚实初久，一概禁人不得食盐，与水肿禁盐相同，往往人益病而血愈多。此过忌盐之失，予所以因问而增入之，原人勿固执《内经》以治血症也。

虎骨　虎睛、虎肉、虎脂　附虎肚

虎骨，味辛，气微热，无毒。诸骨皆可用，而胫骨最良。治风痹，补膝酸，杀邪疰，止上焦惊悸。

虎睛，能定魂魄。

虎肉，益力，止呕恶尤灵。

虎脂，涂发即生，不必豹脂也。

按虎骨皆能去风健步，不必皆胫骨也。然而必用胫骨始佳，非因其去风健步也，盖虎乃至阴之精，最能补肺金而生气力。虎属金，而肺亦属金，同气相感，补肺实有至理。用虎骨于补阴之中，原能生精添髓，而胫骨尤奇者，虎之全力藏于胫，尤得金之刚气也。

或疑虎骨非健筋骨之药，不若用虎睛之能定魂魄也。夫虎骨健骨而不健筋，虎睛定魄而不定魂，未可混言之也。盖虎之力出于骨，以健骨补人之弱骨何疑？虎属金，人魄亦属金，以金气定金气，又何疑耶。惟是虎之二物，单用则全然不效，必须用之于补气、补精之中，始能收功，非虎骨不能健骨，而虎睛不能定魄也。

尚有虎肚烹制为君，治噎如神，屡试方备载。

青皮、陈皮、白术、香附、南星、半夏、砂仁、大腹皮、五灵脂、厚朴、白茯苓、苏子、白芥子、皂角末、神曲、川芎、枳壳、石膏、当归身、麦门冬、桑白皮、桔梗、木香，以上各一两，沉香、柴胡、藿香、五味子各五钱，丁香、苍术各三钱，黄连二钱，槟榔一个，共研末。先用鲜虎肚一个，去内垢，不入水，老陈酒洗净。好米酒糟浸三日，去糟，将虎肚入新瓦上下两片合定，用缓火焙干。和前药末，同杵数千棰，神曲糊为丸，如梧桐子大。每服用三十丸，用罗卜子五分、麦芽五分，同煎汤送下。此方即名虎肚丸，专治噎病并翻胃。诸药大都行气，未免过于迅利，然而，噎食由痰固胸膈，非此不开。妙在每服止用三十丸为度，数甚少，取其开关神速，而又不损伤元气。所谓有斯病，服此药也。如服后噎病痊，可即宜改服大补气血之药，而切不可仍服此丸。是方得自闽中司理叶公，叶有威衰老病噎，人言虎肚丸可疗，制服随愈，因刻方传送，列叙其故。余兄弟初成此丸时，业师母虞久噎，服之寻愈。其邻妪四十余丧子成噎气，与之病已，且孕生一子。后余媪亦患此症，而药已尽，偶三伏曝书，于帽药中检丸可两许，与服至半，遂瘥。余家孟制施此丸三十年，无不神效。敢附兹论，以垂永久焉。

又虎臀大骨髓入药为丸，壮阳益精，能使须发黑者不白，白者重黑，名滋阴百补丸。

大怀生地八两，醇酒浸透软，砂锅内柳枝作甑，上摊生地，下入水酒，蒸一炷长香时，取出晒干，照前仍浸蒸，晒干，凡九次；白云苓去皮，取白肉，水淘浮去赤筋沫，晒干，又乳汁和成饼，阴干三两；用牛膝硬枝者，去芦，浸酒洗净，四两；川杜仲，去粗皮，净酥油炙断丝，四两；西枸杞子，酒淘净，晒干，四两；山茱萸肉，酒洗净，晒干，四两；淮山药，甘草水浸，晒干，四两；北五味子，酒洗净，晒干，二两；南牡丹皮，去骨酒淘净，晒干，三两；泽泻，去毛，净盐水洗，晒干，三两；绵山黄芪，去头尾，蜜炙，晒干，四两；天花粉，酥油炙，晒干，二两；虎尻尾连背正中大骨长髓，用酥油四两研匀，砂锅内溶化，后入炼蜜内同用。以上诸药修合，忌妇人、鸡犬。择天月德合日，共为细末，重罗罗匀，炼蜜二斤，同虎髓、酥油调匀，捣数千杵，丸如桐子大。每日空心服一钱或钱半，淡盐汤送下。是方得之太原范道人。余弱冠游三晋相遇时，年已古稀，童颜漆髯，飘飘如仙。问其所由，曰：凝神导气其功迟，节欲服药其功速。道人有虎髓丸实佳，今录方并药半料奉赠。余携归会友。李若霖，年仅四十，须髯早霜，即以道人丸转赠服之，岁余白复变黑。余奇其方，又药皆王道滋补，尽人固可服也。因付梓以公同好，请尝试之。

余与水部员外心韩张公相友善，偶谈曾在松署得一豹，阖署共食，食其头及髓中髓者，觉五体发胀。惟一人食其双精，遂致遍身发挣，不能坐卧，两目睁而不合，双睛突出，直瞪欲出眶，三日而后平复。可见虎豹之雄健，至死其肉尤烈。若识者以之共补药调剂为丸，未必不大生精力，惜不可多得。故亦少所试。《本草》未之言及，姑存其说，以待博物之君子也。

象　皮

象皮，味甘，气平，无毒。专能生肌长肉，定狂止呕吐如神，世人未知也。其皮最难碎，人身怀之三日，研之则如粉矣。世人止用之外科神效，而不知入之内治尤奇也。

或问象皮性最易收敛，尤能长肉，为金疮之要药，用之外治宜也，用之内治，恐非所宜，而子曰定狂止呕吐，何也？夫象皮气味和平，调和五脏，实能无迕耳。所以取其性最收敛，尤能长肉，非止外治，实能定狂止呕也。

白马茎

白马茎，味甘、咸，气平，无毒。悬壁阴干，务过百日。用酒煮干，晒干用。专益阳道修伟，添精益髓，绝阳可兴，小阳可长，然必加入人参、白术、山茱萸、麦冬、杜仲、熟地、枸杞、柏子仁、淫羊藿、枣仁、当归、黄芪、白芥子、茯神、牛膝之类，同用尤灵，否则平平也。用之生子，则无衍；用之取乐，必有祸。

或疑白马茎之可以兴阳，已属怪谈，子又曰长阳，不更怪乎？曰：嗟乎！何怪也。天地生一物，必供人之取用。人有一缺陷，必生一物以补苴。白马茎之长阳，正天生之以补人世之缺陷也。天下男子不能种子者，非尽由于命门之寒，亦非由于肾水之不足，往往阳小而不足以动妇女之欢心，而所泄之精，隔于胞胎之门者甚远，不能直射入其中，则胎不结而无嗣以绝者比比也。世人不知其故徒用补阳之药，而阳实未衰也，徒用补阴之药，而阴亦未亏也。服药终身，叹息于无可如何，不重可悲乎。铎亲受异人之传，不将此等秘旨广传人世，不几负上天生物生人之至意乎。故罄加阐扬，使天下万世，无子者尽有子也，余心乃大慰矣。然此长阳之说，为救无子者也。倘有子者，窃鄙人之言，修合春方，单以长阳眩奇，以助人之淫欲，受天诛击，非铎之咎也。

牛黄

牛黄，味苦，气平，有小毒。入肝经。专除筋病，疗小儿诸痫、惊吊客忤、口噤不开。治大人癫狂发痉、中风痰壅不语，除邪逐鬼，定魄安魂，聪耳明目。孕妇忌服，因堕胎元。盖性大寒，止可少服，不宜多用。宜与人参同用，以治小儿诸病，戒独用牛黄，反致误事耳。

或问中风不宜服牛黄，恐其引风入脏，有白面入油之喻，固可服乎？曰：牛黄治中风，乃治真正中风也。世间真正中风者绝少，此牛黄之所以不可服也。真中风之病，其人元气不虚，从无痰病，平素必身健，且系少年，一时中风，乃猝然之症，非气血之虚，风入而生痰也。其症必眼红口渴，吐痰如块或如败絮，其色必黄，必非清水，口欲吐而吐不出，手必捻拳不放，躁动不安者，乃真正中风也。世间真正中风者绝少，此病万人中生一二也，可用牛黄治之。其余俱作虚治，切戒妄用牛黄。原是寒虚，又益之以寒药，轻则变成半肢之风，重则痰厥，丧亡顷刻矣。是牛黄不可治假中风，非真中风之不可服也。

或疑牛黄丸功效甚多，而其功尤多于治小儿，子谓用牛黄，必须用人参，岂防牛黄之生变乎？曰：嗟乎。牛黄丸乃杀小儿之丸，非救小儿之药也。自钱乙创造牛黄丸，治小儿惊疳吐泻等症，杀过小儿无算。铎欲救之，而苦未能也，今幸逢岐天师之教。凡用牛黄一丸，即用人参五分，煎汤共饮。杀人之丸，无不变为生人之药。始悟钱君立方之时，原教人用人参送之，后人略去人参，此所以杀人无算也。凡我同志，幸加意于用参，以挽回牛黄之失，则阳德必承阴福，子嗣必昌矣。

或问牛黄有用之以治水蛊，可乎？曰：牛黄消痰开窍之物，非祛湿利水之品也，似与治水蛊者无涉，然而亦有用之以成功者。盖水入于心胞之宫，非牛黄不能化，牛黄专能入于心胞也。虽然心胞容水，久必化痰。牛黄化痰而不化水，是牛黄乃非利水之药，乃消痰之物耳。治水蛊而效者，化其心胞之痰也。心胞痰散，而心胞外之水自不敢入于心胞之内，然后以治肾利水之药治其本源，则水蛊之症可消也。然则谓牛黄之能治水蛊，亦无不可耳。

牛肉，味甘，性温。益养脾胃，最有益之品也。后天以脾胃为主，而牛肉独善健脾胃，安得无益。但不可食有病之牛也。水牛，又不若黄牛为佳。

牛乳，味亦甘，但性少寒。与姜汁同饮，最能润肺滋肾，善治反胃肠结，但不可与米饭同食，恐生瘕也。

或问用牛肉煮汤，为倒仓之法，可以为训乎？曰：此法创于丹溪。恐吐伤元气，用牛肉汤涌而吐之，取其吐中有补也，然亦不可轻用。病必宜吐，始可权宜用之。盖既吐之后，必元气大伤，牛肉之汁何能补吐伤之胃。试观丹溪自言，必须将养一月，断房事半年，戒牛肉五载，其损伤脾胃，亦已甚矣。一伤，不可再伤。苟若轻犯，必有胃腹之痛，终身食牛肉而辄犯者矣，可不慎用之乎。

山羊血

山羊血，味咸，气寒。入肺、心二脏。专活死血，故五绝之死可救。大约止消用一分，酒化开，用葱管，人口吹之，含药酒，乘人气送下喉中，少顷即活。无血，磨山羊角一分，亦入酒中，乘人气如前法送下，亦活。但山羊必须四目者乃真，真活命仙丹也，否则，功减半耳。

或疑山羊血亦羊类也，何以神效至此？夫山羊四目者，神羊也，世间最不易得，用之救死者，实可重生。两广山羊，非四目者，然亦有功于世，但不能如四目者之更神。余曾在栝苍陈使君署中得一羊，实四目者，当年未知取血，取其双角，至今在家。角亦异于凡羊，磨角救人，功实神效。志之以见山羊实有四目云。

驴　溺

驴溺，味辛，气寒，有小毒。入脾、胃、大肠之经。专能杀虫，能治反胃，然必黑驴之溺始可用，否则不堪入药也。夫反胃，乃肾经之病，驴溺非补肾之剂，何以能止反胃？不知反胃之症不同，有湿热郁于脾胃之间，上吐而不下泻，久则湿热生虫，得食则少减，失食则必痛，痛甚则上吐矣。此等之反胃，非止肾经之病也，必须用驴溺顺而下之，则虫即化为水，从大肠而化，所以安然止吐。反胃定，仍须用六味地黄汤调理，则全愈矣。否则，肾气甚衰，不能润肠而下达，大肠细小，不易传送，水谷仍留在脾，湿热再积，复生虫矣。其反胃又安能愈哉？

阿　胶

阿胶，味甘辛，气平、微温，降也，阳也，无毒。入太阴肺经，及肝、肾二脏。止血止嗽，止崩止带，益气扶衰，治劳伤，利便闭，禁胎漏，定喘促，止泻痢，安胎养肝，坚骨滋肾，乃益肺之妙剂，生阴之灵药，多用固可奏功，而少用亦能取效。惟觅真者为佳。

或疑阿胶煎膏，必取阿井之水，黑驴之皮以煎之，然而安得尽取黑驴之皮，彼地取杂驴皮以煎膏，亦可用乎？曰：阿胶原取阿井之水，非必取黑驴之皮也。阿井生东方，取其天一生水，且其性急而下趋，清而且重，乃济水之所注，取其去浊以祛逆痰也。用驴皮者，驴性最纯，而皮则取其外现于皮肤，原不必取黑以走肾也。夫水入于肾，而皮走于肺，肺主皮毛，故用皮也。前人尚黑驴皮者，谓黑属水，以制其热则生风之义，反为蛇足矣。

或问阿胶益肺生阴，安得真者而用之？曰：阿胶出于东阿者即真，不必问真假。东阿之水，皆济水之所注也。

或问近人阿胶，多加药品同煎，想更有益乎？曰：阿胶之妙，全在济水。若加药味杂之，更失其义。本欲加药味以取益，谁知反因药味而失利乎。世人强不知以为知，半是此类也。

熊 胆

熊胆，味极苦。治男妇时气热蒸，变为黄疸，疗小儿风痰壅塞，发出惊痫。驱五疳杀虫，敷恶疮散毒。痔漏涂之，立建奇功。此物至寒，能退大热，可一用，而不可再用者也。存之以治火热而兼湿病者。

熊胆必取人熊者始佳，人熊之胆长八寸，余胆不过长五六寸耳。

昔舍下演戏，邻人陈姓子年十三，侧楼观看，与同伴揪跌，误从楼遮阳堕下石板，仅闻一声，急视之，则两目反张出血，鼻口耳皆振出血。其父抱归，尚有微气。有人云得熊胆酒服可治，余取家藏熊胆五分，研碎，调陈酒一大碗灌下，少顷即苏。次日，跳跃如初。至今未明其义。然亲试目击，因录之以俟识者也。

鹿茸 鹿角、鹿胶、鹿角霜、鹿肾、鹿血

鹿茸，味甘、咸、苦、辛，气温，无毒。益气滋阴，扶肢体羸瘦，强志坚齿，止腰膝酸疼，破留血隐隐作疼，逐虚劳洒洒如疟。治女人崩中漏血，疗小儿寒热惊痫，塞溺血泄精，散石淋痈肿。

鹿角，味淡，气温。逐鬼辟邪，轻身益气，续绝伤，强筋骨，消痈疽，愈恶疮，止妇人梦与鬼交，令病者招实鬼话。

鹿胶，止痛安胎。大补虚羸，疗跌仆损伤，治吐衄崩带。

鹿角霜，专止滑泻。

鹿肾，补中以滋肾元。

鹿血，调血脉，止腰疼。滚酒调热服，生服误。鹿一身皆益人者也，而鹿茸最胜。凡阳痿而不坚者，必得茸而始能坚，非草木兴阳之药可比，但必须用茸为妙。如不可得茸，用三寸长之毛角亦佳，犹胜于鹿角胶也。夫鹿乃阳兽，而世人转讥东

坡之误，真不善读书者也。《本经》言麋属阳者。乃传写之误也。麋乃鹿之小者，鹿乃麋之大者，亦非也。麋鹿同形，而种实各别，麋小而鹿大者，尚是从形而分别之也。麋体生来是小，而老亦不大，鹿则老而弥大也。东坡谓鹿在山而麋在泽，亦非。麋实生于山也。夏至鹿角解，冬至麋角解，亦非阳退阴退之义。鹿，阳兽也，夏至则一阴生，阳得阴而生新，则旧者自去，故鹿角至夏至而解也；麋，阴兽也，冬至则一阳生，阴得阳而生新，则旧者难留，故麋角至冬至而解也。天地之道，阴阳两相根也，阳得阴而阳生，阴得阳而阴长。麋、鹿之角，亦何独不然。只因《本经》传写之误，以致人错认鹿为麋也，予不得不辨之，然而人终不信也。予更有辨麋之法，麋有四目。非目在眼上也，前腿外臁之间有似目者二处，有则麋而无则鹿，至易辨也。鹿茸益阴，然亦无大效，不必取之以入药。世人有麋、鹿合而成膏，以治阴阳之虚则可耳。然而用麋、鹿为膏，又不若用鹿胎，加之人参、熟地、山茱、山药、茯苓、牛膝、柏子仁、巴戟天、肉苁蓉、炒枣仁、甘草、白术、麦冬、沙参、五味子、杜仲、破故纸、黄芪、当归，为全鹿丸之更妙也。用大鹿为全鹿丸者误。鹿胎为丸，大能生先天之气，益后天之母，健脾生精，兴阳补火，至神之丸，奈世人未识耳。

或疑鹿茸白者，非鹿茸也，乃麋茸也，必以紫者为佳，果然乎？曰：鹿茸不论紫白，大约角上毛短者为鹿茸，角上毛长半寸者为麋茸，最细而又多毛。然而天下鹿茸多而麋茸少。盖麋种雄最少，而雌最多，遇鹿则交，世人未知，因识之，以辨鹿、麋之分，最易别也。

犀角

犀角，味苦、酸、咸，气寒，无毒。人身怀之，为末。入阳明。杀钩吻、鸩、蛇毒，山瘴溪毒，百毒皆除。尸疰、鬼疰恶邪，狐魅、精神诸邪尽遣。伤寒温疫，能解热烦。疮肿、痈疽，专破脓血。镇肝明目，定神安心。孕妇忌服，恐消胎气。此物乃佐使之神药，不可不用，而又不可多用者也。盖犀角属阳，其性喜走而不喜守，守者气存，走者气散。用犀角者，不过欲其走达阳明之经也。然而犀角不特走阳明也，如有引经之药，各经皆能通达。倘无邪气，孟浪多用，耗散各脏之气，势所不免。气散则血耗，血耗则火起，未有不变生他病者矣，故无邪热之症，断不可多用。

或疑犀角入阳明而散热，岂入阳明而散气乎？曰：犀角入阳明，原该散热，而不该散气，然有热则散热，无热必散真气矣。今真气既散，反生内热矣。故犀角善用则解热，不善用又安能解热哉。

或问犀角有通天之功，信乎？曰：谓犀角通天者，通人之巅顶也。犀角，阳明经之药，由鼻而升于头，而下环于唇口之间，故凡有头面之火，不得不藉之为使，令其自下而上也。

羚羊角

羚羊角，味咸、苦，气寒，无毒。专走肝经。解伤寒寒热在肌肤，散温风毒伏于骨内。安心气，除魇寐惊梦狂越，辟邪气，祛恶鬼。小儿惊痫，产妇败血，皆能治之。此物亦备用，以待变者也。

羚羊角，不可轻用之药，宜于治实症，而不宜于治虚症。

或问羚羊角，别本载久服强筋骨，轻身，起阴益气，利丈夫，似乎为强阳助气之品。缪仲醇谓：火热则阴反不能起，而筋骨软。咸寒入下焦，除邪热，则阴自起。气自益，筋骨强，身轻也。仲醇之言，未尝非是，然而羚羊角实不能补虚。仲醇亦因《本草》载有利益之语，故曲为解之云，久服强筋骨轻身，起阳益气，入下焦除热，则阴自起、气自益，筋骨强。实治邪而不补正气，不可误也。终不可据之，以望其滋补也。

麝　香

麝香，味辛，气温，无毒。辟蛇虺，诛蛔虫、虫蛊痫痉，杀鬼精，殴疫瘴，胀急痞满咸消，催生堕胎，通关利窍，除恍惚惊怖，镇心安神，疗痈肿疮疽，蚀脓逐血，吐风痰，启寐魇，点目去膜止泪。亦外治居多，而内治甚少也。

或问麝香能消水果之伤，然乎？曰：麝香何能消水果，但能杀果木之虫耳。食果过多，胸中未有不生虫者也。生虫则必思果，思果则必多食果矣，初食之而快，久食之而闷。前人用麝香，而食果之病痊，遂疑麝香之能消果也，谁知是杀虫之效哉。

或问近人治风症，多用麝香以透彻内外，而吾子不谈，岂治风非欤？曰：风病不同，有入于骨者，有入于皮肉者，有入于脏腑者，未可一概用麝香而走窜之也。盖风入于骨髓者，不得已而用麝香，使攻邪之药直入于骨髓，祛风而外出，此治真正中风也。其余风邪不过在脏腑之外、肌肉之间。使亦用麝香引风入骨，反致变生大病而不可救药矣。至于世人不知禁忌，妄用麝香，以治小儿急、慢之惊，往往九死一生，可不慎哉。

或疑麝香既不可以治风病，而前人用之，岂皆非欤？曰：前人用麝香以治风症者，不过借其香窜之气，以引入经络，开其所闭之关也。近人不知前人立方本意，毋论关闭、关开，而一概皆用，以致引风入骨，使风之不出，无风而成风症，为可憎耳。

驴　鞭

驴鞭者，驴之外肾也。味甘，气温，无毒。最能长阳，然而单服此一味，绝不效。盖驴鞭非长阳之物也，止能展筋耳。夫阳道之细小也，乃人肝胆之不足，而筋不能舒耳。驴鞭展筋，筋展则阳道宜于修伟矣。然而，驴鞭止能展身内之筋，而不能展身外之筋，必得龙骨、阳起石合用，则外之筋乃展。外筋既展，而谓阳不能展乎。

或疑驴鞭亦寻常之物，而称其功用之奇，岂因其驴势之伟长，因疑可以展阳耶？此亦无徵不可信之说也。曰：驴鞭不能展阳，余先言之矣。因其与龙骨、阳起石同用，而有相得之验也。夫龙骨得驴鞭而化，龙骨得阳起石而兴，三者配合，始建奇功，缺一而无功也。虽然舍人参、芪、术、菟丝、熟地补阳补阴之药，而惟三者之配合也，奇功又何以建哉。

獭　肝

獭肝，味甘、平、咸，微热，无毒。疰病传尸，一门传染者悉效；产劳发热，三时虚汗者殊功。上气咳嗽堪除，鬼毒瘟疠能遣，疗蛊疫，治冷劳，却鱼鲠，消水胀。乃痨瘵中必需之药，不可不先备也。取得之时，以酒煮干焙燥，藏之瓷器中，经年不坏。

痨瘵之症，久则生虫，用鳗鱼之类亦可杀虫，何以必用獭肝？盖痨虫之种类不同，而治法之制伏，亦宜各别。用獭肝以制虫者，其虫必食鱼而得之者也，其虫绝似鱼类，故取獭以制鱼也。若鳗鱼亦鱼类，安能以鱼制鱼哉。

或问用獭以制鱼类之虫，自是确义，但不知同是痨瘵之症，何易知其虫之似鱼，以用獭肝哉？不知痨虫不同，而辨法实易。凡生鱼类之痨虫者，遇天雨，则胸膈间必怦怦自动，听水声则惊，饮茶水则快，大便必滑，日间肠胃必有微动，而夜则安然者也。闻鱼腥则喜，看网缯鱼笱之类，必勃然色变。此等之症，必须用獭肝入药，始可制之，否则无益。

腽肭脐

腽肭脐，味咸，气大热，无毒。疗痃癖尪羸，并脾胃劳极，破宿血结聚及腰膝寒酸，辟鬼气，禁梦与鬼交，逐魅邪，止睡眠魅魇。祛冷积，益元阳，坚举阳管不衰，诚助房术要药。因多假，又雌多于雄，雌者绝无功效。雄者固兴阳道，然而不配之参、术、熟地、山药、山茱、杜仲、肉桂、巴戟天、肉苁蓉之类，功亦平平无奇。世人好异，动言兴阳必须腽肭脐，谁知药品中多有胜之者，如鹿茸、海马之类，未尝不佳。

腽肭脐，鱼也，而人误认海豹为腽肭脐，所以兴阳无大效，转不如鹿茸、海马之能取胜也。腽肭脐，生于东海之中，最灵而善藏，能先知人捕取，故世人绝无有得之者。其形并不如狗，鱼首，身无鳞甲，尾如鱼，有四掌，少异于鱼。曰海狗者即海豹，而掌则与腽肭脐相同。海豹乃兽身，毛如豹，掌有毛，而腽肭脐无毛也。腽肭脐真者，闻其气即兴阳，正不必吞服耳。至海豹性亦淫，亦能兴阳，故土人以海豹充腽肭，所以功薄而效轻，博物君子必有以辨之。

或问腽肭脐今人并无有见之者，先生又从何处见之，而辨且如是之分明耶？曰：古人之书可考也，何必亲见腽肭脐。余虽未见，而海豹则数见之。古人云：腽肭脐，鱼也。余所见者，乃兽也。非海豹而何，况其身绝似豹乎。吾故知今之所用者，皆非真也。世情好异，谓不可得之物，必然功效实奇，往往弃人参、鹿茸于不用，而必欲得腽肭以为快。及得伪者，修合药饵，朝夕知服，未见其奇。不悟其腽肭之伪，而自叹其阳道之衰，虽助之而无用也。吾深为世人惜之矣。

或疑腽肭脐，即海豹脐下之势也，古人讳言势而言脐耳。余以为不然。腽肭脐实鱼身，而非兽身也。东海之滨，岂无其种，然而绝无有获之者，使吾言无徵，不可慨叹乎。虽然予之注《本草》也，辨其理也，理真而义自确。百世之下，倘有人得之，取吾言而证之不诬，始信吾先见之明也。

猬皮

猬皮，味苦，气平，无毒。主五痔血流大肠，理诸疝痛引小腹，治胃逆，塞鼻衄，开胃气，消痔，腹胀痛可止，阴肿痛能祛，亦备用之物也。

或问刺猬，食其肉，当去骨，误食之，令人瘦劣，诸节渐小，有之乎？曰：嗟乎。凡骨误食俱瘦人，不独猬骨也。

雀卵

雀卵，味酸，气温，无毒。益男子阳道，易致坚强，常能固闭，补阴扶阳之妙药。然亦必入人参、白术、杜仲、蛇床子之内则有功，否则亦平常也。

雀卵益阳，取其淫气也。然雀卵至小，多取则伤生，亦非延生续嗣之道。不得已则用之，不可因其兴阳固精，穷日夜之力而频用之，亦犯造物之忌也。

鼠骨 鼠胆

鼠骨，取其脊骨，烧灰存性，擦齿可以重生。然亦必辅之熟地、榆树皮、当归、青盐、枸杞子、骨碎补、细辛、没石子之类始效。

鼠胆，滴耳中，实效应如响。然胆最难取，必将鼠养熟，乘其不知觉之时，一旦击死，取则有胆，否则无胆也。

鼠胆，治耳聋。余亲见治一小儿，将胆汁滴入耳，痒甚，忽有一虫走出，长半寸，四足，遍身鳞甲，色正白也。此虫名为环耳虫，专食人髓。幸小儿速治即愈，否则虫入于脑，则头痛如破，终身之病也。鼠胆治耳聋，效捷如此，因志之。

或问鼠骨生齿，乃有人试之而不验，各《本草》多称其功，而吾子亦同声附和，何也？曰：鼠骨实能生齿，但人用之不得法耳。捕鼠之时，戒莫出声，得鼠之时亦然，养之数日，使鼠不惧人，一时击死，亦勿言语，去其皮而取其骨，火煅入药中。擦齿之时，亦勿言语，自然频擦而频生也。咎鼠骨之不生齿，不其误乎。鼠性最怯，其啮物，每乘人之不觉，故其功用，亦不可使其知也。且鼠性又最灵，一闻人声，必寂然不动。齿通于骨，人语言必启其齿，齿动而鼠骨之性不走于齿矣，又何能生齿哉。

伏翼 夜明沙

伏翼，即蝙蝠也，白者第一，红者次之，灰色者不可用。逐五淋，利水道，明双目，拨翳膜。久服延年无忧，令人喜乐媚好。用血点眼，夜视有光。

夜明沙，即蝙蝠粪，炒酒服下，可下死胎。蝙蝠得白者，入之补气血之药，可延年至百岁之外，无如不可得也。我识之于书者，实闻之岐天师之秘传也。

白蝙蝠不可得，粤西有红蝙蝠，古人取之以作媚药。盖白者延龄，而红者反助火也，助火必至动火，火动必至精泄。然则红蝙蝠，终非益人之物也。

或问蝙蝠安得白者用之，即红蝙蝠亦难得，不识灰色者，可权用以修合药饵乎？夫蝙蝠岁久，则得至阴之气。彼灰色者，不过数十年之物耳，何可合药。倘腹下色红，则有百岁之久矣，亦可用之，然终不如红者更奇，而白者更神也。

或疑伏翼非长生之物，即色白是千岁之品，无益于补剂，何足取重？远公注《本草》，故将举世所绝无者，特神奇其说，恐不可信也。曰：白蝙蝠之可以延年，乃吾师传铎自服之方，余泄之以示世也。夫伏翼得至阴之气，活数百年而不死，其常也。凡物长年者，皆服之延龄，如鹿龟之类非耶，何独于伏翼疑之。况伏翼至羽毛皆白，自是千岁之物，配以药物，自可难老，此理之所必然也。夫色白者不可得，而色红者粤西实有之，古人曾取为媚药，是补阳之明验也。红者既可以补阳，岂白者独不可以补阴乎。余注《本草》，何品不可出奇，而必取伏翼以神其说哉。虽然白蝙蝠之方，吾师传铎自服，余自信之，正不必人之尽信也。

蜂　蜜

蜜，味甘，气平、微温，无毒。益气温中，润燥解毒，养脾胃，却痫痓，止肠澼，除口疮、心腹猝痛，补五脏不足，通大便久闭。此采百花而酿成，自然补益。但可丸药中用之，入汤剂内，止润大肠也。

或问蜜有黄、白之分，其功用同乎？曰：世人以白蜜为上。不知采黄花则蜜黄，采白花则蜜白。黄胜于白，而世人未知也。盖花黄者得中州之气，花白者得西方之气耳。

五灵脂

五灵脂，味甘，气平，无毒。功专生血止血，通经闭，又治经行不止，去心疼，并疗血气刺痛，祛血痢肠风，逐心腹冷气，定产妇血晕，除小儿疳蛔，善杀虫，又止虫牙之痛。药笼中亦不可缺也。

或问五灵脂长于治血，不识诸血症可统治之乎？夫五灵脂长于行血，而短于补血，故瘀者可通，虚者难用耳。

蝉　蜕

蝉蜕，去耳内翳膜、并侵睛努肉。小儿痘疮，用之以护目，断不可少之药也。

或问蝉蜕护目，去目内翳膜，有之乎？曰：有。但宜知所以用之。蝉蜕护目者，护痘疮未出之目，非护痘疮已坏之目也。凡痘疮现头面甚多者，须护其目。先用蝉蜕入于发表之中，则双目断无出痘之理。若已见点于目中，又何能救之使消哉。

或问蝉蜕消翳于目中，宜乎目中之翳无不消之矣，而谓止能护目，使翳之不生，不能消已成之翳。是蝉蜕非消翳之品乎？曰：蝉蜕消翳，古人盛称之，岂无所验而云然。古人谓消翳者，消凡目之翳，非消痘疮之翳也。凡目之翳，可少用之以成功，痘疮之翳，虽多用之亦无益也。

蜗　牛

蜗牛，味咸，气寒，有小毒。杀虫，主贼风口眼㖞斜，治惊痫筋脉拘挛，收脱肛，止消渴。此物治病亦神，用必须制。用甘草些须，同火炒焙干，存于药笼中，以治前症实奇。

蜗牛善杀虫，以蜗牛活者投麻油中，自化为油，以油涂虫疮，效如神。

或问蜗牛治杨梅疮毒有神，何子之不言也？曰：蜗牛解毒，而气过寒凉，杨梅热毒，似乎相宜，然则杨梅热毒，实出诸肾，用蜗牛未免直入肾中以泻火，火去而寒留，往往有阳痿不振，不能生子之忧。予所以略而不言也。

蝎

蝎，味甘、辛，有毒。疗小儿风痫，手足抽掣，祛大人中风，口眼㖞斜，却风痰耳聋，解风毒瘾疹。然不可多服，以其辛而散气也。少少用之，以治㖞斜之症，正相宜耳。

蝎毒伤人。每有痛入心者，以蜗牛涂上即安。

或问全蝎可治漏疮，何子略之？夫全蝎何能消漏也。治漏疮者用之，必药用蜈蚣、穿山甲[1]，使之相制而相成耳。

九香虫

九香虫，味甘、辛，气微温。入肾经命门。专兴阳益精，且能安神魄，亦虫中之至佳者。入丸散中，以扶衰弱最宜，但不宜入于汤剂，以其性滑，恐动大便耳。

九香虫亦兴阳之物，然无人参、白术、巴戟天、肉苁蓉、破故纸之类，亦未见其大效也。

或问九香虫产于西蜀，得其真者为佳，近人不知真假，何能奏效？曰：九香虫不止西蜀有之，江南未尝不生。但生于江南者，无香气耳，无香气者即无效。

蜚虻

蜚虻，味苦，气微寒，有毒。逐瘀血血闭，寒热酸斯。止两目赤疼，眦伤泪出。通血脉九窍，治喉痹，破积血，癥瘕痞坚亦治。此物视之可憎，用之以治瘀血之症，实救命之药也。药笼中断宜预备。

畜血之症，必须水蛭以消之，否则瘀血硬痛，必变发黄之症。今人畏惧水蛭，谢绝不用。当以虻虫代水蛭，则畜血病可解也。

或问蜚虻食人之血，何仲景夫子以治伤寒之症？曰：伤寒之变症不同，失于不汗，有气结、血结之病。气结，可用草木之药以散气；而血结，必须蜚虻、水蛭以散血也。但气结与血结何以辨之？气结者，小便必不利；血结者，小便必利也。

又问血结者，必须用蜚虻矣，然何以知是血结之病？曰：

① 穿山甲为国家一级保护野生动物，在最新出版的2020年版《中国药典》中，穿山甲未被继续收载。可用其他药物代替穿山甲。

大约气结、血结，身大热，肠中俱有燥屎作痛。但血结者，止小便利，异于气结也。舍蜚虻，又何物以散其瘀血哉。

僵蚕

僵蚕，味咸，辛，气平，无毒，升也，阴中阳也。逐风湿殊功，口噤失音者必用，拨疔毒极效，肿突几危者急敷。主小儿惊痫夜啼，治妇人崩中赤白，止阴痒，去三虫，灭黑䵟及诸疮瘢痕，面色令好。散风痰并结滞痰块，喉痹使开，驱分娩，罢余疼，解伤寒后阴易。功用虽多，而不宜多服，少为佐使可也。

或问僵蚕功多，亦有过乎？夫僵蚕安得无过。多服则小腹冷痛，令人遗溺，以其性下行，利多而成寒也。

晚蚕蛾 蚕沙

晚蚕蛾，气温，微咸，略有小毒。其性最淫，强阳道，交接不倦，益精气，禁固难来。敷诸疮灭瘢，止尿血，暖肾。

蚕沙，即晚蚕之屎，其性亦温。治湿痹、瘾疹、瘫风，主肠鸣热中泄泻。然晚蚕蛾胜于春蚕者，以其性淫也。务须择雄者用之，雌则无效。盖雄则气温，勤于交合，敏于生育故耳。但亦宜丸散，而不宜汤剂，嫌其过于动也。

晚蚕娥兴阳而又不动火，似可多用，然亦宜同人参、白术、归、芪之类，用之为佳。盖无阳则气不能举，而气虚则阳亦不能久振也。

桑螵蛸

桑螵蛸，味咸、甘，气平，无毒。主女人血闭腰痛，治男子虚损肾衰，益精强阴，补中除疝，止精泄而愈白浊，通淋闭以利小便，又禁小便自遗。此物最佳，苦难得真者。二、三月间，自于桑树间寻之，见有花斑纹子在树条上者，采之，用微火焙干，存之。若非桑树上者，无效。或云加桑白皮佐之者，非。

桑螵蛸三吴最多。土人不知采用，舍近求远，可胜三叹。

或问桑螵蛸，乃螳螂之子，何以异于他树耶？不知螳螂食桑叶而生子，其功自是不同。此物可种，采子入于桑树之间，每年其子必多，不数年即繁，又不坏桑树，而又可以采其子，至便法也。

白头蚯蚓

蚯蚓，味咸，气寒，有小毒。颈白者佳，盐水洗用。治温病大热狂言，疗伤寒伏热谵语，并用捣烂绞汁，井水调下立瘥。兼治小水不通，蛊毒猝中，杀蛇瘕蛔虫，消肾风脚气，又疗黄疸。行湿如神。人或被蛇咬伤，盐水浸之即解。

治屎封，悍犬咬毒，仍出犬毛殊功，尤治毒疮。蚯蚓乃至微之物，实至神之物也。大热发狂之症，与其用白虎汤以泻之，不若用蚯蚓浆水以疗之。盖石膏虽泻火，而能伤胃；蚯蚓既泻火，而又不损土。蚯蚓生于土中，土为蚯蚓之母，子见母而自安故也。

或问蚯蚓治发狂如神，此何故？曰：蚯蚓善泻阳明之火，而又能定心中之乱，故一物而两治之也。

又问用蚯蚓，何故必用地浆以佐之？盖地浆取北方至阴之气，泻阳明至阳之气也。且蚯蚓得土而性安，毒以攻热，而不毒以生毒，相制以成奇功也。

又问蚯蚓有毒，以治发狂之症，万一毒发，不益助狂乎？曰：发狂之症，得毒而转有生机，盖火热逢寒毒而自化。用蚯蚓以泻热，正取其毒气之入心，而后可以解热也，热解而狂自定，此巧治之法也。

蟾 酥

蟾酥，去毒如神，以毒制毒也。消坚破块，解瘀化痈。虽皆外治之功，而药笼中断不可缺。

蟾酥有大毒，似不宜服，而诸家皆云可服，不可信也。虽曰以毒攻毒，亦宜于外治，而不宜于内治也。

蝌 蚪

蝌蚪，蛤蟆子也。治火伤与烫火伤，捣烂敷之即止痛，如皮破，且无伤痕。同桑椹汁染须亦佳，但必须加入冰片耳。

白花蛇

白花蛇，味甘、咸，气温，有毒。蕲州者佳。止风痛，如癞麻风，至须发脱落，鼻柱将塌者，必须服之。其余如鹤膝鸡距，筋爪拘挛，肌肉皮毛诸风，断不可服。盖白花蛇性窜，上行而不下走，解上焦之风而不解下焦之风，解阳分之毒而不解阴分之毒也。

或问白花蛇虽异于凡蛇，然蛇终是毒物，以毒攻毒，不畏损伤肠胃乎？曰：诚哉是言。风症尽有祛风之药，何必食蛇以去风。不论是否癞麻风，俱觅蛇食之，信邪不信正，人情大都如斯，可叹也。

鱼 鳔

鱼鳔，味甘，气温，入肾经。专补精益阴，更能生子。近人多用此为种子之方，然而过于润滑，必须同人参补阳之药同用为佳。

鱼鳔胶，绝似人之精，其入肾补精，不待言矣。恐其性腻滞，加入人参，以气行于其中，则精更易生，而无胶结之弊也。

龟甲 千岁灵龟

龟甲，味咸、甘，气平，有毒，阴中阳也。专补阴衰，善滋肾损，复足真元，漏下崩带并驱，癥瘕痎疟咸却，伤寒劳复、或肌体寒热欲死者殊功，腰背酸疼、及手足重弱难举者易效，治小儿囟门不合，理女子湿痒阴疮，逐瘀血积凝，续筋骨断绝，补心轻身，益气资智。

千岁灵龟，身上五色全具，额端骨起似角，和身用之最能延龄。按龟乃至阴之品，活用全身，死用龟板。用全身而加入参、术之中，则其毒自解。惟死龟板取之煎膏，必须用灼过者，名曰败龟，则毒随火化可用。倘若用自死者煎膏，未有不毒者也。龟年尤长，何能自死，非受蛇伤，必为毒中。用之入药，得免无损，幸矣。安望其补益哉。

千岁灵龟，何能易见，非德高道重者，断不可得也。铎著《本草》，既知千岁之龟可以延年，乌敢隐而不告乎。夫千岁灵龟，自知趋避，岂肯轻露于沙洲、塘渚之间，以招人之物色，轻投于鼎镬之中。然而天地之大，实有此种，使道德之贤，无心获之，而助其益算之丹也。苟得千岁之龟，而不知修合之法，终属无益。铎受异人之传，并将制法奇方附后，方名千岁灵膏。千岁灵龟一个，纸包，用火煨死。然后，以桑木用水煮熟，约一昼，连身甲捣碎。入人参一斤，白术二斤，熟地二斤，桑叶二斤，山茱萸、薏仁、茯苓、巴戟天各一斤，五味子四两，柏子仁六两，杜仲半斤，各为末，同龟捣烂，加蜜为丸。每日白滚水服五钱，服后，精神还少，须发重乌，寿至百岁外，犹身如少年也。

或问龟至灵，人有放龟而延龄者，乌有食龟而延年者乎？况又是千岁之龟，其灵更甚，食之作祟，未必不反促其寿也。

曰：世间安得此千岁之龟哉，一旦为人所获，此天厌之也。夫龟寿万年，深藏于江湖之内，原不予人以易得，况千岁之龟，尤钟至灵之气，世俗人生之事尚且深知，岂己身生死反不知之乎。即数宜为人所得，其必有趋避之方，以脱于难。然而可以趋避而趋避不能者，必深获罪于天而不可逭耳。夫龟潜于渊，何罪之有？不知物性好淫，淫心一动，托其至灵之气，以迷惑夫男女，盗人之精气以私益其躯壳，或淫极而杀心生，久耳惟知取乐，而不知修省，天安得而不加诛戳哉。然而上帝好生，杀长生之物，置之于无用之地，何若助修德之士作延龄之丹。此异人之传铎，而铎又不敢幸获，而公传之天下，使道高德重者，为益算之资也。

或谓介虫三百六十，而龟为之长，神灵变化，凡入药中，勿令中湿，则遂其变化之性，而成症瘕于腹中。先生制龟之方，乃用水煮，万一生瘕，奈何？曰：用滚水煮熟，安能作祟，况又用桑柴以制之乎。然而用龟以补阴者，正取其有神也，盖方中多是补心之药。夫心藏神，而龟性有神，借其气以相通，心肾两接，水火有既济之妙也。

鳖　甲

鳖甲，味咸，气平，无毒。醋炙用之。散痃癖癥瘕及息肉、阴蚀、痔疽，除痨瘦骨蒸，并温疟往来寒热，愈肠痈消肿，下瘀血堕胎。

肉，性亦不冷，项下有软骨，亦不必检去。鳖甲善能攻坚，又不损气，阴阳上下，有痞滞不除者，皆宜用之。但宜研末调服，世人俱炙片，入汤药中煎之，则不得其功耳。

或疑鳖肉补阴，鳖甲攻坚，一物而相反，恐未必然之说也。夫鳖原阴物，以阴补阴，又何疑乎？君之所疑者，以鳖甲之攻坚也。不知鳖性善藏，凡小有隙地，鳖必用甲以钻入之。是其力全在于甲，故用甲以攻坚，原有至理，非私臆也。

或问鳖甲可多用乎？曰：虽其性善攻，而其味仍补。但肉则补多而攻少，甲则攻多而补亦多也。

或问鳖甲善杀痨虫，有之乎？曰：不杀痨虫，何以能除痨瘦骨蒸。骨蒸之病，何以有虫乎？盖虫得湿热而自生，非尽由于传染，因热而得汗，因汗而又热，绝似潮汐之无差，阴阳之有准，安得而不生虫乎？且此虫又不生于肠胃之间，偏生于骨髓之内，不用鳖甲，安得入至阴之中，引群阴之药以滋其髓乎？倘止大补其阴，而不用杀虫之味，则所生之髓，止足供虫之用。然杀虫之药又多耗髓，虫死而骨髓空虚，热仍未去。热未去，而虫又生。病终无已时也。鳖甲杀虫，而又补至阴之水，所以治骨蒸之病最宜。

或问鳖甲杀骨中之虫，不知助之何药，杀虫而又补髓也？曰：杀骨中之虫，止消鳖甲一味足矣，所佐之补阴者宜商。铎受异人之传，欲与天下共商之。方用鳖甲一斤，醋炙，益之地骨皮半斤，丹皮四两，熟地一斤，山茱萸半斤，地栗粉半斤，白芍、白术、薏仁各四两，玄参三两，北五味子二两，沙参六两，各为末，山药一斤，为糊，打为丸。久服虫尽死，而骨蒸亦愈。铎观其方，妙在用鳖甲为君，地栗粉、山茱萸为佐使，以攻杀其内外之虫。又妙在群阴之药不寒不热，凉骨中之热，即生骨中之精，补攻兼施，似可常服而收功者也。世不少明眼之人，必能知此方之妙也。

或疑龟甲可以煎膏，而鳖甲独无煎膏者，岂不可为膏乎。然而龟、鳖实皆阴物，何以古人绝无有论及之者？曰：鳖甲不可作膏，前人亦尝论及，但惜略举其端而不畅论，今请大彰其义。夫龟与鳖，虽同是阴类，而性实不同。龟性喜出，而鳖性喜入，龟性静而不动，而鳖性动而不静。故龟长于补而鳖长于攻，龟可为膏以滋阴，而鳖可为末以攻坚也。滋阴者，可以久服受益，攻坚者，可以暂用成功。虽鳖甲入之补阴之中、攻坚之内，未尝不可久用以滋阴，而终不可如龟之煎膏单用之而常服，此古人所以取龟作膏，而独弃鳖甲也。

蛤蚧

蛤蚧，味咸，气平，有小毒。主肺虚声咳无休，治肺痿，定喘止嗽，益精血，助阳道，血咯不已，逐传尸痨疰，祛著体邪魅，仍通月经，更利水道。至神功用，全在于尾，尾损则无用也。然亦必得人参、麦冬、五味子、沙参乃奇。

蛤蚧生于西粤者佳，夜间自鸣声至八九声者为最胜。捕得之须护其尾，尾伤即有毒，所断之尾反可用也。

蛤蚧，善能固气，含其尾急趋，多不动喘，故止喘实神。

蝼蛄

蝼蛄，即土狗也。味咸，气寒，无毒。《本草》言其利水，宜分上下左右，然亦不必拘也。通身用之以利湿，神效。此物兼能接续骨伤，治口疮乳毒亦效，但不宜与虚人，因其性急过利也。

鳗鱼

鳗鱼，味甘，气寒，有毒。杀诸虫，调五脏，除五痔，逐腰背之风湿浸淫，治男女骨蒸痨瘵，兼疗脚气，产户虫疮，并崩漏不断者，多食最效。骨烧熏床上衣箱，百虫皆死。非补益之药，然食之杀虫，使尸虫尽绝。痨瘵重生，又不可为，非补也。大约于丸散中，同补阴药修合为佳耳。

鳗鱼治痨瘵，自是杀虫，然必须淡食为佳。盖咸则尽入于肾中，而淡则无经不达也。

或问鳗鱼亦杀痨虫，何以不同鳖方共治？曰：鳖与鳗，虽同是杀虫之物，而性各别，鳖喜攻入，而鳗喜攻出也。虽二物亦可同用以出奇，然用之以治骨蒸，宜分用而不宜同用。一欲出，一欲入，两相拂意，反相忘其杀虫矣。况骨内之虫，驱外出而杀之，不若攻入内而尽诛之也。故用鳗又不若用鳖之更胜。倘单用鳗鱼作食以杀虫，此鳖又不若鳗鱼之功也。盖鳖肉但补而不攻耳。

或问鳗鱼杀虫而不补精，何以能愈骨蒸之病，岂杀虫即可以愈骨蒸乎？曰：鳗鱼实止杀痨虫，而骨蒸之病可全愈者，必胃健能食，有滋补之味也。倘胃气不开，又无填精降火之药，徒恃鳗鱼之杀虫也，亦何益乎。

鳝　鱼

鳝鱼，味甘，大温，无毒。入脾、肾二经。补中益气，且更兴阳，散湿气，去胡臭，又生津止渴生力。血涂口眼，能止㖞斜，为急救之需也。又治火丹赤肿，用鳝血涂之效。

或问鳝鱼与黄芪同用，能益气力，有之乎？曰：有之。然必须鳝头上有冠者用之始效。

螃　蟹

螃蟹，味咸，气寒，有毒。散血解瘀，益气养筋，除胸热烦闷，去面肿㖞僻，愈漆疮，续筋骨。夙疾人食之，其病复发。怀孕妇食下，令人横生。此物最不利人，而人最喜噬。然得此以解散胸热，亦有可取。若入药，则止用之于跌损之内也。

或问蟹爪主破胞堕胎，岂以其爪性过利乎？曰：蟹性最动，而爪尤动之至者。子死腹中，胞不能破，用之实神，正取其动也。

海　马

海马，亦虾属也。入肾经命门。专善兴阳，功不亚于海狗，人未知也。更善堕胎，故能催生。

海马之功用，不亚腽肭脐，乃人尚腽肭而不尚海马，此世人之惑也。谁知海马不论雌雄，皆能孛兴阳道。若腽肭脐，必须用雄者始效，贵价而买，乃是赝物，何若用海马之中用哉。

或问海马以何地生者为佳？海马沿海多生之，而最能兴阳者，山东第一，广东次之。盖山东尤得生气也。阳气之生，尤能种子耳。

文蛤

文蛤，味苦、咸，气平寒，无毒。利水堕痰，驱胁急腰疼，除喉咳胸痹，收涩崩中带下，消平鼠瘘痔疮。仲景夫子用之于伤寒方中，亦取其利水走肾，堕痰软坚也。

真珠

真珠，气寒，无毒。镇心神，润颜色。点目去膜，塞耳治聋，治小儿惊痫，尤堪止渴，亦能坠痰。然内治绝少，存之以为外治之需。

真珠，生肌最良，疮毒中必用之药。然内毒未净，遽用真珠以生肌，转难收口。

牡蛎

牡蛎，味咸，气平、微寒，无毒。左顾者良，火煅末用。入少阴肾经。软积癖，消结核，去胁下硬，泻热掀肿，益精，遗尿可禁，敛阴汗如神，摩宿血，消老痰，绝鬼交，收气滞。但止可为佐使。佐之补则补，佐之攻则攻，随药转移，不能自主也。

或疑牡蛎乃涩精之药，先生独削而不谈，何也？曰：盖牡蛎涩精，而精愈遗，虽非牡蛎之故，殊不知牡蛎涩精，而精必利而后可止，非涩精之可止也。

或谓牡蛎非涩药也，使牡蛎为止涩之药，如何仲景张公伤寒书中载大病瘥后，腰以下有水气者，用牡蛎泽漆散之乎？曰：嗟乎。大病之后，水不能下行，原宜用补以消水。但伤寒经汗、吐、下之余，元气不能骤生，补之则功缓，故宜因势利导，而用泽泻。又恐水势甚大，单用泽泻未免太泄其水，而元气随水而尽泄。故用牡蛎于利之中以涩之也。利中带涩，则水泄而元气无亏，是泄中有补之道存焉，真善用利耳。谁谓牡蛎非涩药哉。

或疑牡蛎既可于利中用涩，安在止精不可与利水并用耶？曰：水可于利中用涩，而精不可于涩中兼利也。盖精愈涩而愈遗，补精而带涩，则徒补无益，故遗精之病，断不可用牡蛎耳。然亦有用之而效者，乃玉关大开，不得已而用之，以闭精于一时，而终不可恃之为长服之剂也。

或问牡蛎之肉，味甘性温，即鲍鱼肉也。牡蛎用之而止梦遗，若鲍鱼多食，使丈夫无髭须，何也？曰：牡蛎,即鲍鱼之壳，二者同气，皆止涩之味也。食之过多，则任督之路断，二经之气不能上升于唇口，故须髯渐少。其实，多食牡蛎，亦能令人少髭也。

水　蛭

水蛭，味咸、苦，气平、微寒，有毒。炒黄黑色用之。善祛积瘀坚瘕。仲景夫子用之为抵当汤丸，治伤寒之瘀血发黄也。治折伤，利水道，通月信，堕妊娠，亦必用之药。蓄血不化，舍此安除乎。

或问蓄血之症，何故必用水蛭？盖血蓄之症，与气结之症不同，虽同是热症，而气结则热结于膀胱，血蓄则结于肠胃。气结之病，可用气药散之于无形；血蓄之症，非用血物不能散之于有形也。水蛭正有形之物，以散其有形之血耳，何必过惧哉。

或问水蛭即水田内之蚂蝗，食人血，最可恶之物也。仲景夫子偏用之治伤寒瘀血，不识有何药可以代之乎？曰：血瘀蓄而不散，舍水蛭实无他药之可代。水蛭不可得，必多用虻虫代之。然而虻虫终不及水蛭之神。今世畏之而不敢用，谁知此物并不害人耶。

或问水蛭至难死，又善变化，能一身而化为千万，宜世人疑而不敢用也，先生谓并不害人，此则难信也。曰：水蛭制之不得法，则难死而能生；制之得法，则不生而永死。取水蛭之干者，用铁刀细切如小米大，文火炒至黄黑色，有烟起取出，不可放在地上，不得土气，又安能重生而变化哉。故用之同瘀血一团，从大便中尽出，得其效最捷，何至有害乎。

或问炒制水蛭，万一不得法，其性犹存，则一留肠腹之中，安得而不害人乎？曰：何畏之极也。予有解之之法，用水蛭之汤，加入黄土二钱同服，即水蛭不死，断亦无害。盖水蛭以土为母，离土则无以为养。与土同用，既善于解瘀血之结，即随土而共行，永无留滞腹肠之虞矣。

龙骨 龙齿、紫稍花

龙骨，味甘，气微寒，阳也。虽有雌雄，无分功效，但色黑者不可用。必须火煅研末，水飞过，始可用之。

闭塞滑泻之大肠，收敛浮越之正气，止肠风下血，及妇人带下崩中，塞梦寐泄精，并小儿惊痫风热，辟鬼疰精物，除肠痈内疽，固虚汗，缩小便，散坚结，消癥瘕。

龙齿，定心安魂，男妇邪梦纷纭者，尤宜急服。

紫稍花，乃龙精而沾于水草而成者，世无真物，真则兴阳。

或问龙善变化，何以山中往往有龙骨，任人取携，血骨淋漓，绝不见有风云雷雨之生，龙不蠢然一物乎？曰：君误认龙骨为真乎。世间所用之龙骨，乃地气结成，非天上行雨之龙也。夫神龙见尾而不见首，首且不使人见，岂有骸听人之采取乎。惟龙骨乃地气所结，不能变化，所以取之而无碍耳。

或又问龙骨既为地气所结，宜得地气之深，性当属阴，而不当属阳矣，何龙齿安魂而不安魄耶？曰：虎属阴，而龙属阳，龙为火，而虎为金，不易之道也。龙生于地下，宜为阴，则虎生于地上，亦可为阳乎。万物皆生于天地之中，无阴则阳不生，无阳则阴不长。虎生于地上，未尝不得阳之气；龙生于地下，亦未尝不得阴之气也。然而虎得阳而生，而虎终不可谓阳之精；龙得阴而生，而龙终不可谓阴之精也。夫阳气者，生气也；阴气者，杀气也。生气属木，而人身之肝气应之；杀气属金，而人身之肺气应之。肺中藏魄，肝中藏魂。魂动，似宜用虎睛以相制；魄飞，似宜用龙齿以相伏。何以用虎睛制魂而魂愈动，用龙齿制魄而魄愈飞也。盖魂动者，阳气动也，以阳引阳而魂始归；魄飞者，阴气飞也，以魄招魄而魄始降。龙齿正得阳气，故能安魂；虎睛正得阴气，故能镇魄。谁谓龙骨生于地，即属阴物哉。

或问龙骨制法，古人有用黑豆煮汁以泡之者，或用酒浸一宿而用之者，或用香草汤洗过，捣粉，绢袋盛之，入于燕子腹中，悬井上一宿而用之者，或用醋淬而研末用者，毕竟何法制最佳？曰：皆可用也。用燕子制者最神。盖燕子为龙之所喜，龙得燕而动。龙骨遇燕子，自然流动，而无过涩留肠之害矣。

海螵蛸

海螵蛸，味咸，微温，无毒。主女子漏下赤白，经行血闭，阴蚀肿痛。又治妇人寒热瘕癥，惊风入腹，环腹痛，去目肿浮翳，收疮口腐脓，治哮症最神效。亦药笼中宜备之物。

或问海螵蛸即乌贼鱼骨，他本云服之令人有子，先生何不言也？曰：男子肾虚则精涸，女子肝伤则血枯，皆非有子之兆。乌贼鱼骨虽入肝肾，不能大补其精血，徒藉此物，即终年饱食，又何能生子哉。

紫河车

紫河车，味甘，气大温，无毒。入五脏七腑。初产者良，亦不必尽拘。焙干可用，不可洗去筋膜，洗去反不佳，以泄其元气也。疗诸虚百损，痨瘵传尸，治五痨七伤，骨蒸潮热，喉咳喑哑，体瘦发枯，吐衄赤红，并堪制服，男女皆益。世有埋藏地下，久化为水，名曰河车水，则无功效矣。祛狂祛疫，亦虚言也。

或问紫河车乃胞衣，儿已脱离于胞，则胞中元气尽泄，胞宜无用矣，何以古来《本草》尽称其补益，而神农乃尊之为上品乎？曰：人之初生，先生胞而后生人。及胞之破，先产人而后下胞，是胞乃先天之母气，亦后天之父气也。故儿虽脱离于胞，而阴阳之气未散，仍存于胞也。人得此胞而生身体，自然可得此胞而生气血也。或者曰胞在腹中，则元气未漓，胞落地下则元气尽失。总之，胞是先后天之父母，又安能生无根之气血乎？虽然胞成于阴阳之气，是胞即阴阳之根也。凡花木之根，得土气而重生，人身何独不然。胞入于脾胃之中，自然生气勃发，况又益之以补气、补血、补精之品，则气得根而再壮，血得根而再溢，精得根而再满矣。古人所定大造丸，尚未得天地之奥，服之效验亦是平常，遂疑紫河车非出奇之物，弃而不用，为可惜也。铎蒙岐天师秘传乾坤化育丹，用熟地、人参、白术为君，用当归、山茱萸、巴戟天为臣，用茯苓、苁蓉、枸杞子、麦冬、北五味、山药、芡实、柏子仁、枣仁、巨胜子、牛膝为佐，用沙参、甘菊、覆盆子、远志、莲子心、附子为使，以治下寒无火、元阳不举之客，绝非大造丸功效可比。铎虽不尽载分两，而智者见君臣佐使之分明，亦可意会而心得之也。

或疑紫河车既为先天之母、后天之父，与紫河车同生之脐带，又何独非乾坤化育之丹乎？曰：脐带之功，虽不及于紫河车，而补益之功，大非草木可比。盖脐带为接续之关，实性命之根蒂也。儿虽堕地，已离于胎元，而先天之祖气尚未绝于带内。凡气弱者，可接之以重壮；气短者，可接之以再延；气绝者，可接之以再活。后天既老，得先天而再造者，其斯之谓乎。然修合服食之不得其法，终亦不能获效。铎受奇方，共传于世，名为造化丹。用脐带二十条，文火焙干为末，入人参、黄芪、白术、玄参、沙参、五味子、麦冬、山茱萸、熟地、沙苑蒺藜、菟丝子、淫羊藿、巴戟天、炒枣仁、远志、砂仁、茯神、肉桂、枸杞、当归、杜仲、牛膝之末，共蜜捣为丸，每日吞食。其方如此，其分两可酌定矣。倘照方修服，必返少为童也。

或谓紫河车乃人之胞也，食胞以图资益，不犹食人以供口腹乎，吾恐获罪于天，又何延年之有？曰：此知一而昧一也。天地无弃物，即无弃功，胞胎虽人之命根，然人既堕于胞胎之中，则胞胎弃而无用矣。神农取无用者，而指之为延生之具，后圣即体神农之意，而造为方法，以续人之命，是无用者成有用，非参赞造化之大功乎，又何获罪于天之有哉。

或疑紫河车乃大热之物，食之最能动火，凡阴虚火动之人，恐不宜食耳。曰：紫河车大温，非大热也，阴虚火动，正宜食之。盖火动由于水衰，水衰者精少也。紫河车乃生人之母，即生精之母也。精生于温，而不生寒，大寒不生精，而大温至生精也，况紫河车又生精之母气乎。其相得之宜，不啻如水银之见金。倘以大热疑之，不治阴虚火动之人则惑矣。

或疑紫河车为生精之母气，亦因其藏子而言之也。夫儿已堕矣，破釜安能煮物乎？曰：紫河为生人之母，子虽生，而母气未绝也。母能生子，自是阴阳之至理，况紫河车天性温热，温热之物，未有食之而不生精者也，况又是先天之母气乎。

人 乳

人乳，味甘，气平、寒，无毒。酒调服良，口吮更妙。入肺、胃、脾、肾。补精血，益元阳，肌瘦皮黄、毛发焦槁者速觅，筋挛骨痿、肠胃秘涩者当求。健四肢，荣五脏，明眼目，悦容颜，安养神魂，滑利关格。

或问人乳即血也。乳通则经闭，非明验乎？曰：以乳为血则可，以乳为经则不可也。子生而乳通，乳通而身旺，其故何欤？产妇未有不血亏者，血亏则宜无乳，何以生子不三日而乳即下通？是人乳非血，可知矣。虽然以人乳为非血，则又不可，乳乃水也，血亦水也。血化为乳，自是至理。而余曰：人乳非血所生，乃气生之也。产妇至二、三日，止有气存，气存自能生血，生血而后能生乳，故遗气而但言血，此余之所以辨也。至女子月信，乃血之余也，血满则溢，血少则止，血枯则闭。故经之有无，视血之盛衰也。世往往有壮健之妇，上通乳而下又通经；羸弱之女，下断经而上断乳。血有余者，上既能升，而下亦能降；血不足者，下不能降，而上又何能升哉。故以乳为血则可，以乳为月经之上升而成汁者，断断不可也。总之，气行则血行，气足则血足，气血行则乳行，气血足则乳足。血能下降为经，而经不能上升为血，犹之气能上变为乳，而乳不能上升为气也。然则人乳乃气血所生，其补益气血，何必言辞之辨哉。

或问乳乃气变而成，安得遽生其乳？吾疑乃血生而非气生，经助血以生乳，而非气行经以变乳也。曰：乳乃有形之物也，而血与经亦皆有形，有形安得化有形哉。惟气乃无形，无形者，有形之母也。无形之气，以生有形之乳，不必再辨。惟是经助血以生乳，非气行经以变乳之说，不可不辨也。子谓血即经，而经即血也。谁知血之有余，则流为经，而经之有余，不能反为血。盖经乃败血，非活血也。活血则能助气以生乳，而败血不能变经而生血。经既不能变血，又何能生乳哉？然而人身之血有限，而乳房之汁无穷，此或疑为经之助血以生之，不知实气之行经而变之。气行则血行，血行则血无瘀滞之忧，而有变化之妙，上通于乳房而成乳，不下走于阴窍而为经。此实有大道存焉，而非一偏之见，可以私臆之也。

或又问乳即是气所成，何以乳有清乳、浓乳之别，非血虚之故乎？曰：此正气虚之故也。气虚则血虚，故乳汁清，儿食之必有黄瘦之忧；气旺则血旺，故乳汁浓，儿食之必有肥白之喜。世有妇人生子自乳，第二月又怀子者，正气足而能纳精，血旺而能荫胎也。然而所乳之子必然多病，即或肥白，而长年者常少。正见血有余而气不足也。气之生乳，不益可见乎。

或问气化乳，而色白者宜也，今日气血同化而成乳，血色赤而乳色白，又何变之耶？曰：乳色之白，正见气变乳之验也：气生血而成赤，气生乳而成白，是乳乃气未变之血也。

气变血而腥，气变乳而甘者，又是何故？经曰：饮入于胃，游溢精气，上输于脾，脾气散精，上归于肺，肺通水道。食气入胃，浊气归心，淫精于脉，脉气流经，经气归于肺。故饮食之气，虽遍输于五脏七腑，而其先入者必归于肺，而化其津液也。乳房在于肺之间，所以生乳最先，而色白者虽气之色，亦肺之色也。肺属金，而金色白，又何疑乎？倘是血化为乳，毋论色赤者不能变白，而血亦何能遽变为乳，以供小儿日夜之吞咽乎？惟气则易生而易化，然而气之所化者，又资于胃土之生也。土之味甘，乳得胃土之气，故其味亦甘。又乳房为胃土之室，胃气生乳，而乳归胃，更无可疑。小儿得乳则生，生于胃气也。然则人苟食乳，又何独不生气血乎？气者，得于天之阳也；血者，得于地之阴也。阴有质而阳无质。天气下降，则霪雨盈川，而天之气未尝耗也。故人之气至，即生津液，血能耗而气不能耗，似乎食乳不若食气之为妙。不知乳乃气之初气，不比血之终气也。是以食乳之功效，不亚于采先天无形之气也。

胎 发

胎发，乃血之嫩苗。老景得之，甚补衰涸。至于血余，补阴甚捷，诸血症服之即止。其余《本经》所载，未见其效也。凡用，俱须洗净，烧灰存性，入汤剂调服。盖发之味苦，发之气温，有益无损，故取之以为止血救急之味也。

童便 秋石

童便，气凉，无毒。彻清者良。祛痨热咳嗽，止鼻红吐衄，治跌仆伤损，疗产后败血攻心。难产胎衣不下，毒蛇、犬咬伤，俱可治之。

秋石，人童便而煎熬法炼者也。无分男女，皆可有益也。滋肾水，返本还元，养丹田，归根复命，安和五脏，润泽三焦，消咳逆稠痰，退骨蒸邪热。积块较坚堪用，臌胀代盐可尝。明目清心，延年益寿。此二种，治病实佳，所谓臭腐出神奇也。但秋石可以多用，而童便不宜多吞也。

或问童便，治吐血甚神，不识可长服否？曰：童便可暂饮，而不可久服也。虽曰服寒凉，百不一生，服童便，百不一死，然童便气凉，多服未免损胃。

或问童便而煎熬秋石，毕竟何者为佳？夫秋石阴阳之炼不同，以阴炼者为第一。但阴炼气臭，不若阳炼之无气臭也。然而阴炼得法，实不臭也。我有一法传世，取童便，十五岁以下者俱可用。每一桶，用水二桶合之，盛于缸内，上用净布铺在缸上，下用竹架之，不使布之沉底，露一宿，取布晒于烈日之下，布上即结成霜。以鹅翎扫之，即成秋石矣。但布须浮于童便水上，不可使其竟沉，要布湿而又不干为妙。一桶童便，可取秋石二两。盖童便得水，其性反浮，又得水则尽化去其臭气。非异人之传，安得此异法哉。凡童便，积旬日皆可用，惟一合井水，必须一日即取其霜，久则无用也。

或问人有服自己之小便者，名曰反元汤，亦有益乎？夫吐血之症，其气必逆，用反元汤，以逆而平其逆也，服之有功。倘未尝失血，其气原无逆症，服之反致动逆，与童便之功，实有不同耳。

浣裤汁

浣裤汁，解箭毒，并治伤寒，女痨、阴阳易俱效。男用女，女用男，剪下对阴处才灵。童男女者，力强易效。月经布烧灰，解药箭毒神验。此等物不可存于药笼，必致诸药不效，然不可不知以救世病也。

阴阳易之病甚多，有男易男，女易女者，又不可不知。男则交男而易男，女同净桶而交于女。又不可男用女，女用男之浣裤汁也。须男用男、女用女，治之可耳。要无不神效者也。

月　水

妇人月水，治女劳复最神。经衣灰可止血，方士取首经，入之茯苓之中，为延龄神药，且能治痨损。此物至神之药，亦至秽之物也。上士用之以得仙，非至神乎。凡世人修合丸散，兴至吉祥事，及小儿出痘生疮，皆避忌。如犯之，吉变凶，药不灵，疮痘变坏，非至秽乎？然而至秽之物，出于至神之内也。盖经水者，天癸之水也。女子二七而天癸至，任脉通，太冲脉盛，而经水时下。时下者，及其时而至也。故此水为天一所生，乃先天之气所成，后天之气所化，无形而变为有形也。所以上应月，下应潮，一月一行，与海与太阴相合也。阴中至阳，能补阴生阳。方士美其名曰红铅，其实即首经也。是至神之物，何以又成为至秽乎？盖月水未出于儿门，则月水含至阳之气。月水一出于儿门，则月水成至阴之形，纯阳而变为纯阴，全是杀气而非生气矣。生气可亲，而杀气难犯，又何疑乎。此所以成为秽物耳，非因其出于儿门而谓秽也。

或问月水既是秽物，方士取入茯苓之中以接命，不知首经与寻常月水，又何以不同？曰：首经虽出儿门，而阳犹未化，不比寻常月水，尽化为阴，故可用之以接阳。且痨瘵微躯，往往多祟凭其身，正欲借秽以逐祟，以祟最恶秽也，所以用之相宜耳。

或问经水可治女劳之复，其义何居？曰：此前人之所未发也。女劳之复，热毒而入于无病之人，原不必用风散解热之品，以伤人之元气。故用经水之布，浣其汁而饮之，引其热而下行，则其毒易出。盖经水原是下行之物，不肯留住于腹中，引热下行，所以最速，非取其补阴中之精也。

或问经水既是行物，何以又能止血耶？曰：凡血得厌秽之物，皆能止血。经水，正秽物也，故用之而效。金疮箭簇，古人皆用之，亦此意耳古人皆用之，亦此意耳。

水

天雨水，性轻清，味甘淡，诸水之上也。四时俱可用，而夏日尤佳，大旱之后得雨，必须收贮，饮之可以却病。

或问《本草》载天雨水性寒，而君曰性轻清，何也？曰：凡水性皆寒，独汤泉性热，然流出于外，温亦变寒，何独予天雨之水性独寒耶。是水皆寒予所以不言其寒也。天之气最清，故天气属阳。阴气重而阳气清，理也。天之雨水，虽地气所化，然天气不交于地，则地之气终不能化雨。是雨水仍是天气所生，而非地气也。既得天之气为多，安得不轻且清哉。

或问立春节雨水，夫妇饮之，易于得孕，验乎不验乎？曰：春为阳气之首，立春之雨水，似乎得发育之义。然而，男女媾精，始能生子，未闻媾水而可以得男者也。此说尚在可信不可信之间，未可全恃饮立春之水，便为种子奇方也。

或问梅雨水，何以有毒也？曰：梅雨水，味甘性平，安得有毒。因天气郁蒸，水易化物。凡不变之物，得之变化，故水浆则易热也，沾水则易斑也，造酒醋则改味也，浣衣则去垢也。其实，何尝有毒哉。倘久贮之，不特无毒，并能化毒耳。

或问芒种后逢壬为入梅，小暑后逢壬为出梅，立冬后十日为入液，至小雪为出液，有之乎？曰：此《月令》载之，余何敢辨其非。但谓百虫饮液内之水，尽皆伏蛰，宜制杀虫药饵，此则铎所不信也。倘液内无雨，虫不饮水，即不蛰乎。虫既不蛰，而修合药饵，岂皆不效乎？大约百虫交冬则俯，俯即蛰也，安在必饮液内之雨水哉。

或问腊雪水藏物，则不蛀不坏，岂亦有义乎？曰：安得无义哉。冬气收藏，乃乾坤不交之时也。冬日天雨，则乾坤不交而交也。不交而交，似乎冬气之不藏矣。然而，天雨则天气交于地，天雨而变为雪，则地气交于天，而天气仍不交于地也。天气既不交于地，则雪之气，纯是孤阴而无阳。孤阴不长，不长则不化，故藏物而虫不生，而味亦不变也。岂惟不生虫哉，且能杀虫。盖阴主杀也。所以冬至后之水为腊水，密封阴处，亦能藏物，正取其纯阴不阳，而又居于至阴之地也。一过冬交春天所雨，虽变为雪，藏物未有不生虫而败坏者，正以其阴中藏阳耳。

或问雪与冰之性味同乎？曰：不同也。雪味淡而性寒，冰味甘而性寒。淡而寒者，可以涤冬日之热邪；甘而寒者，可以解夏日之暑。然而二味虽解冬夏之邪，而多饮反致助邪。盖寒热相激，久而从邪，邪不去而相留于腹中，转难速愈。故止可暂解其热，而不可久恃其寒也。

或问露水，亦天一之水也，服之必能益人？曰：露水可内治，而亦可外治也。外治者取七夕之水，洗目最佳。然不可取凌霄花上之露，反致损目矣。内治者，最善解肺金之燥，然必须五更之时，取之百草头上者为佳。古人取秋露以造酒，名曰秋露白。亦取其解肺气之干涸也。秋露大能入五脏之阴，用药欲入阴分者，必须用之为引经之味，非秋露之竟能益五脏也。得补阴药同用，实奏奇功。

或问半天河水，得毋有毒乎？曰：在枯竹梢内取之者，无毒。若空树中取之者，防有蛇、蝎之毒。半天河水，取其水未入于地也。愚意用半天河水，不若取天雨水而不落地者为佳。恐取水之时，正值无雨之候，不得已取半天河水可也。

或问檐下雨水与屋漏水，何殊乎？然人饮之，有病、有不病者，何也？曰：屋漏水，则同尘而下，不洁亦甚矣。难免百虫之秽，不特味苦性寒，而且有大毒，故食之杀人。若檐下之水，瓦片之中，久雨冲淋，即有虫秽，得雨而化，故饮之无恙。若初雨之时，虫秽犹存，毒难尽解，饮之虽不杀人，安得免于疾病乎。

或问冬霜亦雪之类，雪可能解冬日之热邪，不识冬霜亦能解之乎？曰：冬霜味甘性寒，与雪相同，然而功用实别。霜可外治，而不可内服。外治热毒最效，随扫随干，随干随轻矣。若内治热症，下喉少快，一入腹内则腹痛矣。盖冬霜肃杀，其气太刚。五脏之热，乃假热居多，一遇真寒，其假立破，不敢争斗，反觅路逃遁，有不可入之路亦入矣，人不可轻用也。

或问冰雹之水，亦霜雪之类，亦可入药乎？曰：冰雹乃天地乖戾之气，降之以灾害世人也。乖戾之气，乌可入药乎。人误吞之，必有奇灾。盖其味咸而气腥，乃毒龙取海水而变者也，切忌用药。

或问流水亦有分别乎？曰：流水不同，有江水、有河水、有溪水、有涧水。而水之中，又分逆流水、顺流水。大约以源长顺流者为佳，而顺流者，又以东流者为更佳，取其流入生方也。然病有顺逆，有时取逆流者，欲因其逆而逆之，正取其逆而仍顺也。劳水者，即取流水而扬之千万遍，后以入药，乃炼生为熟之法也。

或问井水与流水异乎？曰：性寒则同，味之甘咸淡则异也。用井水，不若用流水为佳。然有时入药，有必用井水，而不可用流水者，取其静也。井水得地气俱多。取平旦之井华水者，为天一之水，又取其地中而得天气也。故井水在屋内者有小毒，正以其纯阴而无阳耳。古人投入丹砂者，化其阴气也。井水沸溢，亦不可饮，此纯阴欲变也。变而未化，饮之腹胀也。投管仲二枚亦佳。一年投两次足矣，有毒尽化。

或问山岩泉水亦各不同乎？曰：不同。岩水从石壁上堕下者可饮，余不可轻用。恐黑土毒木恶草之中，有蛇虫伏之则有毒，饮之杀人。山中泉水，尤好者，乳泉也。乳泉亦有不同，有从沙中出者，有从石骨中出者。石骨为上，沙中次之，其味甘温，不比他水皆寒也。然乳泉初取之时，其气微腥，其色少浊，隔宿则澄清香洌，饮之可以却病，久服难老，取其为石中之液也。倘隔宿而腥且浊者，又不可用。盖山质不佳也。

或问水性寒，彼温泉之水为热而不可饮者，何也？曰：温泉非不可饮，且有不可浴者。盖亢阳之水也，纯阳无阴，故水寒变热耳。凡人阳旺而阴衰者，为多饮水，所以济阳也。饮温泉反去助阳，自然无益。况所助者，又邪阳而非真阳乎，故不可饮也。

或问人身之精，应海中之水，宜海中为补阴之味，何以食盐则有益，而服海水则无功，且多饮盐卤，竟至丧命耶？曰：肾水虽应海水，言其气味也，非言海水即肾水也。肾水乃先天之水，无形之水也。海水乃后天之水，有形之水也。有形乌能补无形哉。食盐有益于肾水者，以水经火化也。火亦无形，故能入于无形之中。然多食则过助火矣，亦必无功，犹之多饮海水□□□□□纯是火化而成。今无阴气，且味又大苦，苦先入□□□□□膜，使不得入，而心之气不通，盐卤见心不受，乃下犯于□□□因其味大苦，又坚闭不受，肾之气亦不通矣。于是流入□□□收缩其气，必至肠结而死矣，何能助肾而受益乎？

或问阴水既无益于人，何故医家又用地浆之水耶？曰：病□□阳无阴者，不得不用地浆之水，掘地作坑，以新汲井水，投入搅浊，澄清服之。取其纯阴而又得土气，与井水又不同耳。凡水有土气，皆不伤脾胃之气，毒物遇之解，邪热得之去也。

或问西北人好饮酸浆水，亦有益乎？曰：浆水亦能解渴，行路困乏，人得而饮之亦有益，但久则有损。盖酸浆水，□炊饮投入韭菜之中，久则菜与饭皆败。南方三日尚可饮，北方七日尚可啜。南方过三日，北方过七日，俱不可用矣。用则无益有损，以此过于酸，则必伐肝；气过于臭，则反败脾。妇人服之，必至绝经。孕妇服之，必至胎瘦，不可不慎也。

或问百沸汤古人所尚，愚以为太热而无生气矣。曰：□□□□凡饮茶汤，亦不可过沸。过沸则其性太急，五脏□□□□□□□气，然又不可不沸而即饮，饮之往往腹胀，以□□□□□□□□。

或问半滚汤既不可用，何以阴阳水医家用□□□□□□□阳水非可常用之物也。因病阴阳反覆，故用□□□□□□□合以灌之，取其不阴不阳。因其乱而乱之，以动其吐□□□□阴，阳各归阳也。倘无病而妄吐之，则反乱阴阳矣。乌□□□□。

或问泽中池塘之水亦可饮乎？曰：凡不流动之水，皆不□□□五六月间尤忌。恐蛇、虫、鱼、鳖之交，而流精于水中，误饮□□□秋冬亦无害，然总不若饮井水之为得也。

或问水不可饮止此乎？曰：吾就日用之所需者言之耳。若推其变，则忌饮者甚多，如浸花之水、铜器贮水、经宿水而有五色之光者、古井之水、混浊之水，皆不可饮也。

火

火性不同，皆可炊焚，今世取人，大约□□□□□□□□□□□□火也。其实火之资益，关于疾病寿夭□□□□□□□□□□□□火，非无意也。今人不讲者，以炉灶石火，取□□□□□□□□□□□之法，谁知钻燧之火，有益于人不浅乎。我今阐发其义□□□君子采择焉。春宜取榆柳之火。盖榆柳之气，得春气最早□□叶先百木而青，取其火以生春气，则一春无郁结之病也。夏宜取枣杏之火，盖枣杏之气，得夏气最全，故其心纯赤，取其火以长夏气，则一夏无吐泻之病也。秋宜取柞蘁之火，盖柞楢之气，得秋气俱多，故其理皆白，取其火以收秋气，则一秋无疟痢之病。冬宜取槐檀之木，盖槐檀之木，得冬气甚坚，□□□□□火以藏冬气，则一冬无寒凛之病也。长夏宜取桑柘之□□□柘之木，得长夏和气，故其肌为黄，取其火以合四时之□□□夏无湿热之病也。上古之人，无有疴疾者，虽性情恬□□□□火之益也。今世所用□灶之火，此传薪之□□□□□□□□□未免杂而不纯，乌能却病哉。至于石中□□□□□□□□□□损，又不若传薪之火矣。夫延年即□□□□□□□□□□□□□以益寿哉，修仙之士，专尚水火，可不留□□。